临床常见疾病诊疗要点

牛明　主编

中国纺织出版社有限公司

图书在版编目（C IP）数据

临床常见疾病诊疗要点 / 牛明主编 . -- 北京 : 中国纺织出版社有限公司，2022.2

ISBN 978-7-5180-9356-4

Ⅰ . ①临… Ⅱ . ①牛… Ⅲ . ①常见病－诊疗 Ⅳ . ① R4

中国版本图书馆 CIP 数据核字（2022）第 030845 号

责任编辑：范红梅　　责任校对：高 涵　　责任印制：王艳丽

中国纺织出版社有限公司出版发行

地址：北京市朝阳区百子湾东里 A407 号楼　邮政编码：100124

销售电话：010—67004422　传真：010—87155801

http：//www.c-textilep.com

中国纺织出版社天猫旗舰店

官方微博 http：//weibo.com/2119887771

唐山玺诚印务有限公司印刷　各地新华书店经销

2022 年 2 月第 1 版第 1 次印刷

开本：787×1092 1/16 印张：16

字数：349 千字 定价：88.00 元

编委会

前　言

随着科学技术的发展，国内外医学领域新理论、新技术、新方法不断涌现，医学的基础理论研究、临床诊断和治疗均取得了巨大的进展。为方便广大临床医师在较短时间内，系统、全面地了解掌握临床物理诊断的基础知识和诊疗方法，我们多位编者根据大家多年的临床经验进行总结，编写了本书，供各科医生学习、掌握应用。

全书共分为八章。内容涵盖了心血管系统疾病、呼吸系统疾病、消化系统疾病、神经系统疾病、泌尿系统疾病、内分泌及代谢性疾病、血液系统疾病及风湿性疾病，本书为一本综合性临床参考书。各科作者在写作时既注重体现内容的先进性和进展性，汇集了反映本学科近年所取得的研究成果，又力求能密切结合临床实际，体现出临床实用的特点。本书的出版对读者的临床工作以及知识更新会有所帮助。

由于编者均为临床一线工作者，临床与科研工作繁忙，且水平和时间有限，要在有限的篇幅内写成一部全面、准确反映最新进展内容的专著，实非易事，书中难免存在不足，敬请广大读者批评、指正。

牛　明

2022 年 1 月

前 言

目　录

第一章 心血管系统疾病

第一节 概述

一、心脏的解剖

（一）心脏结构

心脏是一个中空的器官，其内部分为左心房、右心房和左心室、右心室四个腔。全身的静脉血由上、下腔静脉口入右心房，而心壁本身的静脉血由此入右心房。右心房的血液经三尖瓣口流入右心室。静脉血由右心室前上方肺动脉瓣流入肺动脉，由肺进行气体交换后的氧合血液，再经左、右各两个肺静脉口流入左心房。左心房的血液经二尖瓣流入左心室，再由左心室上方主动脉瓣口射入主动脉。

（二）心脏传导系统

心脏有节律地跳动，是由于心脏本身含有一种特殊的心肌纤维，具有自动节律性兴奋的能力。心脏传导系统包括窦房结、房室结、房室束和浦肯野纤维。窦房结是心脏正常的起搏点，位于右心房壁内，窦房结内的起搏细胞发生的兴奋通过过渡细胞传至心房肌，使心房肌收缩。同时兴奋可经结间束下传至房室结。房室结位于房间隔下部，由房室结发出房室束进入心室。房室结将窦房结发出的冲动传至心室引起心室收缩。房室束进入室间隔分成左、右束支，分别沿心室内膜下行，最后以细小分支即为浦肯野纤维分布于心室肌。了解心脏传导系统对心电图和心律失常的诊治有重要意义。

（三）冠状动脉

冠状动脉是供应心脏本身血液的血管，分为左、右冠状动脉，了解冠脉结构对冠心病的诊断和治疗非常重要。

1. 左冠状动脉

（1）左主干：起源于主动脉根部左冠窦，然后分为左前降支和左回旋支，有时也发出第三支血管，即中间支。

（2）左前降支：沿肺动脉前行至前室间沟，下行至心尖或绕过心尖。其主要分支包括间隔支动脉和对角支。

（3）左回旋支：绕向后于左心耳下到达左房室沟。其主要分支为钝缘支。

2. 右冠状动脉

大部分起源于主动脉根部右冠窦。下行至右房室沟，绝大多数延续至后室间沟。其分支包括圆锥支、窦房结动脉、锐缘支，远端分为后降支和左室后支。

二、心脏的生理

（一）心肌动作电位

包括除极过程（0相）和复极过程。复极过程又可分为4期：1期（快速复极初期）、

2 期（平台期）、3 期（快速复极末期）、4 期（静息期）。

了解动作电位对各类抗心律失常药物及离子通道疾病有重要意义。

（二）压力容积曲线变化

通过对心房、心室、主动脉压力和容积曲线的认识，可以很好地理解整个收缩舒张过程。

1. 心室收缩期

（1）等容收缩期：室内压大幅度升高，心室容积不变。

（2）快速射血期：由于大量血液进入主动脉，主动脉压相应增高。此时期约占总射血量的 70%，心室容积迅速缩小。

（3）减慢射血期：心室内压和主动脉压都相应由峰值逐步下降。此时期约占总射血量的 30%，心室容积继续缩小。

2. 心室舒张期

（1）等容舒张期：心室内压急剧下降，心室容积不变。

（2）快速充盈期：血液由心房快速流入心室，心室容积增大。

（3）减慢充盈期：血液充盈速度减慢，心室容积进一步增大。

三、临床表现和实验室检查

诊断心血管病应根据病史、临床症状和体征、实验室检查和器械检查等资料综合分析。

（一）症状

心血管病的常见症状有：发绀、呼吸困难、胸痛、心悸、水肿、昏厥，其他症状还包括咳嗽、头痛、头昏或眩晕、上腹胀痛、恶心、呕吐、声音嘶哑等。多数症状也见于一些其他系统的疾病，因此，分析时要仔细鉴别。

（二）体征

体征对诊断心血管病多数具特异性，尤其有助于诊断心脏瓣膜病、先天性心脏病、心包炎、心力衰竭和心律失常。

1. 望诊

主要观察一般情况、呼吸状况（是否存在端坐呼吸等），是否存在发绀、贫血、颈静脉怒张、水肿等。此外，环形红斑、皮下结节等有助于诊断风湿热，两颧呈紫红色有助于诊断二尖瓣狭窄和肺动脉高压，皮肤黏膜的瘀点、奥斯勒结节、詹韦点等有助于诊断感染性心内膜炎，杵状指（趾）有助于诊断右至左分流的先天性心脏病。

2. 触诊

主要观察是否存在心尖搏动异常、毛细血管搏动、静脉充盈或异常搏动、脉搏的异常变化、肝颈静脉反流征、肝脾大、下肢水肿等。

3. 叩诊

主要观察是否存在心界增大。

4. 听诊

主要观察是否存在心音的异常变化、额外心音、心脏杂音和心包摩擦音、心律失常、肺部啰音、周围动脉的杂音和"枪击声"等。

（三）实验室检查

实验室检查主要包括血、尿常规及多种生化检查，包括动脉粥样硬化时血液中各种脂质检查；急性心肌梗死时血肌钙蛋白、肌红蛋白和心肌酶的测定；心力衰竭时脑钠肽的测定等。此外，微生物和免疫学检查也有助于诊断，如感染性心脏病时体液的微生物培养、血液细菌、病毒核酸及抗体等检查；风湿性心脏病时有关链球菌抗体和炎症反应（如抗"O"、红细胞沉降率、C反应蛋白）的血液检查。

四、实验室检查

（一）非侵入性检查

1. 血压测定

包括诊所血压、家庭自测血压和动态血压监测。24小时动态血压监测有助于早期高血压病的诊断，可协助鉴别原发性、继发性和难治性高血压，指导合理用药，更好地预防心脑血管并发症的发生，预测高血压的并发症和死亡的发生。

2. 心电图检查

包括常规心电图、24小时动态心电图、心电图运动负荷试验、遥测心电图、心室晚电位和心率变异性分析等。

（1）常规心电图：分析内容主要包括心率、节律、各传导时间、波形振幅、波形形态等，了解是否存在各种心律失常、心肌缺血/梗死、房室肥大或电解质紊乱等。

（2）运动负荷试验：是目前诊断冠心病最常用的一种辅助手段。通过运动增加心脏负荷而诱发心肌缺血，从而出现缺血性心电图改变，常用活动平板运动试验，其优点是运动中即可观察心电图和血压的变化，运动量可按预计目标逐步增加。

（3）动态心电图：又称霍尔特监测，可连续记录24～72小时心电信号，这样可以提高对非持续性心律失常，尤其是对一过性心律失常及短暂的心肌缺血发作的检出率，对于诊断各种心律失常、昏厥原因、了解起搏器工作情况和采取措施预防猝死有重要意义。

3. 心脏超声检查

（1）M型超声心动图：它把心脏各层的解剖结构回声以运动曲线的形式显示，有助于深入分析心脏的活动。目前主要用于重点监测主动脉根部、二尖瓣和左室的功能活动。

（2）二维超声心动图（又称心脏超声断层显像法）：是各种心脏超声检查技术中最重要和最基本的方法，也是临床上应用最广泛的检查。它具有良好的空间方位性，直观且能显示心脏的结构和运动状态。常用的切面包括胸骨旁左室长轴切面、胸骨旁主动脉短轴切面、心尖四腔切面等。

（3）多普勒超声心动图：包括彩色多普勒血流显像（CDFI）和频谱多普勒，后者又分为脉冲多普勒（PW）和连续波多普勒（CW），可分析血流发生的时间、方向、流速以及血流性质。在二维超声基础上应用多普勒技术可很好地观察心脏各瓣膜的功能。另外，近年来组织多普勒超声心动图（TDI）技术快速进步，日益成为评价心脏收缩、舒张功能以及左心室充盈血流动力学的主要定量手段。

（4）经食道超声：由于食道位置接近心脏，因此提高了许多心脏结构，尤其是后方心内结构，如房间隔、左侧心瓣膜及左侧心腔病变的可视性。此外，探头与心脏距离的缩短，允许使用更高频率的超声探头，进一步提高了图像的分辨率。

（5）心脏声学造影：声学造影是将含有微小气泡的溶液经血管注入体内，把对比剂微气泡作为载体，对特定的靶器官进行造影，使靶器官显影，从而为临床诊断提供重要依据。右心系统声学造影在发绀型先天性心脏病诊断上仍具有重要价值。而左心系统与冠状动脉声学造影则有助于确定心肌灌注面积，了解冠状动脉血液状态及储备能力，判定存活心肌，了解侧支循环情况，评价血运重建的效果。

（6）实时三维心脏超声：可以更好地对心脏大小、形状及功能进行定量，尤其是为手术计划中异常病变进行定位，为手术预后提供重要信息，还可指导某些心导管操作包括右心室心肌活检等。

4. 胸部 X 线片

能显示出心脏大血管的大小、形态、位置和轮廓，能观察心脏与毗邻器官的关系和肺内血管的变化，可用于心脏及其径线的测量。左前斜位片显示主动脉的全貌和左右心室及右心房增大的情况。右前斜位片有助于观察左心房增大、肺动脉段突出和右心室漏斗部增大的变化。左侧位片能观察心、胸的前后径和胸廓畸形等情况，对主动脉瘤与纵隔肿物的鉴别及定位尤为重要。

5. 心脏 CT

以往心脏 CT 主要用于观察心脏结构、心肌、心包和大血管改变，而近年来，冠状动脉 CT 造影（CTA）发展迅速，逐渐成为评估冠状动脉粥样硬化的有效的无创成像方法，是筛查和诊断冠心病的重要手段。

6. 心脏 MRI

心脏 MRI 除了可以观察心脏结构、功能、心肌心包病变外，随着技术的进步，近年来，MRI 可用于识别急性心肌梗死后冠状动脉再灌注后的微血管阻塞；采用延迟增强技术可定量测定心肌瘢痕大小，识别存活的心肌。

7. 心脏核医学

正常或有功能的心肌细胞可选择性摄取某些显像药物，摄取量与该部位冠状动脉灌注血流量成正比，也与局部心肌细胞的功能或活性密切相关。利用正常或有功能的心肌显影而坏死和缺血的心肌不显影（缺损）或影像变淡（稀疏），因此可以定量分析心肌灌注、心肌存活和心脏功能。显像技术包括心血池显像、心肌灌注显像、心肌代谢显像等。临床上常用的显像剂包括 ^{201}TI、^{99w}Tc-MIBI 及 ^{18}FDG 等。常用的成像技术包括单光子发射计算机断层显像（SPECT）和正电子发射计算机断层显像（PET）。与 SPECT 相比，PET 的特异性、敏感性更高。

（二）侵入性检查

1. 右心导管检查

是一种有创介入技术。将心导管经周围静脉送入上、下腔静脉、右心房、右心室、肺动脉及其分支，在腔静脉及右侧心腔进行血流动力学、血氧和心排血量测定，经导管内注射对比剂进行腔静脉、右心房、右心室或肺动脉造影，可以了解血流动力学改变，用于诊断简单（房间隔缺损、室间隔缺损、动脉导管未闭）和复杂（法洛四联症、右心室双出口）

的先天性心脏病、判断手术适应证和评估心功能状态。

临床上，可应用漂浮导管在床旁经静脉（多为股静脉或颈内静脉）利用压力变化将气囊导管送至肺动脉的远端，可持续行床旁血流动力学测定，主要用于急性心肌梗死、心力衰竭、休克等有明显血流动力学改变的危重患者的监测。

2. 左心导管检查

（1）左心导管检查：经周围动脉插入导管，逆行至主动脉、左心室等处进行压力测定和心血管造影，可了解左心室功能、室壁运动及心腔大小、主动脉瓣和二尖瓣功能，并可发现主动脉、颈动脉、锁骨下动脉、肾动脉及髂总动脉的血管病变。

（2）选择性冠状动脉造影：是目前诊断冠心病的"金标准"，将造影导管插到冠状动脉开口内，注入少量对比剂用以显示冠状动脉情况，动态观察冠状动脉血流及解剖情况，了解冠状动脉病变的性质、部位、范围、程度等，观察冠状动脉有无畸形、钙化及有无侧支循环形成。

3. 心脏电生理检查

心脏电生理检查是以整体心脏或心脏的一部分为对象，记录心内心电图、标测心电图和应用各种特定的电脉冲刺激，借以诊断和研究心律失常的一种方法。对于窦房结、房室结功能评价，预激综合征旁路定位，室上性心动过速和室性心动过速的机制研究，以及筛选抗心律失常药物和拟定最佳治疗方案，均有实际的重要意义。对埋藏式心脏起搏器、植入型自动心律转复除颤器（ICD）和抗心动过速起搏器适应证的选择和临床功能参数的选定也是必不可少的。对导管射频消融治疗心动过速更是必需的。

4. 腔内成像技术

（1）心腔内超声：将带超声探头的导管经周围静脉插入右心系统，显示的心脏结构图像清晰，对瓣膜介入及房间隔穿刺等有较大帮助。

（2）血管内超声（IVUS）：将小型超声换能器安装于心导管顶端，送入血管腔内，可显示血管的横截面图像并进行三维重建，可评价冠状动脉病变的性质，定量测定其最小管径、面积、斑块大小及血管狭窄百分比等，对估计冠脉病变严重程度、指导介入治疗等有重要价值。

（3）光学相干断层扫描（OCT）：将利用红外光的成像导丝送入血管内，可显示血管的横截面图像并进行三维重建，其成像分辨率较血管内超声提高约10倍。

5. 心内膜和心肌活检

利用活检钳夹取心脏内壁组织，以了解心脏组织结构及其病理变化。一般多采用经静脉右心室途径，偶用经动脉左心室途径。对于心肌炎、心肌病、心脏淀粉样变性、心肌纤维化等疾病确诊具有意义。对心脏移植后排异反应的判断及疗效评价有重要意义。

6. 心包穿刺

是借助穿刺针直接刺入心包腔的诊疗技术。其目的是：①引流心包腔内积液，降低心包腔内压，是急性心脏压塞的急救措施。②通过穿刺抽取心包积液，做生化测定，涂片寻找细菌和病理细胞，做结核分枝杆菌或其他细菌培养，以鉴别诊断各种性质的心包疾病。③通过心包穿刺，注射抗生素等药物进行治疗。

五、心血管疾病的治疗

（一）药物治疗

虽然目前治疗心血管疾病的方法越来越多，但是药物治疗仍然是基础，是最重要和首选的方法。治疗心血管疾病的常用药物常按作用机制进行分类，如血管紧张素转换酶抑制剂（ACEI）类、血管紧张素Ⅱ受体阻滞剂（ARB）类、β受体阻滞剂、扩血管药、利尿剂、α受体阻滞剂、正性肌力药物、降脂类药物、抗心律失常药、钙通道阻滞剂等。也有按具体疾病的治疗药物选择进行分类，如降血压药物、治疗冠心病药物、治疗心功能不全药物、抗凝抗栓药物等。药物的药理作用、适应证、禁忌证、不良反应及应用注意事项对临床实践都非常重要。同时个体化治疗也是药物治疗成功的关键。

（二）介入治疗

介入治疗已经成为心脏疾病非常重要的治疗手段，其技术不断发展，适应证不断扩大，极大地改善了患者的预后和生活质量。

1. 经皮冠状动脉介入术

经皮冠状动脉介入治疗自1977年问世以来，历经几十年的迅猛发展，已经成为治疗冠心病的一种最常用、最成熟和最有前景的技术，它是在血管造影仪的引导下，通过特制的导管、导丝、球囊、支架等，对狭窄或阻塞的冠状动脉进行疏通的治疗方法。操作器械的改进，尤其是药物支架的出现，大幅改善了患者的预后和生活质量。

2. 射频消融术

射频消融术是将电极导管经静脉或动脉送入心腔特定部位，释放射频电流导致局部心内膜及心内膜下心肌凝固性坏死，达到阻断快速性心律失常异常传导束和起源点的介入性技术。这种方法创伤小，成功率极高，已成为根治快速性心律失常的首选方法，除已成熟应用于治疗房室旁道及房室结双径路引起的折返性心动过速、房性心动过速、心房扑动、室性心动过速外，随着三维标测系统的出现，它已经成为治疗心房颤动非常有效的方法。

3. 埋藏式心脏起搏器植入术

（1）治疗缓慢性心律失常的埋藏式起搏器：心脏起搏器在临床的应用已有几十年的历史，已经成为现代心脏病学的重要组成部分，主要用于病态窦房结综合征和高度房室传导阻滞患者。埋藏式起搏器主要分单腔、双腔起搏器。单腔起搏器在右心房或右心室内放置一根电极导线，仅能起到使心脏跳动的作用。双腔起搏器是指在右心房和右心室内放置两根导线，它能按照正常的顺序依次起搏心房和心室，故又称生理性起搏，可使患者有更好的生活质量。

（2）心脏再同步化治疗（CRT）：近年来，CRT治疗在临床的应用越来越广泛。CRT即三腔起搏器，需要将三根电极分别植入右心室、右心房和左心室（通过冠状窦进入靠近左室侧壁或者后壁的静脉，在心外膜起搏），主要通过双心室起搏纠正室间或心室内不同步，增加心室排血和充盈，减少二尖瓣反流，提高射血分数，从而改善患者心功能。

（3）埋藏式心脏复律除颤器（ICD）：心脏性猝死（SCD）的发病率较高，在所有心脏原因引起的死亡中约占63%。发生心脏猝死的心律失常中，心动过缓所致者仅占17%，其余均为心室颤动或室性心动过速引起。ICD能明显降低SCD高危患者的病死率，是目前防止 SCD 最有效的方法。近年来，ICD 的研究取得了迅速发展，适应证不断扩大。

4. 先天性心脏病经皮封堵术

1997 年，美国开始经皮应用封堵器进行房间隔缺损和动脉导管未闭的介入治疗，从而开创了不必开胸就可以治愈先天性心脏病的历史，并且创伤小、康复快，效果可以和外科修补手术相媲美。我国先天性心脏病的介入治疗水平处于世界领先地位。

5. 心脏瓣膜的介入治疗

从 20 世纪 80 年代开始的瓣膜病球囊扩张成形技术，到 21 世纪初的经皮瓣膜植入或修补技术，瓣膜病的介入治疗技术进展迅速。目前发展最迅速的是针对高危主动脉瓣狭窄患者的经皮主动脉瓣植入术和二尖瓣关闭不全患者的经皮修补术。

（三）外科治疗

包括冠状动脉搭桥手术、心脏各瓣膜修补及置换手术、先天性心脏病矫治手术、心包剥离术、心脏移植等。

（四）其他治疗

筛选致病基因对于遗传性或家族倾向性心脏病的防治具有重要意义，干细胞移植和血管新生治疗在动物实验取得许多进展，具有良好的应用前景。分子心脏病学也终将为临床实践带来更多、更新的诊疗方案。

此外，基因治疗是治疗心血管疾病的又一新途径，其主要步骤包括目的基因的制备，用适当的载体将目的基因导入靶细胞，以及目的基因在靶细胞内的表达与调控等，随着分子克隆技术的日益完善，这一新的方法有可能使心血管疾病的治疗产生重大变革。

第二节 冠状动脉粥样硬化性心脏病

冠状动脉粥样硬化性心脏病（CHD）是指冠状动脉粥样硬化使血管狭窄或阻塞，和（或）因冠状动脉功能性改变（痉挛）导致心肌缺血、缺氧或坏死而引起的心脏病，统称冠状动脉性心脏病，简称冠心病，也称缺血性心脏病。

一、急性心肌梗死

急性心肌梗死（AMI）是急性心肌缺血性坏死。在冠状动脉病变的基础上，发生冠状动脉血供急剧减少或中断，使相应的心肌严重而持久地缺血导致心肌坏死。临床表现为持久的胸骨后剧烈疼痛、血清心肌坏死标志物增高以及心电图动态改变。可发生心律失常、休克或心力衰竭，属冠心病的严重类型。

（一）病因与发病机制

本病的基本病因是冠状动脉粥样硬化（偶为冠状动脉栓塞、炎症、先天性畸形、痉挛和冠状动脉口阻塞所致）。AMI 的发生并非直接与冠状动脉粥样硬化导致冠状动脉狭窄程度相关，而是由于在此基础上，一旦不稳定的粥样斑块破溃、出血和管腔内血栓形成和（或）血管持续痉挛，引起冠状动脉急性闭塞。若该部位侧支循环尚未充分有效建立，心肌严重而持久地急性缺血达 1 小时以上，即可发生心肌梗死。

促使斑块破裂、出血及血栓形成的诱因有：①晨起 6 时至 12 时交感神经活动增加，机体应激反应性增强，冠状动脉张力增高。②在饱餐特别是进食多量脂肪后，血脂增高，血黏稠度增高。③重体力活动、情绪过分激动、血压剧升或用力大便时，致左心室负荷明显加重。④休克、脱水、出血、外科手术或严重心律失常，致心排血量骤降，冠状动脉灌流量锐减。

急性心肌梗死可发生在频发心绞痛的患者，也可发生在原来从无症状者中。

（二）临床表现

1. 先兆

多数患者在发病前数日有乏力、胸部不适、心悸、气急、烦躁、心绞痛等前驱症状，其中以新发生心绞痛或原有心绞痛加重最为突出。发现先兆及时住院治疗，可使部分患者避免发生心肌梗死。

2. 症状

（1）疼痛为最先出现的症状。多发生于清晨，疼痛部位和性质与心绞痛相同，但诱因多不明显，且常发生于安静时，程度严重，可持续数小时或更长，含化硝酸甘油多不能缓解。少数患者可无疼痛，表现为休克或急性心力衰竭。部分患者疼痛可位于上腹部被误诊为急腹症，或仅表现为颈部、咽部、下颚或牙齿疼痛，应予以警惕。

（2）发热及胃肠道症状常在疼痛发生后 24 ～ 48 小时内出现 38℃ 左右的发热，持续 1 周左右，由坏死物质吸收所致，程度与梗死范围多呈正相关。疼痛剧烈时常恶心、呕吐、上腹部胀痛、肠胀气等，重症者可出现呃逆，可能与迷走神经受坏死心肌刺激等有关。

（3）心律失常见于 75% ～ 95% 的患者。多发生于起病第 1 天，以 24 小时内最多见、最危险。可伴乏力、心悸、头晕、昏厥等症状。各种心律失常中以室性心律失常最常见，频发、成对及多源性室性期前收缩常为心室颤动的先兆，室颤是 AMI 早期的主要死因。下壁心肌梗死易发生房室传导阻滞，前壁心肌梗死如出现房室传导阻滞表明梗死范围广泛，病情严重。

（4）休克常系心肌广泛坏死（40% 以上）、心排血量急剧下降所致的心源性休克。表现为疼痛缓解之后收缩压仍低于 80 mmHg（1 mmHg=0.133 kPa），并出现烦躁不安、面色苍白、脉细而快、大汗淋漓、尿量减少（< 20 mL/h）、神志迟钝甚至昏厥。应与心包填塞、升主动脉夹层伴主动脉瓣关闭不全或 AMI 严重机械性并发症等导致的心源性休克鉴别。

（5）心力衰竭主要是急性左心衰竭。表现为呼吸困难、咳嗽、发绀、烦躁等症状，重者出现肺水肿，为梗死后心脏舒缩功能显著减弱或不协调所致。右心室心肌梗死者可一开始即出现右心衰竭表现，伴血压下降。

3. 体征

心浊音界可增大，心率增快或减慢，可闻及心尖区第一心音减弱、舒张期奔马律等。少数患者起病 2 ～ 3 天出现心包摩擦音。心尖区可出现收缩期粗糙杂音，为二尖瓣乳头肌功能失调或断裂所致。除早期外，几乎所有患者都有血压降低，而且可能不再恢复到病前的水平。可有与心律失常、休克、心力衰竭相关的其他体征。

（三）实验室检查

1. 心电图检查

有助于心肌梗死的诊断、定位及估计病情演变和预后。

（1）ST 段抬高急性心肌梗死的心电图特点。

1）特征性心电图改变。

①面向坏死区周围心肌损伤区的导联上出现 ST 段抬高呈弓背向上型。②面向透壁心肌坏死区的导联上出现宽而深的 Q 波（病理性 Q 波），面向损伤区周围心肌缺血区的导联上出现 T 波倒置。

2）动态性改变。

①起病数小时内，可出现异常高大两肢不对称的 T 波，为超急期改变。②数小时后，ST 段明显抬高，弓背向上，与直立的 T 波连接，形成单相曲线。数小时至 2 日内出现病理性 Q 波，为急性期改变。③数日至两周左右，ST 段逐渐回到基线水平，T 波平坦或倒置，为亚急性期改变。④数周至数月后，T 波呈 V 形倒置，两肢对称，少数心电图改变可完全恢复，为陈旧期改变。

3）心电图定位诊断：心肌梗死的部位和范围可根据出现特征性心电图改变的导联作出判断。

（2）无 ST 段抬高急性心肌梗死心电图的特点。

①无病理性 Q 波，有普遍性 ST 段压低 $\geqslant 0.1$ mV，或有对称性 T 波倒置，系心内膜下心肌梗死所致。其动态改变，先是 ST 段普遍压低（aVR 除外），继而 T 波倒置加深呈对称型，但始终不出现 Q 波。ST 段和 T 波的改变持续数日或数周后恢复。②无病理性 Q 波，也无 ST 段变化，仅有 T 波倒置改变，T 波改变在 1～6 个月恢复。

2. 血清心肌坏死标志物测定

①肌红蛋白起病 2 小时内升高，12 小时内达高峰，24～48 小时恢复正常。②肌钙蛋白 I（TnI）或 T（TnT）起病 3～4 小时后升高，TnI 于 11～24 小时达高峰，7～10 天降至正常，TnI 于 24～48 小时达高峰，10～14 天降至正常。其增高是诊断心肌梗死的敏感指标。③肌酸激酶同工酶（CK-MB）起病后 4 小时内升高，16～24 小时达高峰，3～4 天恢复正常，其增高的程度能较准确地反映梗死的范围，其高峰出现时间是否提前有助于判断溶栓治疗是否成功。以往沿用多年的肌酸激酶（CK）、天门冬酸氨基转移酶（AST）以及乳酸脱氢酶（LDH）测定，其特异性及敏感性均远不如上述心肌坏死标志物，但仍有一定的参考价值。

3. 其他

起病 1～2 天后，白细胞可增至（10～20）$\times 10^9$/L，中性粒细胞增多，红细胞沉降率增快等；放射性核素心肌显像可显示心肌梗死部位及范围；超声心动图可了解心室壁的运动，评估左心室功能，诊断室壁瘤和乳头肌功能失调等。

（四）诊断

必须至少具备下列三条标准中的两条。

（1）缺血性胸痛的临床病史。

（2）心电图特征性的动态演变。

（3）血清心肌坏死标志物浓度的动态改变。对于无 ST 段抬高急性心肌梗死 CK-MB、血清肌钙蛋白测定的诊断价值更大。特别是老年、糖尿病患者突然出现左心衰竭、严重心律失常，或原有高血压突然显著下降，或突然发生胸闷伴恶心、呕吐、出汗，或手术后原因不明的心率快、血压下降、出汗均应考虑本病的可能，及时进行心电图或心肌坏死标志物动态观察以确定诊断。

（五）治疗

1. 治疗原则

尽快恢复心肌血流灌注，挽救濒死的心肌、防止梗死面积扩大或缩小心肌缺血范围，维持心脏功能，及时发现和处理严重心律失常、泵衰竭和各种并发症，防止猝死和改善本病远期预后。

2. 院前急救

流行病学调查发现，AMI 死亡的患者中约 50% 于发病 1 小时内在院外猝死，死因主要是可救治的致命性心律失常。因此，院前急救要尽力缩短患者就诊延误的时间和院前检查、处理、转运所用的时间。随同救护人员还应及时给予相关施救措施，如嘱患者停止任何主动性活动和运动，进行持续心电和血压监测，舌下含化硝酸甘油、吸氧、镇静止痛（吗啡或哌替啶），必要时建立静脉通道并针对性使用急救药物，或给予除颤治疗和心肺复苏等，随时将患者情况通知医院，在严密观察治疗下迅速将患者护送至医院。急诊室医生应力争在 10 ～ 20 分钟内完成病史采集、临床检查、记录 18 导联心电图，尽快明确诊断。对 ST 段抬高者应在 30 分钟内收住冠心病监护病房（CCU）并开始溶栓，有条件的医院 90 分钟内开始行急诊经皮腔内冠状动脉成形术（PTCA）治疗。

3. 住院治疗

（1）ST 段抬高或伴左束支传导阻滞的 AMI 治疗。

1）一般处理重点是监测和防治 AMI 的不良事件或并发症。

①监测：持续进行心电、血压、呼吸和血氧饱和度等监测，必要时进行血流动力学监测，以及时发现并处理心律失常、血流动力学异常。②吸氧：最初几日应持续鼻导管或面罩吸氧，氧流量为 2 ～ 4 L/min。严重左心衰竭肺水肿及并有机械并发症者应加压给氧或气管插管并机械通气。③卧床休息：对血流动力学稳定无并发症者，一般卧床休息 1 ～ 3 天，对病情不稳定者卧床时间应适当延长。应保持环境安静，减少或避免探视，防止不良刺激。④建立静脉通道保持给药途径通畅。⑤镇静止痛：剧烈胸痛使患者交感神经过度兴奋，增加心肌耗氧量，并易诱发快速性心律失常，应迅速给予有效处理。一般给予地西泮 5 ～ 10 mg，3 次 / 天，剧烈胸痛者可用吗啡 3 ～ 5 mg 静脉注射，必要时每 5 分钟重复一次，总量不宜超过 15 mg。一旦出现呼吸抑制，可每隔 3 分钟静脉注射纳洛酮 0.4 mg（最多 3 次）以拮抗之。⑥硝酸酯类制剂：AMI 患者只要无禁忌证，通常应使用硝酸甘油静脉滴注 24 ～ 48 小时，然后改用口服硝酸酯制剂。具体用法参见"药物治疗"部分。⑦阿司匹林及氯吡格雷：AMI 患者无论是否接受介入治疗，只要无禁忌证

均建议联合使用阿司匹林加氯吡格雷。应立即口服水溶性阿司匹林或嚼服肠溶阿司匹林 150 ～ 300 mg，继之 150 ～ 300 mg/d，1 ～ 7 天后 100 mg/d（75 ～ 150 mg/d）长期应用。氯吡格雷 300 mg 负荷量，然后 75 mg/d。对于非介入治疗的患者，氯吡格雷至少服用一个月，对阿司匹林不能耐受或过敏者，可用氯吡格雷作为替代治疗。⑧注意纠正水电解质及酸碱平衡失调。⑨饮食与通便：患者需禁食至胸痛消失，然后给予流质饮食，以后渐给半流质或软食；饮食宜少量多餐，食物应富营养、易消化、低盐、低脂。患者应使用缓泻剂保持大便通畅，以避免便秘排便用力诱发左心衰竭、心脏破裂或猝死。

2）再灌注治疗。

①溶栓治疗：一系列大规模随机双盲临床实验结果表明，AMI 溶栓治疗可明显降低病死率，并且症状出现后越早进行溶栓治疗，降低病死率效果越明显。②介入治疗：经皮穿刺冠状动脉介入治疗（PCI）已成为冠心病血管重建治疗的主要手段，可分为直接 PCI 和补救性 PCI。应在有条件的医院于发病 12 小时内施行。

3）药物治疗。

硝酸酯类药物：主要作用是扩张静脉和动脉血管，降低心脏前、后负荷，减少心肌耗氧量。还可直接扩张冠状动脉，增加心肌血流，预防和解除冠状动脉痉挛，扩张冠状动脉侧支血管，改善心内膜下心肌缺血，并可预防左心室重塑。对 AMI 伴再发心肌缺血、充血性心力衰竭或高血压患者更为适宜。AMI 早期通常给予硝酸甘油静脉注射，从低剂量开始（10 μg/min），可酌情每 5 ～ 10 分钟增加 5 ～ 10 pg/min，直至症状控制，血压正常者动脉收缩压降低 10 mmHg 或高血压患者动脉收缩压降低 30 mmHg 为有效治疗剂量。持续滴注时限为 24 ～ 48 小时，在滴注过程中心率明显加快或收缩压 ≤ 90 mmHg，应减慢滴速或暂停使用。AMI 合并低血压（收缩压 ≤ 90 mmHg）或心动过速（心率 > 100 次/分），应禁用，下壁伴右心室梗死时应慎用。也可静脉滴注硝酸异山梨酯。静脉用药后可使用口服制剂，如硝酸异山梨酯 10 ～ 20 mg，3 ～ 4 次/天或 5- 单硝酸异山梨酯 20 ～ 40 mg，2 次/天，继续治疗。

抗血小板治疗：冠状动脉内斑块破裂诱发局部血栓形成是导致 AMI 的主要原因。在急性血栓形成中，血小板活化又起着十分重要的作用，因此抗血小板治疗已成为 AMI 的常规治疗。

4）左心功能不全的治疗：AMI 时左心功能不全因病理生理改变的不同，可表现为轻度肺瘀血、急性肺水肿及心源性休克。

急性左心衰竭（肺水肿）的治疗：可选用呋塞米静脉注射、硝酸甘油静脉滴注，尽早口服 ACEI 制剂（以短效制剂为宜）。肺水肿合并严重高血压时应静脉滴注硝普钠，由小剂量（10 μg/min）开始，依血压调整剂量。伴严重低氧血症者可行人工机械通气治疗。洋地黄制剂在 AMI 发病 24 小时内不主张使用。在合并快速心房颤动时，可用毛花苷 C 减慢心室率，使心率维持在 90 ～ 110 次/分，以维持适当心排血量。

5）心律失常的治疗：加强对 AMI 心肌缺血的治疗，早期应用 β 受体阻滞剂、纠正电解质紊乱均可预防和减少心律失常的发生。

AMI 并发室上性快速心律失常的治疗：①房性期前收缩，与交感兴奋或心功能不全有关，本身不需特殊治疗。②阵发性室上性心动过速：伴快速心室率者，必须积极治疗，可维拉帕米或美托洛尔静脉用药；合并心力衰竭、低血压者可用直流电复律或心房起搏治疗。③心房扑动：少见且为暂时性。④心房颤动：血流动力学不稳定者，如出现血压降低、脑供血不足、心绞痛或心力衰竭者应迅速行直流电复律；血流动力学稳定者，以减慢心室率为首要治疗，若无禁忌证，可酌情选用美托洛尔 2.5～5 mg 在 5 分钟内静脉注射或维拉帕米 5～10 mg 缓慢静脉注射，必要时可重复。心功能不全者首选毛花苷 C 静脉注入。胺碘酮对中止心房颤动、减慢心室率及复律后维持窦性心率均有价值，可静脉用药并随后口服治疗。

AMI 并发室性快速心律失常的治疗：①心室颤动立即行非同步直流电复律，起始电能量为 200 J，如不成功可给予 300 J 重复。②持续性多形性室性心动过速按心室颤动处理；持续性单形性室性心动过速伴心绞痛、肺水肿、低血压（SBP ＜ 90 mmHg），应予同步直流电复律，电能量同上；持续性单形性室性心动过速不伴上述情况，可首先给予药物治疗，如利多卡因 50 mg 静脉注射，需要时可每 15～20 分钟重复，最大负荷剂量为 150 mg，然后 2～4 mg/min 维持，静脉滴注，时间不宜超过 24 小时，或胺碘酮 150 mg，于 10 分钟内静脉注入，必要时可重复，然后 1 mg/min 静脉滴注 6 小时，再以 0.5 mg/min 静脉滴注维持。③频发室性期前收缩、成对性室性期前收缩、非持续性室速可严密观察或用利多卡因治疗（使用不超过 24 小时）。④偶发室性期前收缩、加速性室性自主心律可严密观察，不做特殊处理。⑤ AMI 心肌缺血也可引起短阵性多形室性心动过速，酷似尖端扭转型室型心动过速，但 QT 间期正常，治疗方法同上，如利多卡因、胺碘酮等。

缓慢性心律失常的治疗：①无症状性窦性心动过缓可暂时观察，不予特殊处理。②症状性窦性心动过缓、二度以上房室传导阻滞伴窄 QRS 波逸搏心率者常有低血压、头晕、心功能障碍、心率＜ 50 次 / 分等，可先用阿托品静脉注射治疗（开始以 0.5～1 mg 静脉注射，必要时每 3～5 分钟重复一次，至心率达 60 次 / 分左右，最大剂量可用至 2 mg）。③出现三度房室传导阻滞伴宽 QRS 波逸搏、心室停搏或上述缓慢性心律失常经阿托品治疗无效以及双侧束支传导阻滞等，需行临时起搏治疗。

6）机械性并发症的处理。

心室游离壁破裂：引起急性心包填塞时可致突然死亡，临床表现为电—机械分离或心脏停搏。亚急性心脏破裂者应争取冠状动脉造影后行手术修补及血管重建术。

室间隔穿孔：对伴血流动力学失代偿者，提倡在血管扩张剂和利尿剂治疗及主动脉内球囊反搏（IABP）支持下，早期或急诊手术治疗。如穿孔较小，无充血性心力衰竭，血流动力学稳定，可保守治疗，6 周后择期手术。

急性二尖瓣关闭不全：急性乳头肌断裂时突发左心衰竭和（或）低血压，主张应用血管扩张剂、利尿剂及 IABP 治疗，在血流动力学稳定的情况下行急诊手术。因左心室扩张或乳头肌功能不全引起的二尖瓣反流，应积极应用药物治疗心力衰竭，改善心肌缺血并主张行血管重建术。

（2）无 ST 段抬高性 AMI 的治疗：无 ST 段抬高 AMI 住院期病死率低，但心绞痛再发生率、再梗死率及远期病死率则较高，因其病史中高血压、糖尿病、心力衰竭较 ST 段抬高 AMI 更常见。治疗措施与 ST 段抬高，AMI 最大区别是不宜溶栓治疗。其他治疗原则大致相同。

（3）恢复期处理：如病情稳定体力增强可考虑出院。出院前对严重室性心律失常者，应进行无创检查及评价。对于有自发性或轻微活动诱发的心肌缺血发作、血流动力学不稳定或有心室收缩功能降低者（EF < 40%），有条件的医院应考虑冠状动脉造影检查，并根据病情行 PCI 或冠脉搭桥术（CABG）。近年来提倡 AMI 恢复后，进行康复治疗，逐步行适当的体育锻炼以利于体力和工作能力的增进。经 2 ～ 4 个月的体力锻炼后，酌情逐步恢复工作，但应避免精神过度紧张及过重体力劳动。

二、心绞痛

心绞痛是由冠状动脉供血不足，心肌急剧、暂时性缺血缺氧引起的，以发作性胸骨后压榨性疼痛或局部不适为主要表现的临床综合征。根据冠状动脉的病理改变、临床表现及预后，心绞痛分为稳定型心绞痛（stableangina），即典型的劳力性心绞痛和不稳定型心绞痛，前者缺血性胸痛的发作由劳累、激动等心脏负荷突然增加等因素诱发，并且 1 个月以上心绞痛发作的性质、频率、程度、诱因及缓解方式没有改变。后者是指介于稳定型心绞痛和急性心肌梗死之间的一组临床心绞痛综合征，即除稳定型心绞痛以外多种类型的缺血性胸痛。此外，由贫血、感染、甲状腺功能亢进、心律失常等原因诱发的心绞痛称为继发性不稳定型心绞痛。

（一）病因与发病机制

本病最主要病因为冠状动脉粥样硬化引起血管腔狭窄和（或）痉挛。其他少见病因有主动脉瓣狭窄或关闭不全、梅毒性主动脉炎、原发性肥厚型心肌病、先天性冠状动脉畸形、风湿性冠状动脉炎等。

1. 稳定型心绞痛

冠状动脉内稳定的粥样硬化斑块，造成管腔的固定狭窄，血流量减少对心肌的供血量相对地比较固定。若心肌的血供尚能应付心脏平时的需要，则休息时可无症状。一旦心脏负荷突然增加，如劳累、激动、寒冷刺激、左心衰竭等，使心肌张力增加、心肌收缩力增加和心率增快等而致心肌氧耗量增加时，心肌对血氧的需求增加，而冠状动脉的供血已不能相应增加，即可引起心绞痛。

在缺血缺氧的情况下，心肌内积聚过多的代谢产物，如乳酸、丙酮酸等可能是引起心绞痛的直接原因。这些物质刺激心脏内自主神经的传入神经末梢，经第 1 ～ 5 胸交感神经节或相应的脊髓段传至大脑，产生疼痛感觉。由于痛觉反映在与自主神经进入水平相同脊髓段的脊神经所分布的区域，即出现在胸骨后及两臂的前内侧与小指，尤其是在左侧，而多不在心脏部位。

2. 不稳定型心绞痛

与稳定型心绞痛的差别主要在于冠状动脉内不稳定的粥样斑块继发病理改变，如斑块内出血、斑块纤维帽出现裂隙、表面有血小板聚集和（或）刺激冠状动脉痉挛，使局部心肌血流量明显下降，导致缺血性胸痛。虽然也可因劳力负荷诱发，但劳力负荷终止后，胸痛并不能缓解。其中，富含血小板的血栓所释放的缩血管物质，如血清素、血栓素 A_2 引起局部及远端血管的收缩作用，在变异型心绞痛的发病中占主导地位。

（二）临床表现

1. 稳定型心绞痛

（1）典型心绞痛特点。

1）部位多位于胸骨体中段或上段之后，可波及心前区，范围如手掌大小。常放射至左肩、左臂内侧，达无名指或小指、颈、咽、下颌部。

2）性质常为压迫、发闷或紧缩感，也可有烧灼感，但不尖锐，不像针刺或刀扎样痛，偶伴濒死的恐惧感觉，被迫停止原有的活动直至症状缓解。

3）诱因常为体力劳动、情绪激动（如愤怒、焦急、过度兴奋等）、饱餐、吸烟等，疼痛发生在体力劳动或激动的当时而不是之后。

4）持续时间一般为 3 ～ 5 分钟。

5）停止活动或舌下含化硝酸甘油，几分钟内缓解。

（2）体征：发作时常有心率增快、血压升高、表情焦虑、面色苍白、出汗、皮肤湿冷，可有暂时性心尖部收缩期杂音、交替脉、舒张期奔马律。

2. 不稳定型心绞痛

其缺血性胸痛的部位、性质以及体征与稳定型心绞痛相似，但胸痛发作时出现急性心力衰竭和低血压提示预后较差。不稳定型心绞痛常见临床类型及特点如下。

（1）初发：劳力性心绞痛病程在 2 个月内新发生的心绞痛（从无心绞痛或有心绞痛病史但在近半年内未发作过心绞痛）。

（2）恶化：劳力性心绞痛病情突然加重，表现为胸痛发作次数增加，持续时间延长，诱发心绞痛的活动阈值明显减低，按加拿大心脏学会劳力性心绞痛分级，加重 1 级以上并至少达到Ⅲ级，硝酸甘油缓解症状的作用减弱，病程在 2 个月之内。

（3）静息心绞痛：心绞痛发生在休息或安静状态，发作持续时间相对较长，含化硝酸甘油效果欠佳，病程在 1 个月内。

（4）梗死后心绞痛：指 AMI 发病 24 小时后至 1 个月内发生的心绞痛。

（5）变异型心绞痛：休息或一般活动时发生的心绞痛，发作时心电图显示 ST 段暂时性抬高。

（三）实验室及其他检查

1. 心电图检查

（1）静息时的心电图：约半数以上患者在正常范围。也可有非特异性 ST 段或 T 波异常或陈旧性心肌梗死改变，有时可见室性或房性期前收缩、房室或束支传导阻滞等心律失常。

（2）发作时的心电图：心绞痛时大多数患者可出现暂时性、缺血性 ST 段水平型或下斜型下移 0.1 mV 以上；有时可见 T 波倒置或原来倒置的 T 波反可变为直立（假性正常化）；在变异性心绞痛者相关导联可见 ST 段抬高；发作缓解后恢复正常。

（3）心电图负荷试验：最常用的是运动负荷试验，主要运动方式有蹬车、分级活动平板。在运动中连续观察、记录心电图及血压，运动终止后即刻及此后每 2 分钟重复心电图记录，直至心率恢复至运动前水平。运动中出现典型心绞痛、心电图 ST 段水平型或下斜型压低多 0.1 mV（J 点后 60 ～ 80 毫秒）持续 2 分钟作为运动试验阳性标准。当低运动量或心率 < 120 次 / 分时，ST 段压低 > 0.3 mV 或伴有血压下降者，常提示左主干或三支病变引起的严重心肌缺血。运动中出现心绞痛、步态不稳、室性心动过速或血压下降时，应立即停止运动。心肌梗死急性期、严重主动脉瓣狭窄、不稳定型心绞痛、心力衰竭、严重心律失常，未控制的严重高血压等应禁做运动负荷试验。

（4）动态心电图（霍尔特心电图）：连续记录并自动分析 24 小时心电图，从中可发现心电图 ST 段或 T 波改变和各种心律失常，同时显示心电图的变化与患者活动以及症状出现之间的关系。如心电图显示 ST 段或 T 波缺血性改变与胸痛发作时间相一致，有助于心绞痛的诊断。

2. 放射性核素检查

^{201}TI（铊）心肌显像可显示心肌缺血区的部位和范围，对心肌缺血的诊断很有价值。

3. 冠状动脉造影

可发现冠状动脉及其分支狭窄的部位并估计其程度。该检查不仅有确诊价值，而且对选择治疗方案及判断预后有重要意义。不稳定型心绞痛是冠脉造影的首要适应证。

4. 其他

二维超声心动图可探测到缺血区心室壁的运动异常；冠状动脉内超声显像，可显示血管壁的粥样硬化病变，并有助于指导冠心病介入治疗。

（四）诊断

1. 稳定型心绞痛

根据典型的缺血性胸痛发作特点，含服硝酸甘油后缓解，结合年龄和存在冠心病危险因素，以及发作时心电图改变（以 R 波为主的导联中，ST 段压低、T 波平坦或倒置，发作后数分钟内逐渐恢复），除外其他原因所致的心绞痛，一般即可确诊。心电图无改变的患者可考虑做心电图负荷试验，或做 24 小时动态心电图连续监测协助诊断。诊断有困难者可考虑行选择性冠状动脉造影检查。

2. 不稳定型心绞痛（UA）

根据其临床类型及特点结合发病年龄、冠心病危险因素及发作时的心电图变化（ST 段压低或抬高）可初步诊断。由于 UA 发作时大多伴有 ST 段压低，与急性非 ST 段抬高型心肌梗死（NSTEMI）同属无 ST 段抬高的急性冠状动脉综合征（ACS），故必须检测心肌坏死标志物（肌钙蛋白 I 或肌钙蛋白 T），确定未超过正常范围时方能诊断为 UA。诊断有困难者或保守治疗效果不佳者应尽快行冠状动脉造影检查。

由于 UA 患者的严重程度不同，其处理和预后也有很大的差别，在临床上应进行危险度分层。①低危组指初发或恶化劳力性心绞痛，无静息时发作，发作时 ST 段压低在 0.1 mV，持续时间 < 20 分钟。②中危组就诊前一个月内（但 48 小时内未发作）出现的静息心绞痛（多数为劳力性心绞痛进展而来）及梗死后心绞痛，发作时 ST 段压低 > 0.1 mV，持续时间 < 20 分钟。③高危组就诊前 48 小时内反复发作的静息心绞痛及梗死后心绞痛，发作时 ST 段压低 > 0.1 mV，持续时间 > 20 分钟。

（五）鉴别诊断

本病须与下列疾病鉴别。

1. 急性心肌梗死

疼痛部位与心绞痛相似，但性质更剧烈，持续时间更长，常伴有心律失常、心力衰竭和（或）休克，结合典型心电图、血心肌坏死标志物增高，通常不难鉴别。

2. 心脏神经官能症

疼痛部位常在左胸乳房下、心尖部附近或经常变动，胸痛为短暂（数秒钟）的刺痛或持久（数小时）的隐痛，症状多在疲劳之后出现，而不是在疲劳的当时，做轻度体力活动反觉舒服，含化硝酸甘油无效或10分钟之后方见效，多伴有心悸、疲乏无力、失眠焦虑等神经衰弱症状。

3. 伴有心绞痛的其他心血管疾病

严重的主动脉瓣狭窄或关闭不全、肥厚型心肌病、风湿性冠状动脉炎、急性心包炎、X综合征（Kemp1973年发现）等疾病均可引起心绞痛，应依据其他临床表现来进行鉴别。其中X综合征多见于女性，心电图负荷试验常为阳性，但冠状动脉造影无异常，预后良好，系冠状动脉系统毛细血管功能不良所致。

（六）治疗

1. 稳定性心绞痛

治疗原则是改善冠状动脉的血供和减少心肌的耗氧，同时积极治疗动脉粥样硬化。

（1）发作时治疗。

1）休息：发作时应让患者立即休息，一般患者心绞痛症状即可消失。

2）药物治疗：较重的发作，应使用作用较快的硝酸酯类制剂，以扩张冠状动脉，降低阻力，增加冠状动脉循环血量，并通过扩张周围血管，减少静脉回心血量，降低心排血量和血压，减轻心脏前后负荷和心肌需氧量，从而缓解心绞痛。

硝酸甘油：常用0.3～0.6 mg舌下含化（以便迅速被唾液溶解而吸收），绝大多数在3分钟内见效，见效慢或无效者应注意诊断是否正确或系病情严重，以及是否药物失效。不良反应主要有头胀痛及头部跳动感，面红、心悸，偶有血压下降等。

硝酸异山梨酯：常用5～10 mg舌下含化，2～5分钟见效。不良反应较硝酸甘油轻。

一般情况下，在应用上述药物时，可考虑同时应用镇静药。

（2）缓解期的治疗：应避免各种诱因，进行适宜的运动锻炼，促进侧支循环的发展，改善症状。

1）药物治疗：应用作用较持久的抗心绞痛药物，以防心绞痛发作，可单独、交替或联合应用下列药物。

硝酸酯制剂：硝酸异山梨酯5～20 mg，3次/天，其缓释剂药效可维持12小时，20 mg，2次/天；5-单硝酸异山梨酯20～40 mg，2次/天。

β受体阻滞剂：可减慢心率，降低血压，降低心肌收缩力，减少心肌耗氧量，从而防止心绞痛发作。常用制剂有美托洛尔25～50 mg，2次/天，或缓释片100～200 mg，1次/天；阿替洛尔12.5～25 mg，1次/天；比索洛尔2.5～5 mg，1次/天；卡维地洛

25 mg，2 次/天。使用 β 受体阻滞剂应注意：如突然停用可能诱发心肌梗死，有支气管哮喘、心动过缓、二度以上房室传导阻滞者不宜使用。

2）外科手术治疗。

主要为主动脉—冠状动脉旁路移植术（CABG），又称冠状动脉搭桥术。手术方法是取患者自身的大隐静脉或桡动脉做旁路移植材料（也可选择人造血管），一端吻合在主动脉，另一端吻合在冠状动脉病变处的远端；或游离乳内动脉与病变冠状动脉远端吻合，以改善有病变的冠状动脉所供血心肌的血液供应。

手术适应证：①左主干或多支病变，或左主干高位前降支和高位回旋支狭窄，狭窄远端通畅，且直径大于 1.5 mm 者，尤其合并糖尿病者。②PTCA 失败或术后发生再狭窄者。③有心绞痛症状的心肌桥或冠状动脉起源异常者。

手术禁忌证：①冠状动脉弥散性病变，病变远端血管腔直径小于 1.5 mm 或不通畅者。②有慢性心力衰竭，左室功能低下（EF < 25%），严重肺、肾功能不全者。

2. 不稳定型心绞痛的治疗

不稳定型心绞痛易发生心肌梗死或猝死，尤其对于胸痛发作频繁或持续不缓解的中、高危患者，应立即住院密切观察治疗。

（1）一般治疗：包括卧床休息、吸氧，连续心电、血压监测，密切观察心率、心律和血压变化，以及检测血心肌坏死标志物。

（2）缓解疼痛：剧烈疼痛、烦躁不安者可给予吗啡 3 ～ 5 mg 静脉注射，同时静脉滴注硝酸甘油。无禁忌证患者尽早服用 β 受体阻滞剂。硝酸酯类制剂静脉滴注疗效不佳或不能应用 β 受体阻滞剂者采用地尔硫䓬 1 ～ 5 μg/（kg·min）静脉滴注常可有效。对于变异性心绞痛首选钙通道阻滞剂，并与硝酸酯类药物同服以增加疗效。

（3）抗血栓抗凝治疗：为不稳定型心绞痛的重要治疗措施，目的是阻止血栓形成，防止心肌梗死。常用药物有阿司匹林、氯吡格雷及肝素等。

（4）急诊 PCI 或 CABG 高危保守治疗：效果不佳者在有条件的医院应进行急诊冠状动脉造影检查，施行介入或外科手术治疗。

（5）稳定期治疗同稳定型心绞痛。

三、无症状性心肌缺血

无症状性心肌缺血是指患者有冠状动脉粥样硬化无心肌缺血的临床症状，客观检查如心电图、放射性核素心肌显像示心肌有缺血的表现，也称隐匿性冠心病。

（一）临床表现

多见于中年以上人群，患者无缺血性胸痛等症状（因病变较轻或有较好的侧支循环，或患者痛阈较高而无疼痛症状），在检查时发现心电图有 ST 段压低、T 波倒置等，前者可发生在静息时，在增加心脏负荷时或仅在 24 小时动态心电图监测时出现（又称无痛性心肌缺血）。也可于放射核素心肌显像（静息或负荷实验）显示心肌缺血表现。此可以认为是早期的冠心病，其可能突然转为心绞痛或心肌梗死，也可逐渐演变为缺血性心肌病，发生心力衰竭或心律失常，个别患者可能突发猝死。

（二）诊断与鉴别诊断

根据静息、负荷心电图或动态心电图检查有心肌缺血改变又伴有动脉粥样硬化的危险因素，排除自主神经功能失调、各种心肌炎、心肌病、心包炎、电解质紊乱、药物作用等可引起的 ST 段和 T 波改变，作出初步诊断。进行选择性冠状动脉造影检查可确立诊断。

（三）防治

积极防治动脉粥样硬化，防治粥样斑块加重，争取粥样斑块消退和冠状动脉侧支循环的建立。静息时心电图已有明显心肌缺血改变者，宜适当减轻工作，并选用硝酸酯类药物、钙通道阻滞剂、β受体阻滞剂治疗。

四、缺血性心肌病

缺血性心肌病病理基础是心肌纤维化（或称硬化），系心肌长期供血不足，心肌组织发生营养障碍和萎缩，或大面积心肌梗死后致纤维组织增生所致。患者冠状动脉粥样硬化严重，常为多支病变，心肌呈弥散性缺血损害。临床特点为心脏明显扩大，发生心力衰竭或心律失常。因与扩张型心肌病颇为相似，故称为缺血性心肌病。

（一）病理

冠状动脉多呈广泛而严重的粥样硬化，管腔明显狭窄，心肌呈弥散性纤维化，也可由于大片心肌梗死或多发小灶性心肌梗死，纤维组织在心肌中可呈灶性、散在性或不规则性分布。病变主要累及左心室和乳头肌，传导系统也可受累。有心力衰竭者心脏扩大尤为明显。

（二）临床表现

1. 心脏增大

患者多有心绞痛或心肌梗死病史，心脏逐渐增大，以左心室扩大为主，后期心脏向两侧扩大。

2. 心力衰竭

通常为逐渐发生心力衰竭，大多先为左心衰竭，继之发展为右心衰竭，出现相应的症状和体征。

3. 心律失常

可出现各种心律失常，其中以室性或房性期前收缩、心房纤颤、病窦综合征、房室传导阻滞和束支传导阻滞为多见，其次为阵发性心动过速。上述心律失常一旦出现将持续存在。部分患者在心脏尚未明显增大前，已经发生心律失常。

（三）诊断与鉴别诊断

诊断主要依据排除引起心脏增大、心力衰竭和心律失常的其他器质性心脏病，同时具有动脉粥样硬化的证据，如以往有心绞痛或心肌梗死病史，则有助于诊断。二维超声心动图、放射性核素检查可协助诊断，选择性冠状动脉造影可确立诊断。鉴别诊断需排除原发性扩张型心肌病、心肌炎、克山病、高血压性心肌病等。

（四）防治

预防的重点在积极防治动脉粥样硬化，治疗的重点在改善冠状动脉供血和心肌的营养，控制心力衰竭和纠正心律失常，可针对性选用作用快和排泄快的洋地黄制剂、人工心脏起搏器、胺碘酮以及埋藏式自动复律除颤器等。晚期可考虑心脏移植。

五、猝死

猝死指自然发生、出乎意外的突然死亡。

（一）发病机制

目前，认为本病的发生是在冠状动脉粥样硬化的基础上，冠状动脉发生痉挛或栓塞导致心肌急性缺血，造成局部电生理紊乱，引起暂时性严重的室性心律失常（心室颤动、室性心动过速）。也有少数急性心肌梗死并发心脏破裂而迅速死亡，其心肌梗死症状极不明显，临床表现颇似猝死。

（二）临床表现

本型冠心病以隆冬为好发季节，可在家、工作或公共场所中突然发病，心搏骤停而死亡，患者多为青壮年，半数患者生前并无症状。存活患者可有先兆症状，如疲乏、胸痛、胸部不适或情绪变化等，但缺乏特异性而且较轻，常未引起患者的警惕和医生的注意。有的患者于夜间睡眠中死亡，次晨才被发现。

（三）诊断

据患者突然意识丧失伴大动脉（颈动脉和股动脉）搏动消失，结合心音消失、瞳孔散大、呼吸停止，心电图显示心电活动终止，即可作出诊断。

（四）治疗

由于猝死可以随时随地发生，因此，在基层医务人员和广大民众中普及心肺复苏抢救知识至关重要，一旦发生应立即就地抢救并及时护送至医院进一步急救治疗。

第三节 急性心力衰竭

急性心力衰竭是指由于急性心脏病变引起的心排血量显著、急剧降低导致组织器官灌注不足和急性瘀血综合征。临床可分为急性左心衰竭、急性右心衰竭和急性全心力衰竭。急性左心衰竭较常见，是本节主要讨论内容。

一、病因和发病机制

心脏解剖和功能突发异常均可引起急性左心衰竭。常见病因如下。

（1）心肌急剧损伤、坏死，急性广泛前壁心肌梗死、重症病毒性心肌炎等。

（2）快速而严重负荷使血压急剧升高、过快过多输液、瓣膜穿孔、腱索或乳头肌断裂、室间隔穿孔、严重瓣膜脱垂等。

（3）急性机械性梗阻、严重二尖瓣或主动脉瓣狭窄、左房内球瓣样血栓或左房黏液瘤等。

（4）突然发生严重诱因、严重感染、使用大量负性肌力药物、快速或严重过缓型心律失常等。

以上病因导致突然严重的左心室排血量减少或左心房排血受阻，引起肺静脉及肺毛细血管等压力急剧升高，当毛细血管压力超过血浆胶体渗透压时，液体即从毛细血管渗入到肺间质、肺泡，甚至气道内，引起肺水肿。

二、临床表现

起病急骤，以急性肺水肿为主要表现。典型发作为突然、严重的呼吸困难，呼吸可达 30～40 次/分，端坐呼吸，烦躁不安伴恐惧感、窒息感，面色灰白，口唇发绀，大汗淋漓，阵阵咳嗽，常咳出泡沫样痰，严重者可从口腔和鼻腔内涌出大量粉红色泡沫样痰。发病开始可有一过性血压升高，病情如不缓解，血压可持续下降直至休克。听诊：两肺满布湿性啰音和哮鸣音，心率快，心尖部第一心音减弱，可闻及室性奔马律，肺动脉瓣第二心音亢进。极重者可因脑缺氧而致神志模糊，甚至昏迷，最终可因休克或窒息而死亡。

三、诊断和鉴别诊断

有引起急性左心衰竭的病因，并有急性左心衰竭的典型症状和体征即可诊断。但应注意与支气管哮喘和非心源性肺水肿等鉴别。

四、治疗

急性左心衰竭是内科急症之一，严重威胁患者生命，治疗必需早期、及时、速效。

（1）患者取坐位或半卧位，两下肢下垂，以减少静脉回流。

（2）高流量吸氧。一般患者可使用鼻导管 8 L/min 或面罩 5～6 L/min 吸氧。对病情严重的患者应采取面罩呼吸机持续加压给氧，使肺泡内压增高，这样既可使气体交换加强，又可对抗组织液向肺泡内渗透。

在吸氧时可用 50% 乙醇置于氧气的湿化瓶内，以消除肺泡内的泡沫，增加气体交换面积。如患者不能耐受，可降低乙醇浓度或间断给予。

（3）吗啡 3～5 mg 缓慢静脉注射或 5～10 mg 皮下注射，必要时每间隔 15 分钟重复一次，共 2～3 次。老年患者静脉注射每次不宜超过 3 mg。其具有镇静、减少肺牵张反射和舒张小血管的功能，可减少躁动时对心脏造成的额外负担和静脉回流，缓解呼吸困难。

（4）快速利尿。呋塞米 20～40 mg 静脉注射，2 分钟内推完，10 分钟左右起效，持续 3～4 小时，4 小时后可重复使用，其利尿和扩血管作用有利于缓解肺水肿。

（5）血管扩张剂。

1）硝普钠静脉注射后 2～5 分钟起效。起始剂量 15～20 μg/min 静脉滴注，每 5 分钟增加 5～10 μg/min，直至症状缓解或收缩压维持在 100 μmHg 左右，原有高血压者收缩压降低不得超过 80 mmHg，维持量 50～100 μg/min。其代谢物含氰化物。硝普钠对光敏感，溶液稳定性较差，应现用现配，避光静脉滴注。其为动静脉血管扩张剂，可减轻心脏的前、后负荷。

2）硝酸甘油起始剂量 10 μg/min 静脉点滴，每 10 分钟增加 5～10 μg/min，以血压达到上述水平为度，维持量 50～100 μg/min。本药个体差异很大，用量应根据具体情况而定。其可扩张小静脉，降低心脏前负荷。

3）酚妥拉明起始剂量 0.1 μg/min 静脉点滴，每 5 分钟增加 0.1～0.5 μg/min，最大可增至 1.5～2.0 μg/min，监测血压同前。其为 α 受体阻滞剂，扩张小动脉为主，可减轻心脏后负荷。

（6）洋地黄类药物。快速心房颤动且有心室扩大者最适合。急性心肌梗死，24 小时内不宜使用，但如梗死前已有心室扩大合并快速心房颤动者可慎重使用。单纯二尖瓣狭窄且为窦性心律者不宜使用，但合并快速心房颤动时也可使用。对两周内未用过洋地黄者，首剂可给毛花苷 C 0.4 ～ 0.8 mg，2 小时后可酌情再给 0.2 ～ 0.4 mg。

（7）氨茶碱 0.25 g 加 5% 葡萄糖注射液缓慢静脉注射，可解除支气管痉挛，并有一定的正性肌力和利尿作用。

急性左心衰竭缓解后，还应针对诱因和基本病因进行治疗。

第四节 慢性心力衰竭

慢性心力衰竭（CHF）是指持续存在的心力衰竭状态，包括稳定、恶化或失代偿。治疗心力衰竭的目标不仅是改善症状、提高生活质量，而且针对心肌重构的机制，延缓和防止心肌重构的发展，降低心力衰竭的住院率和死亡率。

一、病因

1. 基本病因

几乎所有类型的心脏、大血管疾病均可引起心力衰竭。从病理生理的角度来看，心力衰竭的病因大致可分为由原发性心肌损害及由于长期容量和（或）压力负荷过重，导致心肌功能由代偿最终发展为失代偿。

（1）原发性心肌损害。

1）缺血性心肌损害：冠心病心肌缺血、心肌梗死是引起心力衰竭最常见的原因之一。

2）心肌疾病：各种类型的心肌炎和心肌病均可引起，以病毒性心肌炎和扩张型心肌病最为常见。

3）心肌代谢障碍性疾病：维生素 B_1 缺乏病、心肌淀粉样变性和血色病等也可引起，以糖尿病心肌病最为常见。

（2）心脏负荷过重。

1）心脏后负荷（压力负荷）过重。

①左心室后负荷过重见于高血压、主动脉瓣狭窄、梗阻性肥厚型心肌病等。②右心室后负荷过重见于肺动脉瓣狭窄、肺动脉高压等。

2）心脏前负荷（容量负荷）过重。

①左心室前负荷过重见于二尖瓣关闭不全、主动脉瓣关闭不全等。②右心室前负荷过重见于三尖瓣关闭不全、左—右分流或动静脉分流性先天性心血管病，如房间隔缺损、室间隔缺损、动脉导管未闭等。此外，伴有全身血容量增多或循环血容量增多的疾病，如慢性贫血、甲状腺功能亢进等。

2. 诱因

有基础心脏病的患者，往往由以下因素诱发心力衰竭。

（1）感染：最多见，特别是肺部感染。

（2）体力负荷过重或情绪激动。

（3）钠盐摄入过多。

（4）严重快速或缓慢型心律失常。

（5）妊娠和分娩。

（6）心肌抑制药物的使用，如β受体阻滞剂、奎尼丁、维拉帕米等。

（7）严重电解质紊乱：如低钾血症、低钙血症、低镁血症等。

二、临床表现

左心衰竭较为常见，单纯右心衰竭较少见。左心衰竭后继发右心衰竭而致全心力衰竭者，由于严重广泛心肌病变同时波及左、右心而发生全心力衰竭者更为多见。

1. 左心衰竭主要表现是由肺循环瘀血及脑、肾等重要脏器供血不足所致。

（1）症状。

1）呼吸困难是左心衰竭最主要的症状，表现形式如下。

劳力性呼吸困难：是左心衰竭最早出现的症状。最初仅发生在重体力活动时，休息后可缓解，随着病情进展，在轻体力活动时，甚至在休息状态下也出现呼吸困难。发生机制是运动使回心血量增加，左房压力升高，加重了肺瘀血。

夜间阵发性呼吸困难：又称心源性哮喘，是左心衰竭早期的典型表现。多发生在夜间熟睡1～2小时后，因胸闷、气急而突然惊醒，被迫坐起，呼吸深快，可伴阵咳、哮鸣性呼吸音或泡沫样痰。轻者，采取坐位后10分钟至1小时呼吸困难自行缓解，又能平卧入睡，次日白天可无不适感觉。严重者可持续发作，阵阵咳嗽，咳粉红色泡沫样痰，甚至发展为急性肺水肿。其机制如下：①平卧时静脉回心血量增多，加重了肺瘀血。同时平卧后体静脉压降低，周围皮下水肿液减少，循环血容量增多，加重了心脏负担。②睡眠时迷走神经兴奋性增高，冠状动脉收缩，心肌血供相对减少。同时小支气管平滑肌收缩，肺通气减少，加重了心肌缺氧。③平卧时膈肌升高，肺活量减少。

端坐呼吸：肺瘀血达到一定程度时，患者因呼吸困难不能平卧而被迫高枕位、半卧或坐位，可减轻呼吸困难。重者即使端坐床边，两腿下垂，上身前倾，两手紧握床边，仍不能缓解呼吸困难。其机制为：因端坐位，上半身的血液由于重力作用部分（可达15%）转移至腹腔及下肢，使回心血量减少，减轻肺瘀血。同时端坐位横膈下降，肺活量较平卧位增加。

急性肺水肿：是左心衰竭最严重的表现，详见急性左心衰竭。

2）咳嗽、咳痰和咯血：咳嗽、咳痰是肺泡和支气管黏膜瘀血所致，多在体力活动或夜间平卧时出现或加重，咳白色浆液性泡沫痰，有时痰中带血丝，如长期慢性肺瘀血可在肺循环和支气管血液循环之间形成侧支循环，支气管黏膜下血管扩张，一旦破裂可引起大咯血，多见于风湿性心脏病二尖瓣狭窄及左—右分流的先天性心脏病。

3）乏力、疲倦、头晕、心悸：因心排血量减少，组织灌注不足及代偿性心率增快所致。

4）少尿及肾功能损害：严重左心衰竭时，血流再分配，肾血流减少，患者出现少尿，长期慢性肾血流量减少，则出现血尿素氮、肌酐升高，并可有肾功能不全的相应症状。

（2）体征。

1）肺部湿性啰音：肺瘀血致毛细血管压升高，当其大于胶体渗透压时，液体可渗出至肺泡而出现湿性啰音。随着病情加重，肺部啰音可从局限于肺底直至全肺，可伴哮鸣音。湿性啰音往往先出现于右侧，如为侧卧位，则先发生在下垂一侧。

2）心脏体征：除基础心脏病的体征外，左室增大，常有心尖搏动向左下移位，心率增快，肺动脉瓣区第二心音亢进，心尖部可闻及舒张期奔马律。左室扩大可形成相对二尖瓣关闭不全，在心尖部可闻及收缩期杂音。

3）交替脉：脉搏强弱交替，轻者仅在测血压时发现。

4）其他可有中央型发绀。少数患者有胸腔积液，多见于右侧，胸腔积液蛋白含量高。

2. 右心衰竭

由体静脉系统瘀血，静脉压升高所致。

（1）症状。

1）消化道症状：腹胀、食欲缺乏常见，偶有恶心、呕吐等，系胃肠及肝脏瘀血所致。服用洋地黄者应与洋地黄中毒的消化道症状鉴别。

2）泌尿系症状：肾脏瘀血可引起尿少、夜尿多等。

3）劳力性呼吸困难：继发于左心衰竭者呼吸困难明显，单纯右心衰竭者也可出现劳力性呼吸困难，但仍可平卧。其原因主要是心排出量下降，机体缺氧。

4）乏力、疲倦、头昏、心悸等：主要由心排血量减少、组织器官灌注不足及代偿性心率加快引起。

（2）体征。

1）颈静脉征：颈静脉搏动增强、充盈或怒张是右心衰竭的主要体征，而且出现较早；颈静脉反流征阳性则更具特征性。其机制是体循环静脉压增高。

2）肝大和压痛：在剑突下，右肋缘下均可触及，常伴有压痛，质地中等，系肝脏瘀血所致。持续慢性右心衰竭可致心源性肝硬化，此时压痛不明显，质硬缘锐，心力衰竭纠正后缩小不明显，伴脾大少见。晚期可出现黄疸、肝功能受损及大量腹水。

3）水肿：体静脉压力升高使皮肤等处组织出现水肿，其特征为下垂性，对称性，指压凹陷性水肿。非卧床患者以脚踝内侧和胫前较明显，仰卧位者腰骶部水肿，侧卧位者侧卧部位水肿显著，病情严重者可发展为全身性水肿。

4）胸腔积液、腹水和心包积液：胸腔积液双侧多见，如为单侧或右侧多见，这是由于右肺平均静脉压较左肺高、右肺的容量较左肺大、右肺的表面渗出面积也较左肺大。胸腔积液为漏出液，含蛋白量较高，为 20 ～ 30 g/L，细胞数正常。腹水出现在晚期，常顽固且显著，多为漏出液。少量心包积液也较常见。

5）心脏体征。

①基础心脏病的体征。②右心衰竭的体征：心率增快，右室舒张期奔马律。右心扩大，三尖瓣相对关闭不全反流性杂音，该杂音有时含乐性成分，吸气时更明显，是右心衰竭较特异性的体征，但应与感染性心内膜炎瓣膜穿孔或腱索断裂相鉴别。

6）其他：严重右心衰竭也可出现发绀，属周围性发绀。晚期还可出现营养不良、消瘦，甚至恶病质。

3. 全心力衰竭

左、右心衰竭并存，患者或以左心衰竭的临床表现为主，或以右心衰竭的临床表现为主。左心衰竭继发右心衰竭时，由于右心排血量减少可使呼吸困难等肺瘀血的临床表现减轻或不明显。全心力衰竭常见于原发性扩张型心肌病、急性弥散性心肌炎、各种心脏病心力衰竭的晚期。

三、实验室及实验室检查

1. 肘静脉压测定

肘静脉压＞ 14 cmH$_2$O（1 cmH$_2$O=98 kPa），压迫肝脏 0.5 ～ 1 分钟后上升 1 ～ 2 cmH$_2$O，提示右心衰竭存在。

2. X 线检查

（1）心影大小及外形：心力衰竭时心影常扩大，部分患者治疗后可恢复原来大小。心影大小及外形还可为心脏病的病因提供重要线索。

（2）肺充血及肺水肿表现：典型者上肺静脉增粗较下肺静脉明显，呈鹿角样。可见 Kerley B 线，为肺野外侧水平线状影，是肺小叶间积液的表现，是慢性肺瘀血的特征性 X 线征象。肺水肿时，肺门呈蝴蝶状阴影，肺野可见大片融合的模糊、毛玻璃样阴影。

3. 超声心动图

（1）比 X 线更准确地提供心脏病的病因及心脏大小、瓣膜结构和功能、室壁运动情况等。

（2）测定心脏功能。

1）收缩功能以收缩末和舒张末的容量差计算射血分数（EF 值）。正常值＞ 50%，运动时至少增加 5%。

2）舒张功能超声多普勒是临床上最实用的判断舒张功能的方法。舒张早期心室充盈形成 E 峰，舒张晚期心房收缩形成 A 峰，正常 E 峰＞ A 峰，E/A ＞ 1.2。当舒张功能下降，E 峰下降，A 峰升高，E/A 比值降低。如舒张功能下降是继发于收缩功能下降，随着收缩功能恶化，E/A 比值可假性正常化，最后 A 峰极小甚至消失。

4. 放射性核素检查

利用放射性核素 ^{99m}TC 结合在红细胞上，通过单光子发射计算机断层（SPECT）技术，可测定左、右心室收缩末期和舒张末期容积，据此可计算 EF 和每搏输出量（SV）等容量指标。同时通过记录放射活性—时间曲线，计算左室舒张期最大充盈速率，以反映心室舒张功能。

5. 心—肺吸氧运动试验

本试验仅适用于慢性稳定型心力衰竭患者。运动时机体耗氧量增加，心排血量相应增加。耗氧量是动—静脉氧差与心排血量的乘积，当心排血量不能相应增加时，组织就会从流经的血液中摄取更多的氧，以满足机体代谢的需要，结果使动—静脉氧差增大。若仍不能满足，则出现无氧代谢，使血中乳酸增加，呼气中 CO 含量增加。运动量继续增加，耗氧量不再增加，此时的耗氧量为最大耗氧量，表明心排血量已不能按需继续增加。

6．有创血流动力学检查

（1）漂浮导管（Swan-Ganz 导管）检查可测量心排血量（CO）、心脏指数（CI）、肺毛细血管嵌压（PCWP）、肺动脉压、右室压、右房压及各压力曲线。常用正常值如下。① CI：2.6 ～ 4 L/（mm^2），当＜ 2.2 L/（mm^2）即出现低排血量症状。② PCWP：6 ～ 12 mmHg，当在 18 ～ 20 mmHg 时为轻度肺瘀血；21 ～ 25 mmHg 为中度肺瘀血；26 ～ 30 mmHg 为重度肺瘀血；＞ 30 mmHg 为急性肺水肿。

（2）左心导管可测左室压和主动脉压及其压力曲线左室造影可测左室舒张末容积和收缩末容积，并据此计算出 EF、CO、CI、SV 等。

四、诊断和鉴别诊断

1．诊断

首先应有明确的器质性心脏病的诊断，而后再根据病因、病史、临床表现及实验室检查对心力衰竭作出诊断。

2．鉴别诊断

（1）支气管哮喘：左心衰竭时出现夜间阵发性呼吸困难，称为心源性哮喘。应与支气管哮喘鉴别。前者多见于老年人，有高血压、冠心病或慢性心脏瓣膜病史；后者多见于青少年，有过敏史。前者发作时必须坐起，重者肺部有干湿性啰音，甚至咳粉红色泡沫样痰；后者发作时呈呼气性呼吸困难，两肺满布哮鸣音，咳出白色黏痰后呼吸困难常可缓解。

（2）心包积液、缩窄性心包炎：由于腔静脉回流受阻也可引起肝大、下肢水肿等，应与慢性右心衰竭鉴别。根据病史、心脏及周围血管体征可鉴别，超声心动图检查可确诊。

（3）肝硬化：当有腹水伴下肢水肿时应与慢性右心衰竭鉴别，非心源性肝硬化一般无基础心脏病体征，更不会出现颈静脉怒张等上腔静脉回流受阻的体征。

五、治疗

1．病因治疗

（1）基本病因治疗：病因若能彻底治疗，心力衰竭可望解除，心功能甚至可完全恢复。因此，基本病因一定要早期治疗，否则，进入晚期阶段，则会失去治疗机会。如高血压病的降压治疗、冠心病的介入治疗和手术治疗、心脏瓣膜病的换瓣手术治疗等。

（2）消除诱因：是预防心力衰竭的关键。如感染者抗感染；心律失常者抗心律失常；纠正水电解质、酸碱平衡紊乱等，均应一一针对性治疗。

2．一般治疗

（1）休息：控制体力活动，避免精神刺激，降低心脏的负荷，有利于心功能的恢复。但长期卧床休息易致静脉血栓形成甚至肺栓塞，因此根据病情轻重，鼓励患者做动态运动，从床边小坐开始逐步增加症状限制性有氧运动，如散步等。

（2）限盐：限氯化钠摄入在 5 g/d 以下；病情严重者在 1 g/d（含钠 400 mg）以下；若用利尿剂引起大量利尿时，钠盐限制不宜过严，以免发生低钠血症。

3．药物治疗

（1）利尿剂的应用：是治疗心力衰竭最常用的药物。通过排钠排水，减轻心脏的容量负荷，对缓解瘀血症状、减轻水肿十分有效。对慢性心力衰竭患者原则上利尿剂应长期维持，水肿消失后，以最小剂量无限期使用。但不能以利尿剂做单一治疗。

（2）血管紧张素转换酶抑制剂（ACEI）的应用。

1）抑制肾素血管紧张素系统（RAS）：ACEI 对循环 RAS 的抑制可使血管扩张，同时还有抑制交感神经兴奋性的作用。更重要的是对心脏组织中 RAS 的抑制，可改善和延缓心室重塑。

2）抑制缓激肽的降解可使具有扩血管作用的前列腺素生成增多，同时也有抗组织增生的作用。近年来国外大规模临床试验证明，ACEI 可明显改善远期预后，降低死亡率。

ACEI 目前种类很多，常用制剂：卡托普利最早用于临床，12.5～25 mg，1～3 次 / 天。贝那普利半衰期长并有 1/3 经肝脏排泄，适用于早期肾功能受损者，5～10 mg，1 次 / 天。培哚普利半衰期也长，2～4 mg，1 次 / 天。对重症心力衰竭，在其他治疗配合下从小剂量开始逐渐加量，至慢性期长期维持终身用药。临床上无尿性肾衰竭，妊娠期妇女及 ACEI 过敏者禁用本类药物。双侧肾动脉狭窄，血肌酐＞225 mmol/L，高钾血症及低血压者不宜应用本类药物。2%～8% 的患者咳嗽，如干咳不能耐受可改用血管紧张素 II 受体阻滞剂，如氯沙坦、缬沙坦等。

（3）正性肌力药。

1）洋地黄类药物：1997 年结束的大系列前瞻性 DIG 研究结果表明，洋地黄不减少也不增加心力衰竭患者死亡率，但可明显改善患者的生活质量，故仍是目前治疗心力衰竭的主要药物。

药理作用如下。①正性肌力作用：通过抑制心肌细胞膜上的 Na^+-K^+-ATP 酶，使细胞内 Na^+ 浓度增高，K^+ 浓度降低，经 Na^+-Ca^{2+} 交换，使细胞内 Ca^{2+} 浓度增高而使心肌收缩力增强。而细胞内 K^+ 浓度降低，易致洋地黄中毒。②负性频率作用：通过直接或间接兴奋迷走神经抑制心脏的传导系统，使心率减慢。长期应用地高辛，即使较小剂量也可对抗心力衰竭时交感神经兴奋的不利影响。

适应证适用于中、重度心力衰竭患者，心脏扩大或伴快速心房颤动者疗效更佳。

禁忌证：①洋地黄中毒。②预激综合征伴心房颤动。③II 度或 II 度以上房室传导阻滞。④病态窦房结综合征。⑤单纯舒张性心力衰竭。⑥肥厚性梗阻型心肌病。⑦窦性心律的单纯二尖瓣狭窄无右心衰竭者。⑧急性心肌梗死，心脏不大且无心房颤动或心梗前已用过洋地黄，在 24 小时内不宜使用。

洋地黄制剂及剂量如下。①地高辛：口服后 2～3 小时血浓度达高峰，4～8 小时获最大效应。85% 经肾脏排出，10%～15% 由肝胆系统排至肠道。半衰期为 1.6 天，连续口服相同剂量 7 天后血浆浓度可达有效稳态，纠正了过去洋地黄制剂必须应用负荷剂量才能达到有效浓度的错误观点。本制剂适用于中度心力衰竭，维持治疗量 0.25 mg，1 次 / 天。70 岁以上或肾功能不良者宜减量。②毛花苷 C：静脉注射后 10 分钟起效，1～2 小时达高峰。用法：0.2～0.4 mg，稀释后静脉注射，必要时每隔 2～4 小时再给 0.2～0.4 mg，24 小时总量为 0.8～1.2 mg。适用于急性心力衰竭或慢性心力衰竭加重时，特别适用于心力衰竭伴快速心房颤动者。③毒毛花苷 K：静脉注射后 5 分钟起作用，0.5～1 小时达高峰，每次用量 0.25 mg，24 小时总量 0.5～0.75 mg，用于急性心力衰竭。

洋地黄中毒及处理如下。①易致洋地黄中毒的因素：极度心脏扩大，心肌缺血、缺氧；水电解质、酸碱平衡紊乱，尤其是低钾血症；药物相互作用，如胺碘酮、维拉帕米、阿司匹林、华法林等。②中毒表现：心脏表现主要是心律失常和心力衰竭加重。快速心律失常几乎均可发生，最常见的是室性期前收缩，多表现为二联律；最严重的是心室扑动、心室颤动；最具特征性的是快速房性心律失常伴传导阻滞。胃肠道表现主要是恶心、呕吐。神经系统表现有视力模糊、倦怠、黄视、绿视等。③中毒处理：停用洋地黄；快速心律失常者补钾，应用利多卡因或苯妥英钠；缓慢心律失常者以阿托品 0.5～1 mg 静脉或皮下注射。

2）非洋地黄类正性肌力药：肾上腺素能受体兴奋剂兴奋 β 受体，经 G 蛋白—腺苷环化酶使 cAMP 生成增多，后者作用于肌浆网和线粒体使 Ca^{2+} 释放增多，心肌收缩力增强，使慢性心力衰竭加重期的临床症状改善。本制剂只能短期应用，起到帮助患者渡过难关的作用。

①多巴酚丁胺：可兴奋 $β_1$、$β_2$ 受体，但主要是 $β_1$ 受体。静脉注射 15 分钟起作用，半衰期为 2～3 分钟。小剂量 2.5～1.5 μg（kg·min），增加心肌收缩力，但心率增快和血管收缩作用轻。大剂量＞10 μg/（kg·min），可出现心率增快或室性心律失常。常用剂量为 2～5 μg/（kg·min），可起到正性肌力作用。②多巴胺：小剂量 2～5 μg/（kg·min），主要兴奋 β 受体，心肌收缩力增强，肾动脉扩张，心率加快不明显。大剂量＞10 μg/（kg·min），以兴奋 α 受体为主，周围血管阻力增加，故一般应用小剂量。常用剂量为 20～40 mg，加入 5% 葡萄糖注射液 200 mL 中，以 2～4 μg/（kg·min）的剂量静脉点滴。

3）磷酸二酯酶抑制剂：抑制磷酸二酯酶活性，使细胞内的 cAMP 降解受阻，cAMP 浓度升高，使 Ca^{2+} 通道激活，Ca^{2+} 内流增加，心肌收缩力增强。本制剂短期应用对改善心力衰竭症状是肯定的，但长期使用，其死亡率较不用更高。因此，仅限于重症心力衰竭时短期应用。①氨双β比酮（氨力农）静脉给药 3～5 分钟起效，最大作用开始于注射后 2～15 分钟，半衰期为 5～10 分钟。负荷量为 0.75 μg/kg，稀释后缓慢静脉注射，再以 5～10 μg/（kg·min）静脉滴注，每日总量 100 mg。②甲氰β比酮（米力农）强心作用是氨力农的 10～20 倍。用法：0.5～0.75 mg/kg，稀释后静脉注射，继以 0.5 μg/（kg·min）静脉滴注 4 小时，1 次/天。本制剂可与多巴酚丁胺、洋地黄、血管扩张剂或利尿剂伍用，均可增加治疗心力衰竭的效应。

（4）β 受体阻滞剂：传统的观念认为，β 受体阻滞剂因其负性肌力作用而禁用于心力衰竭，但现代观点认为其治疗心力衰竭疗效肯定。20 世纪 80 年代以来，一些较大规模的临床试验（如 MERIT-HF 等）证明其可提高心力衰竭患者的运动耐量，降低住院率和死亡率。

机制是抗交感神经系统活性，改善心脏重构，保护心肌细胞。此外，卡维地洛尚有扩血管和抗氧化的作用。对于高血压、冠心病、原发性扩张型心肌病等原因引起的慢性心力衰竭疗效肯定，但对于心脏瓣膜病、先天性心脏病等以血流动力紊乱为始因的心力衰竭临床资料较少，应用时应谨慎。

由于 β 受体阻滞剂确实具有负性肌力作用，临床应用待心力衰竭情况稳定后，从小剂量开始，美托洛尔 12.5 mg/d，比索洛尔 1.25 mg/d，卡维地洛 3.125 mg，2 次/天，逐渐增加剂量、适量长期维持，症状改善常在用药后 2 ～ 3 个月才出现。禁忌证：支气管痉挛性疾病、心动过缓，二度或二度以上房室传导阻滞等。

（5）醛固酮阻滞剂的应用：在心力衰竭治疗中，螺内酯等醛固酮阻滞剂作为保钾利尿剂药的应用已有较长的历史。近年来的大样本临床研究证明，小剂量（亚利尿剂量，20 mg，1 ～ 2 次 / 天）的螺内酯便能阻断醛固酮效应，对抑制心血管的重构，改善慢性心力衰竭的远期预后有很好的作用。

（6）肼苯达嗪和硝酸异山梨酯的应用：肼苯达嗪扩张小动脉，硝酸异山梨酯扩张小静脉。20 世纪 70 年代以后，各种扩血管药曾广泛用于治疗心力衰竭。80 年代末以来，应用 ACEI 治疗心力衰竭，除了其扩血管效应外，尚能调节心力衰竭的代偿机制，改善心室重构，降低死亡率，已取代了扩血管药在心力衰竭治疗中的地位。

对于慢性心力衰竭已不主张常规应用肼苯达嗪和硝酸异山梨酯，更不能用以替代 ACEI。仅对于不能耐受 ACEI 的患者可考虑应用。至于钙通道阻滞剂，一般不宜用于心力衰竭。

对于那些依赖左心室充盈压升高来维持心排血量的阻塞性心脏瓣膜病，如二尖瓣狭窄、主动脉瓣狭窄和左室流出道梗阻的患者不宜应用强效血管扩张剂。

慢性收缩性心力衰竭治疗按心功能 NYHA 分级。Ⅰ级：控制危险因素、ACEI。Ⅱ级：ACEI、利尿剂、β 受体阻滞剂、用或不用地高辛。Ⅲ级：ACEI、利尿剂、β 受体阻滞剂、地高辛。Ⅳ级：ACEI、利尿剂、地高辛、醛固酮受体阻滞剂，病情稳定后慎用 β 受体阻滞剂。

4. 舒张性心力衰竭的治疗

舒张性心力衰竭是由于心室舒张不良使左室舒张末压（LVEDP）升高而致肺瘀血，多见于高血压、冠心病和肥厚型心肌病。但这类患者也可能同时存在收缩功能不全而使 LVEDP 增高，超声检查能明确诊断。如果检查 LVEDP 增高而心室不大，EF 值正常，则表明以舒张功能不全为主。

治疗主要措施如下。

（1）β 受体阻滞剂：改善心肌顺应性使心室容量—压力曲线下移，舒张功能改善。

（2）钙通道阻滞剂：降低心肌细胞内钙浓度，改善心肌主动舒张功能。

（3）ACEI：有效控制高血压，改善小血管和心肌重构，利于舒张功能改善，最适用于高血压性心脏病和冠心病。

（4）纠正心律失常：尽量维持窦性心律，保证房室顺序传导，保证心室舒张期充分的容量。

（5）肺瘀血症状明显者，可适量应用静脉扩张剂或利尿剂，降低心脏前负荷，但不宜过度，以免使心排血量下降。

（6）无收缩功能障碍者，禁用正性肌力药物。

5. 难治性心力衰竭（顽固性心力衰竭）的治疗

指经正规抗心力衰竭治疗无效，甚至恶化，但尚未进入终末期而不能逆转者。这类心力衰竭多存在需手术治疗的血流动力等障碍，如严重二尖瓣狭窄、急性腱索断裂、乳头肌断裂等；或存在加重心力衰竭的诱因，如风湿活动、不典型感染性心内膜病、贫血、甲状腺功能亢进、电解质紊乱或反复多发小面积肺栓塞等，应认真寻找，纠正后一般心力衰竭可获得改善。此外，还应严格检查治疗方案的落实情况及是否恰当，特别是洋地黄、利尿剂、β受体阻滞剂和 ACEI 等应用的剂型、剂量是否合适并及时调整，必要时可加用多巴胺类药物，对高度顽固性水肿也可试用血液超滤。

6. 终末期心力衰竭（不可逆心力衰竭）的治疗

指心肌损伤已到终末阶段且无法逆转。患者多表现心脏巨大，心胸比率大于 0.65，高度水肿、胸腔积液、腹腔积液甚至心包积液，动脉血压偏低，心率相对固定，顽固性低钠血症、肾前性肾衰竭等。药物治疗无效，唯一的治疗方法是心脏移植，5 年存活率可达 75% 以上，但限于我国目前的条件，尚无法普遍开展。

第二章 呼吸系统疾病

第一节 概述

2006年，我国部分城市和农村人口主要死因调查结果表明，呼吸系统疾病死亡率在农村居于第三位，在城市仅次于心脑血管疾病和恶性肿瘤，居第四位。2000年第四次结核病流行病学调查结果显示，活动性肺结核患病率为367/10万，我国仍属世界高流行地区。支气管哮喘近年呈现增高趋势，肺癌年递增发病率居各种恶性肿瘤首位。呼吸系统疾病不仅发病率高，而且许多疾病呈慢性病程。肺功能逐渐损害，最终使患者致残甚至危及生命。可见，呼吸系统疾病对人类健康危害依然严重。因此，学习和研究呼吸系统疾病的发生发展和防治极为重要。

一、呼吸系统结构与功能特点

呼吸系统分为呼吸道和肺。呼吸道分为上、下呼吸道。从鼻腔开始到环状软骨称为上呼吸道，有湿化、净化空气等作用；环状软骨以下的气管和支气管为下呼吸道，是气体的传导通道。呼吸性细支气管以下直到肺泡，为气体交换场所。

肺有双重血液供应。即肺循环的动静脉和体循环的支气管动静脉。肺动脉分支沿支气管伴行到达肺腺泡成为末梢动脉，在肺泡间隔成为无平滑肌的肺泡毛细血管网，进行气体交换，再经肺静脉回到左心房。肺循环有高容量、低压力、低阻力的特点。支气管动脉是气道和肺胸膜的营养血管。

二、呼吸系统疾病的病因

呼吸系统疾病的病因复杂，病种繁多，其疾病可归纳为四大类：感染性疾病、慢性阻塞性肺疾病、肿瘤和间质性肺病。

呼吸系统疾病的发病因素如下。

（一）呼吸系统感染

呼吸系统感染最为常见，包括细菌、病毒、支原体、真菌等多种病原体。其中以细菌感染最多见，支原体感染也较多见，我国肺结核患者数位居全球第二。医院内和医院外感染的病原菌有很大差异，在医院获得性肺部感染中，革兰阴性菌占优势，产内β酰胺酶（可分解内β酰胺类抗生素）细菌明显增多；医院外感染中社区获得性肺炎以肺炎链球菌和流感嗜血杆菌为主要病原菌。2003年暴发的重症急性呼吸综合征（SARS）是由SARS冠状病毒引起的一种呼吸道传染病。此外，由免疫低下或免疫缺陷引起的呼吸系统感染，如真菌、卡氏肺囊虫及非结核性杆菌感染也可见到。

（二）理化因素

理化因素包括大气污染、长期吸入职业性粉尘、有害气体、吸烟和被动吸烟等，是引起慢性阻塞性肺气肿、多种肺尘埃沉着病（尘肺）、肺癌和肺感染疾病的重要原因和诱因。

（三）变态反应和免疫因素

如支气管哮喘、过敏性肺泡炎、肺出血—肾炎综合征等均与变态反应有关；特发性肺间质纤维化、肺血管炎、某些肉芽肿疾病（如肺结节病）等均可能与自身免疫异常有关。

（四）肿瘤

病因尚未完全阐明，以原发性支气管肺癌多见；肺转移癌可源自乳腺、胃、肠、肝、泌尿生殖器官等部位的肿瘤。

此外，还有一些疾病如原发性肺动脉高压、急性间质性肺炎、肺泡蛋白沉着症等病因和发病机制尚不明确。

三、呼吸系统疾病的诊断

呼吸系统疾病种类日趋增多，表现复杂多样，有时诊断颇为困难。但只要详细询问病史，进行系统的体格检查，并结合必要的有关实验室检查，如 X 线和 CT，可大幅提高诊断的准确性。

（一）病史和症状

询问病史时，要注意了解患者的主要症状、发病诱因、病情的发展过程；了解是否从事对肺部有损害的特殊职业，如接触各种无机、有机粉尘；了解吸烟史（吸烟的时间和每日吸烟的支数）；有无过敏史；是否使用过能引起肺部病变的某些药物，如血管紧张素转换酶抑制剂可出现顽固性咳嗽、胺碘酮可引起肺纤维化等。

呼吸系统疾病的常见症状有咳嗽、咳痰、咯血、气急、喘息、胸痛等，这些症状在不同的肺部疾病中常有不同的特点。了解各症状的特点和伴随症状有助于明确诊断。如肺炎球菌肺炎常表现为急性发热、咳嗽、咳痰，伴胸痛、气急；突然发热、咳嗽和大量脓臭痰为吸入性肺脓肿的特征；支气管扩张主要症状是反复感染、反复咳多量脓痰及咯血；咳嗽、咯血伴低中度发热的青壮年患者应注意肺结核；长期应用广谱抗生素或糖皮质激素而出现咳嗽加剧、咳大量乳白色胶冻样黏丝痰，应注意有真菌感染的可能；支气管哮喘多表现为反复发作的带有哮鸣音的呼气性呼吸困难；吸气性呼吸困难常提示肿瘤或异物所致的大气道阻塞；出现刺激性咳嗽、不规则咯血、顽固性胸痛，年龄在 45 岁以上，长期大量吸烟者应警惕肺癌的可能；发热、胸痛、出现胸腔积液后胸痛缓解者多见于结核性胸膜炎；持续胸痛伴大量胸腔积液而又无发热者癌性胸膜炎可能性大；慢性阻塞性肺气肿患者突发胸痛，进行性气急，应考虑自发性气胸；原患下肢静脉炎，突发胸痛气急或伴咯血，应高度怀疑肺栓塞。由此可见，有些疾病依靠病史和症状就可作出初步诊断，因此，必须重视病史和门诊检查。

（二）体征

常见的肺部体征有肺实变征、肺气肿征、肺不张征、胸腔积液征和气胸征，分别表明肺部大片炎症、阻塞性肺气肿、肺萎陷、胸腔积液和积气。散在湿啰音和弥散性哮鸣音提示支气管炎症和支气管哮喘或喘息性支气管炎；肺部中、小水泡音常表明肺内感染，两肺底中、小湿啰音可能为左心衰竭的表现。

此外，还应注意肺外的异常表现，如支气管肺癌易出现副癌综合征，支气管扩张、肺脓肿、脓胸等病变可见杵状指（趾）。

（三）实验室检查

1. 痰液检查

包括痰的性状、痰量、痰涂片、细菌培养和细胞学等多种检查。痰涂片抗酸染色和聚合酶链反应（PCR）技术可快速诊断结核病。痰培养及药敏试验可确定感染病原菌及选用敏感抗生素。反复痰检癌细胞是肺癌诊断的简便而有效的方法。

2. 影像学检查

X 线检查最常用，常见的有胸透和正位胸部 X 线片，酌情前弓位、侧位、斜位体层片或高电压片，由此可确定病变部位、范围和大体性质。必要时行 CT 扫描，可使被遮盖部位病灶及内部结构显示更清晰，并可引导穿刺活检。支气管造影可显示支气管扩张、狭窄和管腔阻塞。肺动脉造影用于肺动脉栓塞和肺血管病变的诊断。放射性核素扫描对肺栓塞的诊断也有重要价值。磁共振成像（MRI）对纵隔及血管病变显示清楚。B 超可用于胸腔积液、肺胸膜肿块定位引导穿刺。

3. 纤维支气管镜

可深入亚段支气管，直接窥视腔内病变，行刷检活检和肺组织活检；可行支气管肺泡灌洗，做微生物、细胞、免疫学和分子生物学等检查，尤其对中心型肺癌的诊断非常重要；还可用于肺部治疗，如钳取异物、止血、激光切除肿瘤等；此外还常用于引导经鼻气管插管术等。

4. 活组织检查

是病变定性的最确切方法，包括浅表淋巴结活检，纤维支气管镜活检，经皮穿刺肺、胸膜、纵隔活检，必要时行开胸肺活检及手术切除病灶送病理学检查。

5. 其他检查

包括一般常规化验、胸腔积液检查、肺功能测定、动脉血气分析、血清免疫学、多肽抗体、酶学检查、抗原皮肤试验、结核杆菌素试验等均有助于对一些肺、胸疾病的诊断和判断疗效。

四、进展和展望

随着分子生物学、免疫学、遗传学、影像学等学科的快速发展，对呼吸系统疾病的诊断都有很大提高。

分子生物技术的发展为呼吸系统疾病的治疗提供了广阔的前景，采用 PCR 技术诊断肺结核、军团菌肺炎、支原体肺炎、卡氏肺囊虫肺炎等；分子遗传学分析可确定遗传性 α_1 抗胰蛋白酶缺乏症。高分辨率螺旋 CT 和 MRI 对肺部病灶的发现及诊断有很大益处。CT 肺动脉造影是肺栓塞的主要诊断方法。肺通气功能的测定和呼吸支持技术的发展，降低了呼吸衰竭患者的死亡率。

呼吸系统疾病应注重早期防治。慢性阻塞性肺疾病、肺癌及职业性肺病应及早采取预防措施，劝阻吸烟，减少大气污染，加强自身防护，对呼吸道传染病（如肺结核、SARS）要按照《中华人民共和国传染病防治法》进行法定传染病管理。

新近出现的病种，如睡眠呼吸暂停综合征、泛细支气管炎、闭塞性细支气管、急性间质性肺炎已成为研究热点，还需多学科协作、深入研究，才有助于解决人类的共同问题。

第二节 急性支气管炎

急性支气管炎是病毒或细菌等病原体感染所致的支气管黏膜炎症。是婴幼儿时期的常见病、多发病，往往继发于上呼吸道感染，也常为肺炎的早期表现。本病多同时累及气管、支气管，故正确命名应为急性气管支气管炎。临床以咳嗽伴（或不伴）支气管分泌物增多为特征。

一、病因

1. 感染

可因病毒、细菌直接感染所致，也可在病毒感染的基础上继发细菌感染。常见致病菌有流感嗜血杆菌、肺炎链球菌、链球菌、葡萄球菌等，近年来奴卡菌感染有所增加；病毒主要有腺病毒、流感病毒、呼吸道合胞病毒等。

2. 理化因素

过冷空气、粉尘、刺激性气体或烟雾（如二氧化硫、二氧化氮、氨气、氯气等）的吸入，对支气管黏膜急性刺激等也可引起。

3. 过敏反应

吸入花粉、有机粉尘、真菌孢子等过敏原，或对感染的细菌蛋白质过敏等，均可损伤支气管黏膜而引起过敏性炎症反应。

二、临床表现

急性感染性支气管炎往往先有急性上呼吸道感染的症状：鼻塞、不适、寒战、低热、背部和肌肉疼痛以及咽喉痛。剧烈咳嗽通常是支气管炎出现的信号。开始时干咳无痰，但几小时或几天后出现少量黏痰，稍后出现较多的黏液或黏液脓性痰。明显的脓痰提示多重细菌感染。有些患者有烧灼样胸骨后痛，咳嗽时加重。无并发症的严重病例发热 $38 \sim 38.8℃$，可持续 $3 \sim 5$ 天。随后急性症状消失（尽管咳嗽可继续数周）。持续发热提示合并肺炎。可发生继发于气道阻塞的呼吸困难。

无并发症的急性支气管炎几乎无肺部体征。可能闻及散在的高音调或低音调干啰音，偶然在肺底部闻及捻发音或湿啰音。尤其在咳嗽后，常可闻及哮鸣音，持续存在的胸部局部体征提示支气管肺炎的发生。故而有人认为，急性支气管炎可以称为"短暂的哮喘"而不是"肺部感染"。

严重并发症通常仅见于有基础慢性呼吸道疾病的患者。这些患者的急性支气管炎可致严重的血气异常（急性呼吸衰竭）。

三、实验室检查

血常规白细胞计数和分类多无明显改变。存在细菌感染时，白细胞总数及中性粒细胞增高。痰培养可发现致病菌。胸部 X 线片检查大多正常或仅有肺纹理增粗。

四、诊断和鉴别诊断

1. 诊断

根据病史、咳嗽和咳痰等呼吸道症状及两肺散在干、湿性啰音等体征，结合血常规和胸部 X 线片检查，可作出临床诊断，进行病毒和细菌检查可确定病因。

2. 鉴别诊断

本病需与以下疾病相鉴别。

（1）流行性感冒：起病急骤，发热较高，全身中毒症状如全身酸痛、头痛、乏力等明显。常有流行病史，病毒分离和血清学检查可供鉴别。

（2）急性上呼吸道感染：鼻咽部症状明显，一般无咳嗽、咳痰，肺部无异常体征。

（3）其他：支气管肺炎、肺结核、肺癌等肺部疾病，可伴有急性支气管炎的症状，需详细检查，以免误诊。

五、治疗

1. 一般治疗

适当休息、注意保暖、多饮水、摄入足够的热量，防止冷空气、粉尘或刺激性气体的吸入等。

2. 对症治疗

主要包括祛痰、止咳、解痉。对干咳患者，可选用喷托维林或可待因等；对有痰不易咳出的患者，可选用复方氯化铵合剂、溴己新等，可用雾化吸入帮助祛痰，也可选用止咳祛痰中成药；对发热显著者可给予解热镇痛剂。

3. 抗感染治疗

根据致病微生物的种类及药敏试验选择有效的抗生素治疗。未得病原体阳性结果前，一般可选用大环内酯类（红霉素、罗红霉素、乙酰螺旋霉素等）、青霉素类（青霉素、阿莫西林等）、喹诺酮类（氧氟沙星、环丙沙星等）、头孢菌素类（第一代、第二代等）等抗生素。多数患者口服抗生素即可，症状较重者可用肌内注射或静脉滴注。

六、预防

加强耐寒锻炼，增强体质，提高机体的免疫力，积极预防感冒。清除鼻、咽、喉部位病灶防止其扩散。改善劳动环境卫生，防止空气污染，清除环境中的致病因素。

第三节 慢性支气管炎

慢性支气管炎简称慢支，是气管、支气管黏膜及其周围组织的慢性非特异性炎症。临床上以咳嗽、咳痰为主要症状，或有喘息，每年发病持续 3 个月或更长时间，连续两年或两年以上，并排除具有咳嗽、咳痰、喘息症状的其他疾病。

一、病因

本病的病因尚不完全清楚，可能是多种环境因素与机体自身因素长期相互作用的结果。

（一）吸烟

吸烟为最重要的环境发病因素，吸烟者慢性支气管炎的患病率比不吸烟者高 2～8 倍。烟草中的焦油、尼古丁和氢氰酸等化学物质具有多种损伤效应，如损伤气道上皮细胞和纤毛运动，使气道净化能力下降；促使支气管黏液腺和杯状细胞增生肥大，黏液分泌增多；刺激副交感神经而使支气管平滑肌收缩，气道阻力增加；使氧自由基产生增多，诱导中性粒细胞释放蛋白酶，破坏肺弹力纤维，诱发肺气肿形成等。

（二）职业粉尘和化学物质

接触职业粉尘及化学物质（如烟雾、变应原、工业废气及室内空气污染等）浓度过高或时间过长时，均可能促进慢性支气管炎发病。

（三）空气污染

大气中的有害气体（如二氧化硫、二氧化氮、氯气等）可损伤气道黏膜上皮，使纤毛清除功能下降，黏液分泌增加，为细菌感染增加条件。

（四）感染因素

病毒、支原体、细菌等感染是慢性支气管炎发生发展的重要原因之一。病毒感染以流感病毒、鼻病毒、腺病毒和呼吸道合胞病毒为常见。细菌感染常继发于病毒感染，常见病原体为肺炎链球菌、流感嗜血杆菌、卡他莫拉菌和葡萄球菌等。这些感染因素同样造成气管、支气管黏膜的损伤和慢性炎症。

（五）其他因素

免疫功能紊乱、气道高反应性、年龄增大等机体因素和气候等环境因素均与慢性支气管炎的发生和发展有关。如老年人肾上腺皮质功能减退，细胞免疫功能下降，溶菌酶活性降低，从而容易造成呼吸道的反复感染。寒冷空气可以刺激腺体增加黏液分泌，纤毛运动减弱，黏膜血管收缩，局部血液循环障碍，易造成继发感染。

二、临床表现

1. 症状

多缓慢起病，病程较长，主要有咳、痰、喘、炎四大症状。

（1）咳嗽：是慢性支气管炎的特征性表现，开始症状轻微，反复急性发作而加重。慢性支气管炎的咳嗽常为阵发性咳嗽，一般不影响睡眠，多在体位变动时出现，故晨起时咳嗽加重。

（2）咳痰：痰多呈白色黏液泡沫状，有时黏稠不易咳出。在急性呼吸道感染时，症状迅速加剧，痰量增多。若痰液由白色黏液性转为黄色脓性，提示继发细菌感染。痰量以夜间或清晨较多。

（3）喘息：部分患者可伴有喘息，在其病程中多有过敏史，轻者仅感气短，重者可有端坐呼吸。

（4）反复感染：慢性支气管炎病变的特点是非特异性炎症，迁延不愈或反复发作。

2. 体征

早期可无异常。急性发作时有散在的干、湿啰音，多位于两侧肺底部，咳嗽后，可减弱或消失。喘息型患者可闻及哮鸣音及呼气延长，且不易消失。

3. 临床分型和分期

（1）分型。

1）单纯型：主要表现为咳、痰。

2）喘息型：除有咳、痰外尚有喘息，并伴有哮鸣音。

（2）分期：按病情可分为三期。

1）急性发作期：指在一周内出现脓性或黏液脓性痰，痰量明显增加，或伴有发热等炎症表现，或"咳""痰""喘"等任何一项症状明显加剧。

2）慢性迁延期：指不同程度的"咳""痰""喘"症状迁延1个月以上。

3）临床缓解期：指经治疗或临床缓解，临床症状基本消失或仅偶有轻微咳嗽，少量痰液，保持2个月以上。

慢性支气管炎分型和分期的目的：可分析病因和指导治疗。单纯型的主要病因是感染，喘息型除感染外，还有过敏因素参与。急性发作期和慢性迁延期要对症治疗，而临床缓解期则重在预防。

三、实验室检查

1. 血液检查

缓解期多无异常。急性发作期或并发肺部感染时，可见白细胞计数及中性粒细胞增多。喘息型患者可有嗜酸性粒细胞增多。

2. 痰液检查

痰涂片或培养可找到肺炎链球菌、流感嗜血杆菌、甲型链球菌、奈瑟球菌等致病菌。痰涂片尚可见大量嗜中性粒细胞以及已破坏的杆状细胞，喘息型患者还可见到较多的嗜酸性粒细胞。

3. X线检查

早期可无异常。疾病后期可出现两肺纹理增粗、紊乱，呈网状或条索状、斑点状阴影，以两肺下野较显著。

4. 呼吸功能测定

早期多无异常。合并有小气道阻塞时，最大呼气流量—容量曲线在50%和25%肺容量时，流量明显降低，与第一秒用力呼气量相比更为敏感；合并有气道狭窄或有阻塞时，则出现阻塞性通气功能障碍，如第一秒用力呼气量占用力肺活量的比值减少小于70%，最大通气量减少小于预计值的80%等。最大容量—流量曲线减低更为明显。

四、诊断和鉴别诊断

1. 诊断

慢性支气管炎的诊断标准为：咳嗽、咳痰或伴喘息，每年发病持续3个月，连续两年或两年以上，并排除其他心、肺疾患（如肺结核、肺尘埃沉着病、哮喘、支气管扩张、肺癌、心脏病、心力衰竭等）时，可作出慢性支气管炎的诊断。如每年发病持续不足3个月，但有明确的客观检查依据时也可诊断。

2. 鉴别诊断

（1）支气管哮喘：喘息型慢性支气管炎需与支气管哮喘相鉴别。哮喘常于幼年或青年突然起病，常有个人或家族过敏疾病史，但一般无慢性咳嗽、咳痰病史，以发作性的呼气性呼吸困难为特征，发作时两肺布满哮鸣音。缓解后可无症状；喘息型慢性支气管炎多见于中、老年，一般以咳嗽、咳痰或伴有喘息及哮鸣音为临床特征，感染控制后症状多可缓解，但肺部仍有哮鸣音。典型病例不难区别，当哮喘并发慢性支气管炎和（或）肺气肿两者难以鉴别时，可诊断为慢性阻塞性肺疾病（COPD）。

（2）肺结核：肺结核可见于任何年龄阶段，患者常有结核中毒症状（如发热、乏力、盗汗、消瘦等）或局部症状（如咯血、呼吸困难等）。X 线及痰结核杆菌检查可以鉴别。

（3）肺癌：患者年龄常在 40 岁以上，常有多年吸烟史，疾病早期多表现为刺激性干咳，也可表现为慢性咳嗽的声音性质的改变，常有反复发生或持续的痰血。X 线检查可有块状、结节状阴影或同一部位反复发生的阻塞性肺炎阴影，经有效抗生素治疗不能完全消散，此时应考虑肺癌的可能。痰脱落细胞学检查及经纤维支气管镜活检有助于鉴别。

（4）支气管扩张：具有慢性咳嗽、咳大量脓痰及反复咯血的特点。肺部以局限性湿啰音为主，且多固定于一侧下肺。X 线检查可见扩张一侧下肺纹理粗乱呈囊状、卷发状或网状阴影。支气管造影或 CT 检查可确定诊断。

五、治疗

对慢性支气管炎临床上常采取防治结合的综合措施。急性发作期和慢性迁延期患者，以控制感染、祛痰和止咳为主，伴喘息时还需有解痉平喘措施；对临床缓解期患者则宜加强锻炼，增强体质，提高机体抵抗力，以预防疾病的急性发作为重点。

1. 急性发作期的治疗

（1）控制感染是治疗的关键：根据病情严重程度、致病微生物的种类或细菌培养、药敏试验的结果选用有效抗生素。轻者口服、较重者肌内注射或静脉滴注抗生素。常用的有青霉素、红霉素或氨基糖苷类、喹诺酮类、头孢菌素类药物等。因慢性支气管炎的病程较长，故在应用抗生素时，应注意密切观察病情，在疾病缓解时应及时停药，以免长期大量应用抗生素而引起菌群失调。

（2）祛痰、止咳：常用药物有氯化铵合剂、溴己新等。对老年体弱无力咳痰或痰量较多者，应以祛痰为主，可用气雾疗法（生理盐水气雾湿化吸入或加溴己新、异丙托品，可稀释气管内的分泌物）协助排痰，以保证气道畅通，但应避免应用强镇咳剂（如可卡因等），以免引起中枢抑制及呼吸道阻塞和炎症感染的加重。

（3）解痉、平喘：对喘息型患者应给予氨茶碱、特布他林等口服或用沙丁胺醇、异丙托品等吸入或雾化吸入，解除支气管痉挛。对支气管扩张剂使用后气道仍有持续阻塞者，可试用糖皮质激素，泼尼松 20 ～ 40 mg/d。

2. 缓解期治疗

一般不需特殊治疗。应嘱患者加强锻炼，增强体质，提高免疫力。加强个人卫生，注意保暖，避免各种诱发因素的接触和吸入。

六、预防

首先要宣传实施戒烟；其次要注意保暖，避免受凉，预防感冒；同时应改善环境卫生，消除、避免烟雾、粉尘和刺激性气体对呼吸道的影响，最终达到减少急性发作、延缓病情进展、提高患者生活质量的目的。

第四节 慢性阻塞性肺气肿

慢性阻塞性肺疾病（COPD）简称慢阻肺，是以持续气流受限为特征的可以预防和治疗的疾病，其气流受限多呈进行性发展，与气道和肺组织对香烟烟雾等有害气体或有害颗粒的异常慢性炎症反应有关。肺功能检查对确定气流受限有重要意义。在吸入支气管扩张剂后，第一秒用力呼气容积（FEV_1）/用力肺活量（FVC）（FEV_1/FVC）< 0.70 表明存在持续气流受限。

慢阻肺与慢性支气管炎和肺气肿有密切关系。如前文所述，慢性支气管炎是指在除外慢性咳嗽的其他已知原因后，患者每年咳嗽、咳痰 3 个月以上，并连续两年者。肺气肿则指肺部终末细支气管远端气腔出现异常持久的扩张，并伴有肺泡壁和细支气管的破坏，而无明显的肺纤维化。当慢性支气管炎、肺气肿患者肺功能检查出现持续气流受限时，则能诊断为慢阻肺；如患者只有慢性支气管炎和（或）肺气肿，而无持续气流受限，则不能诊断为慢阻肺。

一些已知病因或具有特征病理表现的疾病也可导致持续气流受限，如支气管扩张症、肺结核纤维化病变、严重的间质性肺疾病、弥散性泛细支气管炎，以及闭塞性细支气管炎等，但均不属于慢阻肺。

慢阻肺是呼吸系统疾病中的常见病和多发病，患病率和病死率均居高不下。1992 年，在我国北部和中部地区对 102230 名农村成年人进行了调查，慢阻肺的患病率为 3%。近年来对我国 7 个地区 20 245 名成年人进行调查，结果显示，慢阻肺的患病率占 40 岁以上人群的 8.2%。因肺功能进行性减退，严重影响患者的劳动力和生活质量，因此慢阻肺造成巨大的社会和经济负担。

一、病因和发病机制

引起慢性支气管炎的各种因素均可引起阻塞性肺气肿，如感染、吸烟、大气污染、职业性粉尘和有害气体的长期吸入、过敏等，其中吸烟的影响尤为严重，肺气肿的发生机制可归纳为如下 3 个方面。

1. 小气道的不完全阻塞

支气管的慢性炎症，一方面破坏小支气管软骨，使支气管失去正常的支架作用，另外，气道内分泌物增多，使其管腔狭窄，形成不完全阻塞，吸气时气体容易进入肺泡，而呼气时由于胸膜腔内压增加使气管闭塞，致使残留肺泡的气体过多，终致肺泡过度充气、膨胀。

2. 肺组织弹性减退

肺组织慢性炎症使白细胞和巨噬细胞释放的蛋白分解酶增加，损害肺组织和肺泡壁。随着肺泡内压力的增加，使肺泡壁内的毛细血管受压，血液供应减少，肺组织营养障碍，肺泡壁弹力减退，更易造成肺气肿的发生。

3. 弹性蛋白酶及其抑制因子的失衡

人体内存在着弹性蛋白酶和弹性蛋白酶抑制因子（主要为 α_1- 抗胰蛋白酶，即 α_1-AT）。弹性蛋白酶能够分解弹性纤维，促进肺气肿发生。在正常情况下，弹性蛋白酶抑制因子可以抑制此酶的活力，使弹性蛋白酶和其抑制因子处于平衡状态，可避免肺气肿发生。若弹性蛋白酶增多或抑制因子减少，如先天性遗传可致 α_1-AT 缺乏，发生不平衡状态，即可导致肺气肿发生。

二、临床表现

1. 症状

慢性支气管炎并发肺气肿时，在原有咳嗽、咳痰等症状的基础上出现逐渐加重的呼吸困难（也可用"气短"），早期仅在劳动、上楼、登山或爬坡时发生。随着病情的进展，在平地活动时，甚至在静息时也会感到气促。当慢性支气管炎急性发作时，因支气管内分泌物的增多，进一步加重了通气障碍，可使胸闷、气促加剧，严重时，甚至可出现发绀、头痛、嗜睡、神志恍惚等呼吸衰竭的症状。

2. 体征

视诊可见桶状胸，呼吸运动减弱；触诊可有触觉语颤减弱或消失；叩诊呈过清音，心浊音界缩小或不易叩出，肝下界和肝浊音界下移；听诊呼吸音普遍减弱，呼气延长，且有心音遥远，并发感染时肺部可有湿啰音。

三、实验室检查

1. X 线检查

胸廓扩张，前后径增大，肋间隙增宽，肋骨平行，呼吸运动减弱，膈肌顶部低、平，两肺野的透亮度增加，两肺外带肺纹理纤细、稀疏和变直，而内带肺纹理则可增粗和紊乱。灶性肺气肿或肺大疱患者可见局限性透亮度增高。心脏常呈垂位型，心影狭长。

2. 呼吸功能检查

慢性支气管炎并发肺气肿时，即有通气功能障碍：第一秒用力呼气量占用力肺活量比值（$FEV_1/FVC\%$）小于 60%，最大通气量低于预计值的 80%，还有残气量及其占肺总量的百分比增加，超过 40% 说明肺过度充气，对阻塞性肺气肿的诊断有重要价值。

3. 动脉血气分析

早期可无变化，随病情加重，可依次出现动脉血氧分压（PaO_2）降低、二氧化碳分压（PaO_2）升高，并可发生代偿性呼吸性酸中毒，而致 pH 偏低。

四、诊断

根据慢性支气管炎的病史及肺气肿的临床特征、X 线表现及肺功能检查，尤其是应用支气管扩张剂后病情仍不能改善者，一般不难诊断。

五、治疗

治疗原则为积极治疗原发病，合理氧疗，改善呼吸功能。

1. 急性发作期

应根据病原菌的种类、细菌培养及药敏试验的结果选用敏感抗生素，如青霉素、环丙沙星、庆大霉素、头孢菌素类药物等；舒张支气管，可选用抗胆碱药、茶碱类、β_2 肾上腺素受体激动剂等药物。如有过敏因素存在，可适当选用糖皮质激素。

2. 呼吸功能锻炼

进行腹式呼吸，缩唇缓慢呼气训练，以促进呼吸肌的活动，提高肺活量，纠正通气/血流比例失调，提高血氧饱和度，从而改善呼吸功能。

3. 家庭氧疗

给予患者 $10 \sim 15$ h/d 的低浓度（25% $\sim$ 30%）、低流量（$1 \sim 2$ L/min）持续吸氧可显著延长其寿命，并提高其生活质量。

4. 康复治疗

应视患者动脉血氧分压及肺血流动力学的变化等制订方案，并由训练有素的物理治疗师指导治疗。可选用呼吸操、气功、太极拳、定量行走等方法进行练习。

5. 手术治疗

对灶性肺气肿或有肺大疱的患者可进行手术治疗。合适的减容手术的近期疗效目前已经得到证实。肺移植术也取得了一定的进展。

六、预防

主要是预防上呼吸道感染。注意避免吸烟和其他气道刺激物、麻醉和镇静剂、非必要的手术或所有可能加重本病的因素，解除患者常伴有的精神焦虑和忧郁。

第五节 慢性肺源性心脏病

慢性肺源性心脏病简称肺心病，是由于慢性肺组织、肺血管或胸廓病变引起的肺组织结构和功能异常，造成肺循环阻力增加，肺动脉高压，致使右心室肥大、扩张，甚至发生右心衰竭。其临床特征为在慢性支气管炎、肺气肿的基础上逐渐出现呼吸衰竭和心力衰竭。急性发作以冬、春季节多见，气候骤然变化及急性呼吸道感染是肺心病急性发作的重要诱因。

当慢性支气管炎和（或）肺气肿患者肺功能检查出现气流受限并且不能完全可逆时，称为慢性阻塞性肺疾病（COPD）。COPD 多见于老年人，是导致肺心病和呼吸衰竭最主要的病因。COPD 发展为肺心病常需 10 年以上时间，肺心病失代偿期后，患者因呼吸衰竭和（或）心力衰竭而死亡。

一、病因

老年肺心病的病因可分为 4 类。

（1）慢性支气管、肺部疾病最常见。慢性阻塞性肺病（COPD）是我国肺心病最主要的病因。其他如支气管哮喘、重症肺结核、支气管扩张、肺尘埃沉着病、间质性肺疾病等，晚期也可继发慢性肺心病。

（2）严重的胸廓畸形，如严重的脊椎后、侧凸，脊椎结核，胸廓成形术，严重的胸膜肥厚。

（3）肺血管病变如肺栓塞，特发性肺动脉高压等。

（4）其他神经肌肉疾病，如脊髓灰质炎、肌营养不良和肥胖伴肺通气不足，睡眠呼吸障碍等。

二、临床表现

本病进展缓慢，临床依据病情将其分为肺、心功能代偿期和失代偿期。

1. 肺、心功能代偿期（包括缓解期）

主要为慢阻肺的表现。慢性咳嗽、咳痰、气促，活动后心悸、呼吸困难以及活动耐力减退。体检有显著的肺气肿体征。合并感染时听诊多有干、湿性啰音。下肢轻微水肿，下午明显，次晨消失。心音遥远，但肺动脉瓣区可有第二心音亢进，提示肺动脉高压的存在。三尖瓣区出现收缩期杂音或剑突下示心脏搏动，提示右心室肥大。

2. 肺、心功能失代偿期（包括急性加重期）

本期临床主要表现以呼吸衰竭为主，部分患者可有心力衰竭。急性呼吸道感染为呼吸衰竭常见的诱因。心力衰竭以右心衰竭为主。

三、实验室检查

1. X 线检查

肺动脉高压症是诊断肺心病的重要依据。主要表现：①右下肺动脉干扩张，横径≥15 mm。②右下肺动脉干横径与气管横径之比值≥1.07。③肺动脉段显著突出或突出高度≥3 mm。④右心室肥大征。

2. 心电图检查

主要表现为右心室肥大：电轴右偏，额面平均电轴＞+90°，重度顺时针方向转位，$Rv+Sv5≥1.05$ mV，aVR 导联 R/S 或 R/Q≥1 及肺型 P 波。也可有右束支传导阻滞及低电压，为诊断肺心病的参考条件。

3. 超声心动图检查

可见右心室流出道内径≥30 mm，右心室内径≥20 mm，右心室前壁的厚度≥5 mm，左、右心室内径的比值＜2，以及右肺动脉内径或肺动脉干内径扩大。

4. 动脉血气分析

肺心功能失代偿期可出现低氧血症和（或）高碳酸血症，当 PaO_2＜60 mmHg 和（或）$PaCO_2$＞50 mmHg 时，说明有呼吸衰竭存在。

5. 血液检查

红细胞及血红蛋白可升高。合并感染时，白细胞总数及中性粒细胞数增加。

6. 其他

痰细菌学检查可指导急性加重期肺心病患者抗生素的选用。

四、诊断与鉴别诊断

1. 诊断

凡患者有慢性支气管炎、肺气肿、其他肺胸疾病或肺血管病变病史，有肺动脉高压、右心室肥大或右心功能不全表现，且排除能引起右心肥大的其他心脏疾病时便可作出诊断。

2. 鉴别诊断

（1）冠状动脉粥样硬化性心脏病（冠心病）：肺心病与冠心病均多见于中老年人，

常有两病共存现象。冠心病常有原发性高血压、高脂血症、糖尿病史等相关疾病存在，有典型的心绞痛、心肌梗死的病史，左心衰竭的发作史，且体检、X 线及心电图检查呈左心室肥大为主的征象，可以此鉴别。

（2）风湿性心瓣膜病：肺心病的相对三尖瓣关闭不全需与风湿性心脏病的三尖瓣病变相鉴别。后者常有风湿性关节炎和心肌炎的病史，其他瓣膜如二尖瓣、主动脉瓣病变常同时存在，X 线、心电图、超声心动图检查可资鉴别。

（3）扩张型心肌病：多为全心增大，无慢性呼吸道病史，无肺动脉高压表现。

五、治疗

1. 急性加重期治疗原则

控制感染，保证呼吸道通畅，改善肺、心功能。控制呼吸和心力衰竭。

（1）控制感染：积极有效地控制感染是急性加重期治疗的关键。可根据痰菌培养及药敏试验结果选择敏感的抗生素。在培养结果未出之前，可根据感染的环境（院内感染则以革兰阴性菌为主，院外感染以革兰阳性菌占多数）选用抗生素。常选用的抗生素有青霉素类、氨基糖苷类、喹诺酮类及头孢菌素类等。选用广谱抗生素时，必须注意可能继发的真菌感染。

（2）保持呼吸道通畅，改善通气，纠正缺氧及二氧化碳潴留。

（3）治疗心力衰竭：多数肺心病患者在积极控制感染、改善呼吸功能后，心力衰竭即能得到改善。部分患者较重或治疗无效时，可适当选用利尿、血管扩张药或正性肌力药，以改善症状。

1）利尿剂：原则上宜选用作用轻、小剂量的利尿剂。有减少血容量、减轻右心负荷、消除水肿的作用。应用利尿剂易出现低钾、低氯性碱中毒，尤其是对肺心病患者可使缺氧加重，痰液黏稠不易排出和血液浓缩，应注意预防。

2）血管扩张剂：血管扩张剂可减轻心脏前、后负荷，降低心肌耗氧量，增强心肌收缩力，对部分顽固心力衰竭患者有一定效果。钙通道阻滞剂、血管紧张素转换酶抑制剂、中药川芎嗪、氧化亚氮（NO）等有一定降低肺动脉压的效果。

3）正性肌力药物：肺心病患者因慢性缺氧及感染，对洋地黄类药物耐受性低，易发生心律失常。因此，与其他心脏病之心力衰竭有不同之处。

（4）控制心律失常：多数患者的心律失常在感染控制、缺氧纠正后自行消失。临床上仅对持续存在的心律失常给予抗心律失常药物治疗。

2. 缓解期

原则上采用中西医结合的综合措施（如长期家庭氧疗、呼吸锻炼等），增强患者的免疫功能，去除诱因，减少或避免急性加重期的发生，以期逐渐恢复肺、心功能。

肺心病急性加重期，缺氧和呼吸性酸中毒纠正后，肺动脉压可显著降低，部分患者甚至可恢复到正常范围，由此可知肺动脉高压形成的原因中，肺血管收缩的功能性因素较肺血管结构重建的解剖学的因素更为重要。所以，肺心病缓解期的综合治疗也十分重要。

3. 营养疗法

60% ～ 80% 的肺心病患者存在营养不良，营养疗法可增强呼吸肌肌力，改善机体免疫功能、提高抗病能力。热量供应至少为 12.54 kJ/（kg·d），蛋白质的供应为 1.0～1.5 g/（kg·d）。热量中碳水化合物成分不宜过多（一般为 60%）。

六、预防

主要是防治慢性支气管炎及阻塞性肺气肿的发生和发展。可采取如下措施。

（1）广泛宣传，应用有效的戒烟药物等倡导戒烟。

（2）改善生活、工作环境，治理大气污染，避免有害气体的吸入及各种变应原的接触，搞好粉尘作业等的防护工作。

（3）定期注射有关疫苗，提高机体免疫力，积极防治原发疾病。

（4）开展多种形式的群众性体育活动（如呼吸体操）及卫生宣教，提高人群的防病知识，增强抗病能力。

第六节 支气管哮喘

支气管哮喘简称哮喘，是由多种细胞（如嗜酸性粒细胞、肥大细胞、T 淋巴细胞、中性粒细胞、平滑肌细胞、气道上皮细胞等）和细胞组分参与的气道慢性炎症性疾病。主要特征包括气道慢性炎症，气道对多种刺激因素呈现的高反应性，广泛多变的可逆性气流受限以及随病程延长而导致的一系列气道结构的改变，即气道重构。临床表现为反复发作的喘息、气急、胸闷或咳嗽等症状，常在夜间及凌晨发作或加重，多数患者可自行缓解或经治疗后缓解。根据全球和我国哮喘防治指南提供的资料，经过长期规范化治疗和管理，80% 以上的患者可以达到哮喘的临床控制。

一、病因和发病机制

（一）病因

哮喘是一种复杂的、具有多基因遗传倾向的疾病，其发病具有家族聚集现象，亲缘关系越近，患病率越高。近年来，点阵单核苷酸多态性基因分型技术，也称全基因组关联研究（GWAS）的发展给哮喘的易感基因研究带来了革命性的突破。目前采用 GWAS 鉴定了多个哮喘易感基因位点，如 Sq12，22，23，17q12～17，9q24 等。具有哮喘易感基因的人群发病与否受环境因素的影响较大，深入研究基因—环境相互作用，将有助于揭示哮喘发病的遗传机制。

环境因素包括变应原性因素，如室内变应原（尘螨、家养宠物、蟑螂）、室外变应原（花粉、草粉）、职业性变应原（油漆、饲料、活性染料）、食物（鱼、虾、蛋类、牛奶）、药物（阿司匹林、抗生素）和非变应原性因素，如大气污染、吸烟、运动、肥胖等。

（二）发病机制

哮喘的发病机制尚未完全阐明，目前可概括为气道免疫，炎症机制、神经调节机制及其相互作用。

1. 气道免疫—炎症机制

（1）气道炎症形成机制：气道慢性炎症反应是由多种炎症细胞、炎症介质和细胞因子共同参与、相互作用的结果。

当外源性变应原通过吸入、食入或接触等途径进入机体后被抗原递呈细胞（如树突状细胞、巨噬细胞、嗜酸性粒细胞）内吞并激活 T 细胞。一方面，活化的辅助性 Th2 细胞产生白介素（IL）如 IL-4、IL-5 和 IL-13 等激活 B 淋巴细胞，使之合成特异性 IgE，后者结合了肥大细胞和嗜碱性粒细胞等表面的 IgE 受体。若变应原再次进入体内，可与结合在细胞表面的 IgE 交联，使该细胞合成并释放多种活性介质导致气道平滑肌收缩、黏液分泌增加和炎症细胞浸润，产生哮喘的临床症状，这是一个典型的变态反应过程。另一方面，活化的辅助性 Th2 细胞分泌的 IL 等细胞因子可直接激活肥大细胞、嗜酸性粒细胞及肺泡巨噬细胞等，并使之聚集在气道。这些细胞进一步分泌多种炎症介质和细胞因子，如组胺、白三烯、前列腺素、活性神经肽、血小板活化因子、嗜酸性粒细胞趋化因子、转化生长因子（Ttf）等，构成了一个与炎症细胞相互作用的复杂网络，导致气道慢性炎症。近年来，研究发现嗜酸性粒细胞在哮喘发病中不仅发挥着终末效应细胞的作用，还具有免疫调节作用。Th17 细胞在以中性粒细胞浸润为主的激素抵抗型哮喘和重症哮喘发病中起到了重要作用。

根据变应原吸入后哮喘发生的时间，可分为早发型哮喘反应、迟发型哮喘反应和双相型哮喘反应。早发哮喘反应几乎在吸入变应原的同时立即发生，15 ～ 30 分钟达高峰，两小时后逐渐恢复正常。迟发哮喘反应约 6 小时左右发生，持续时间长，可达数天。约半数以上患者出现迟发哮喘反应。

（2）气道高反应性（AHR）：是指气道对各种刺激因子如变应原、理化因素、运动、药物等呈现的高度敏感状态，表现为患者接触这些刺激因子时气道出现过强或过早的收缩反应。AHR 是哮喘的基本特征，可通过支气管激发试验来量化和评估，有症状的哮喘患者几乎都存在 AHR。目前普遍认为气道慢性炎症是导致 AHR 的重要机制之一，当气道受到变应原或其他刺激后，多种炎症细胞释放炎症介质和细胞因子，气道上皮损害、上皮下神经末梢裸露等，从而导致气道高反应性。AHR 常有家族倾向，受遗传因素的影响。无症状的气道高反应性者出现典型哮喘症状的风险明显增加。然而，出现 AHR 者并非都是哮喘，如长期吸烟、接触臭氧、病毒性上呼吸道感染、慢性阻塞性肺疾病等也可出现 AHR，但程度相对较轻。

（3）气道重构：是哮喘的重要病理特征，表现为气道上皮细胞黏液化生、平滑肌肥大/增生、上皮下胶原沉积和纤维化、血管增生等，多出现在反复发作、长期没有得到良好控制的哮喘患者。气道重构使哮喘患者对吸入激素的敏感性降低，出现不可逆气流受限以及持续存在的 AHR。气道重构的发生主要与持续存在的气道炎症和反复的气道上皮损伤/修复有关。除了炎症细胞参与气道重构外，Ttf-β、血管内皮生长因子、白三烯、基质金属蛋白酶 -9、解聚素，金属蛋白酶 -33 等多种炎症介质也参与了气道重构的形成。

2. 神经调节机制

神经因素是哮喘发病的重要环节之一。支气管受复杂的自主神经支配，除肾上腺素能神经、胆碱能神经外，还有非肾上腺素能非胆碱能（NANC）神经系统。哮喘患者β-肾上腺素受体功能低下，而患者对吸入组胺和醋甲胆碱反应性显著增高，提示存在胆碱能神经张力的增加。NANC 能释放舒张支气管平滑肌的神经介质如血管活性肠肽、氧化亚氮及收缩支气管平滑肌的介质如 P 物质、神经激肽，两者平衡失调，则可引起支气管平滑肌收缩。此外，从感觉神经末梢释放的 P 物质、降钙素基因相关肽、神经激肽 A 等导致血管扩张、血管通透性增加和炎症渗出，此即为神经源性炎症。神经源性炎症能通过局部轴突反射释放感觉神经肽而引起哮喘发作。

二、临床表现

1. 症状

典型哮喘发作前可有鼻、眼睑发痒、流涕、打喷嚏、咳嗽、胸闷等先兆症状。随后胸闷、咳嗽严重，出现喘鸣和呼吸困难，发作时间短者可在 2 小时内缓解，长者可持续数天或更长时间。病情严重时，患者不能平卧，被迫采取坐位或端坐呼吸，有干咳或咳出大量白色泡沫，患者常在咳出大量痰液后病情逐渐缓解。

2. 体征

哮喘发作时见胸部饱满，叩诊呈过清音，两肺满布哮鸣音，呼气相延长。

3. 咳嗽变异型哮喘

非典型性的支气管哮喘主要表现为发作性的胸闷或顽固性的咳嗽，部分患者以顽固性咳嗽为唯一表现并持续 1 个月以上，常于夜间和凌晨发作，气道反应性增高，一般治疗无效而应用解痉剂和糖皮质激素治疗有效。

4. 重症哮喘

哮喘严重发作，气促明显，心率增快，说话和活动受限。可见大汗淋漓、三凹征、唇指发绀，甚至意识障碍等。病情进一步恶化则可出现呼吸衰竭、循环衰竭、肾衰竭、弥散性血管内凝血等而危及生命，需紧急抢救。其主要病因：过敏原未去除，感染未控制，支气管有阻塞，严重脱水和酸中毒等。

5. 特殊类型的哮喘

如运动性哮喘、药物性哮喘、职业性哮喘等。

三、实验室检查

1. 血常规

发作时嗜酸性粒细胞增多，合并感染时白细胞总数及中性粒细胞增多。

2. 痰液检查

多为黏稠痰，嗜酸性粒细胞增多，嗜酸性粒细胞退化形成的夏科—雷登结晶可在陈旧痰中查到。部分患者可见库什曼螺旋体，可能为细小支气管的管型。

3. 肺功能检查

发作时各项有关呼气流速的指标均下降，主要有用力第 1 秒钟呼气量（FEV_1）、一秒率（$FEV_1\%$）及最大呼气流速（PEF）等，可用于病情程度判断、治疗及预后的评估。

4. 血气分析

轻度发作者 PaO_2 多正常，中度及中度以上发作时则有不同程度下降，可出现呼吸衰竭，

$PaO_2 < 60$ mmHg。伴有过度通气时，则会导致 $PaCO_2$ 下降而出现呼吸性碱中毒；伴有气道阻塞时，通气不足，则会导致 $PaCO_2$ 上升而出现呼吸性酸中毒和（或）代谢性酸中毒。

5. X 线检查

缓解期可无异常。哮喘发作时，可见两肺透亮度增加，呈过度充气状态。合并肺部感染或继发肺气肿、气胸、纵隔气肿时，有相应 X 线表现。

6. 其他检查

（1）致敏原皮肤试验。

（2）血清 IgE 及嗜酸性粒细胞阳离子蛋白含量的测定等有助于哮喘的诊断。

四、诊断与鉴别诊断

1. 诊断

反复发作的喘息、呼吸困难、胸闷、咳嗽多与接触变应原、理化刺激、呼吸系统感染、运动等有关；发作时双肺布满以呼气相为主的哮鸣音等，且上述表现可经治疗缓解或自行缓解。由此得出初步诊断并不困难。对症状不典型的哮喘，应至少具备以下一项试验阳性：

（1）支气管激发试验或运动试验阳性。

（2）支气管扩张试验阳性。

（3）最大呼气流速（PEF）日内变异率或昼夜波动率 > 20%。

2. 鉴别诊断

支气管哮喘需与以下疾病相鉴别。

（1）心源性哮喘：左心衰竭患者，常表现为夜间阵发性呼吸困难、喘息，且双肺可闻及哮鸣音，称为心源性哮喘。该患者常有高血压、冠心病、风心病二尖瓣狭窄等病史，且发作时常咳出粉红色泡沫痰，两肺有广泛水泡音，心界扩大，心尖部可闻及舒张期奔马律，X 线检查可见心脏扩大、肺瘀血。

如情况紧急一时难以鉴别，可雾化吸入肾上腺素受体激动剂或静脉注射氨茶碱治疗，缓解症状后再做进一步检查。禁用吗啡，以免抑制呼吸中枢，造成危险。

（2）喘息型慢性支气管炎：常见于老年人，以长期咳嗽、咳痰为主要表现，常在冬春换季时发作，常伴有肺气肿，哮鸣音在感染控制后消失。有时难以鉴别，但治疗原则没太大差异，可在症状缓解后做肺功能检查进行区别。

（3）支气管肺癌：当肺部肿瘤压迫或阻塞支气管时，可出现哮鸣音及呼吸困难，但支气管扩张剂无效，且症状呈进行性加重，常伴有刺激性干咳、咯血等。胸部 X 线、CT、MRI 及纤维支气管镜检查可资鉴别，活体组织检查或痰中找到癌细胞可确诊。

五、治疗

目的：控制症状，减少发作，提高患者的生活质量。

1. 急性发作期的治疗

解痉、抗感染、保持呼吸道通畅是治疗哮喘急性发作的关键。

（1）β_2 受体激动剂：是控制哮喘急性发作的首选药。可舒张支气管平滑肌，缓解气道狭窄。①沙丁胺醇、特布他林等短效 β_2 受体激动剂，气雾剂吸入 $200 \sim 400$ μg 后，$5 \sim 10$ 分钟见效，维持 $4 \sim 6$ 小时，全身不良反应（心悸、骨骼肌震颤、低钾血症等）

较轻。但其口服制剂（一般用量为 2 ~ 4 mg，3 次 / 天）的不良反应较多。②丙卡特罗（procaterol）等长效 β_2 受体激动剂，口服 250 μg，早晚各 1 次。

使用 β_2 受体激动剂无疗效时，不宜盲目增大剂量，以免发生严重不良反应。此外 β_2 受体激动剂长期使用可引起 β_2 受体功能下调，并加剧气道高反应性，应引起注意。哮喘严重发作而其他治疗无效时，可肌内注射或静脉滴注 β_2 受体激动剂，但应注意滴速，以免诱发心律失常。

（2）茶碱：可舒张支气管平滑肌，并能强心、利尿、扩张冠状动脉，此外，尚可兴奋呼吸中枢和呼吸肌。氨茶碱 0.1 g 口服，3 次 / 天。在餐后服用或使用肠溶片可减轻对胃肠的刺激。注射用氨茶碱 0.25 g 加入葡萄糖注射液 40 mL 缓慢静脉注射，后以 0.5 mg/(kg•h) 静脉滴注以维持平喘。

氨茶碱静脉注射时间不得少于 15 分钟，如注射过快可造成严重的心律失常，甚至死亡。喹诺酮类、大环内酯类、西咪替丁等可干扰茶碱代谢，合用时应减少其用量。茶碱与糖皮质激素、抗胆碱药合用有协同作用，但与 β_2 受体激动剂联用易致心律失常。

（3）抗胆碱能药物：可阻断节后迷走神经传出，通过降低迷走神经张力而舒张支气管，还可防止吸入刺激物引起反射性支气管痉挛，适用于夜间哮喘及痰多哮喘，与 β_2 受体激动剂合用能增强疗效。常用药物包括阿托品、654-2、异丙托溴铵等。其中异丙托溴铵疗效好，不良反应小，有气雾剂和溶液剂两种，前者每次 25 ~ 75 μg，3 次 / 天，后者 250 μg/mL 浓度的溶液，每次 2 mL 雾化吸入，3 次 / 天。

（4）糖皮质激素：吸入糖皮质激素治疗中、重度哮喘是近年来常选用的方法，能干扰花生四烯酸代谢，干扰白三烯及前列腺素的合成，抑制组胺生成，减少微血管渗漏，抑制某些与哮喘气道炎症相关的细胞因子的生成及炎性细胞趋化，并增加支气管平滑肌对 α_2 受体激动剂的敏感性。通过气雾剂喷药或溶液雾化给药，疗效好，全身不良反应小。常用的是二丙酸倍氯米松和布地奈德两种，剂量为 100 ~ 600 μg/d。喷药后应清水漱口以减轻和避免口咽部念珠菌感染和声音嘶哑。对气道内给药不能控制的重症哮喘，可用琥珀酸氢化可的松 100 ~ 200 mg 或地塞米松 5 ~ 10 mg 静脉滴注，在病情稳定后改用泼尼松每日清晨 30 ~ 40 mg 顿服，哮喘控制后，逐渐减量。

2. 重症哮喘的处理

重症哮喘可引起呼吸衰竭等严重并发症，甚至危及生命，应立即进行抢救。

（1）吸氧：一般浓度为 25% ~ 40%，注意湿化气道，以防气道干燥，分泌物不易排出。必要时行气管插管或气管切开，采取机械辅助通气措施。

机械通气的适应证：① PaO_2 < 50 mmHg。② $PaCO_2$ > 50 mmHg。③意识障碍伴昏迷。④呼吸肌严重疲劳，哮鸣音减弱或消失。机械通气必须与支气管扩张剂和糖皮质激素一并使用，必要时还可加用镇静剂和肌松剂，气管插管在阻塞消除后及时拔除。

（2）补液：患者常因通气增加，大量出汗而脱水，致痰液黏稠，甚至痰栓形成，严重阻塞气道致使重度哮喘的发生，故补液非常重要。一般用等渗液体 2000 ~ 3000 mL/d，以纠正失水，稀释痰液。

（3）β_2 受体激动剂：如沙丁胺醇喷雾，反应不佳者给予氨茶碱静脉注射。

（4）糖皮质激素：静脉滴注氢化可的松 100 ~ 200 mg，1 次 /6 小时。

（5）纠正酸中毒：根据血气酸碱分析及电解质测定，选择合适的方案，如为单纯代谢性酸中毒可酌情给予 5% 碳酸氢钠 100 ～ 250 mL，静脉滴入。

（6）抗生素重度哮喘气道阻塞严重易合并呼吸系统感染，故合理选择应用抗生素是控制病情的重要措施之一，但应注意药物过敏的发生。

六、预防

哮喘的预防包括：去除患者周围环境中的致喘因子，早期诊治，以防止病情的进展；积极控制哮喘症状，防止病情恶化，减少并发症，提高患者的生活质量，改善患者的预后；用药物进行预防，如使用色甘酸钠，同时教育患者做到及时自治、自救和及时就诊。

第七节 支气管扩张症

支气管扩张症多见于儿童和青年。大多继发于急、慢性呼吸道感染和支气管阻塞，反复发生支气管炎症，致使支气管壁结构破坏，引起支气管异常和持久性扩张。临床表现主要为慢性咳嗽、咳大量脓痰和（或）反复咯血。近年来随着急、慢性呼吸道感染的恰当治疗，其发病率有减少的趋势。

一、病因及发病机制

有些病例无明显病因，但弥散性支气管扩张常发生于有遗传、免疫或解剖缺陷的患者，如囊性纤维化、纤毛运动障碍和严重的 α_1- 抗胰蛋白酶缺乏患者。低免疫球蛋白血症、免疫缺陷和罕见的气道结构异常也可引起弥散性疾病，如巨大气管、支气管症（莫—昆二氏综合征），软骨缺陷（威氏—康贝尔综合征）以及变态反应性支气管肺曲菌病（ABPA）等疾病的少见并发症（表 2-1）。局灶性支气管扩张可源于未进行治疗的肺炎或阻塞，如异物或肿瘤、外源性压迫或肺叶切除后解剖移位。

表 2-1 支气管扩张诱发因素

种类	诱发因素
感染	
细菌	铜绿假单胞菌，流感嗜血杆菌，卡他莫拉菌，肺炎克雷伯杆菌，金黄色葡萄球菌
真菌	荚膜组织胞质菌
分枝杆菌	非结核分枝杆菌
病毒	腺病毒，流感病毒，单纯疱疹病毒，麻疹病毒，百日咳病毒
免疫缺陷	
原发性	低免疫球蛋白血症，包括 IgG 亚群的缺陷 （IgG_2，IgG_4），慢性肉芽肿性疾病，补体缺陷
继发性	长期服用免疫抑制药物，人类免疫缺陷病毒 （HIV） 感染

种类	诱发因素
先天性疾病	
a$_1$- 抗胰蛋白酶缺乏	支气管扩张仅见于严重缺乏的患者
纤毛缺陷	原发纤毛不动综合征和卡塔格内综合征
囊性纤维化	白种人常见
先天性结构缺陷	
淋巴管性	黄甲综合征
气管支气管性	巨大气管—支气管症，软骨缺陷
血管性	肺隔离症
其他	
气道阻塞	外源性压迫，异物，恶性肿瘤，黏液阻塞，肺叶切除后其余肺叶纠集弯曲
毒性物质吸入	氨气、氯气和二氧化氮使气道直接受损，改变结构和功能
炎症性肠病	常见于慢性溃疡性结肠炎，肠道的切除加重肺部疾病
移植	可能继发于免疫抑制导致的频发感染

上述疾病损伤了宿主气道清除机制和防御功能，易发生感染和炎症。细菌反复感染可使充满炎性介质和病原菌黏稠液体的气道逐渐扩大，形成瘢痕和扭曲。支气管壁由于水肿、炎症和新血管形成而变厚。周围间质组织和肺泡的破坏，导致了纤维化、肺气肿或两者兼有。

二、临床表现

本病常呈慢性经过，发病年龄多在小儿和青少年，常有童年时患麻疹、百日咳或支气管肺炎迁延不愈病史。随病情加重逐渐出现典型的临床表现。

1. 症状

（1）慢性咳嗽、大量脓痰：痰量可达 100 ~ 400 mL/d，咳痰多在起床及就寝等体位改变时显著。痰液呈黄色脓样，伴厌氧菌感染者尚有臭味。静置后可分为四层：上层为泡沫，下悬脓性成分，中层为浑浊黏液，下层为坏死组织沉淀物。

（2）反复咯血：50% ~ 70% 的患者有反复咯血病史，血量不等，可为痰中带血或小量咯血，也可表现为大量咯血。感染是咯血最常见的诱因。

部分患者因病变多位于两肺上叶支气管，引流较好，不易感染，平时无症状，以咯血为首发症状而就诊，经支气管碘油造影或肺高分辨 CT 扫描检查而发现本病，称为干性支气管扩张，常见于结核性支气管扩张症患者。

（3）反复肺部感染：患者常于同一肺段反复发生肺炎并迁延不愈。多数由上呼吸道感染向下蔓延，致使支气管感染加重，且因痰液引流不畅，最终使炎症扩散至病变支气管周围的肺组织。发生感染时，患者可出现发热，且咳嗽加剧、痰量增多，感染较重时患者尚有胸闷、胸痛等症状。

2. 体征

早期可无异常。当病变严重或继发感染，支气管内有渗出物积聚时，病变部位可闻及持久的固定湿啰音，痰液咳出后湿啰音仅可暂时减少或消失。合并有肺炎时，则在相应部位可有叩诊浊音及呼吸音减弱等肺炎体征。部分患者可有发绀、杵状指（趾）等，病程长者可有营养不良、贫血。

三、实验室检查

1. 血液检查

继发感染时可有白细胞计数增高。病程长或咯血严重者可有贫血、红细胞沉降率增快等。

2. 痰液检查

痰液涂片可发现革兰阳性及阴性细菌，培养可检出致病菌，痰培养有助于敏感抗生素的选择。

3. 影像学检查

对支气管扩张症患者具有重要意义。早期轻症患者胸部 X 线片示一侧或双侧的下肺纹理增多、增粗。典型的 X 线表现为粗乱肺纹理中有多个不规则环状透光阴影或沿支气管分布的卷发状阴影，感染时阴影内可出现液平面。支气管碘油造影可确诊支气管扩张的存在，明确病变的部位、性质、范围，对决定手术治疗有重要意义。

4. 纤维支气管镜检查

可以明确出血、扩张或阻塞部位，还可抽取分泌物，清除堵塞、局部止血，并行细菌学和细胞学检查。

四、诊断及鉴别诊断

1. 诊断

根据慢性咳嗽、咳大量脓痰、反复咯血及肺部感染等病史，听诊有固定而持久的局限性湿啰音，胸部 X 线片的特征性表现等可作出初步临床诊断。支气管碘油造影检查可以确诊。

2. 鉴别诊断

（1）慢性支气管炎：多发生在 40 岁以上的患者，咳嗽、咳痰，以冬、春季节为主，痰为白色泡沫样黏痰，感染急性发作期可呈脓性，但痰量较少，且无反复咯血病史。肺部的干湿啰音散在分布。X 线检查可见肺纹理粗乱。

（2）肺脓肿：有突然大量咳脓痰病史，但起病急骤，有寒战、高热等细菌中毒症状。X 线检查可发现有肺脓肿阴影或脓腔。通过有效治疗可完全吸收。

（3）肺结核：常有午后低热、盗汗、消瘦等全身症状，典型体征为肺尖或锁骨下区轻度浊音及细湿啰音。X 线检查可发现病灶，钙化常较明显，痰内可查到结核杆菌。

（4）支气管肺癌：干性支气管扩张以咯血为主要表现，有时与肺癌较难鉴别。但是后者多见于 40 岁以上的男性、吸烟患者，常伴有不明原因的消瘦，部分患者还可出现异位内分泌等伴癌综合征表现，进行胸部 CT 检查、纤维支气管镜检查、痰液细胞学检查等，可作出鉴别。

五、治疗

治疗原则为充分引流、控制感染，必要时手术切除。

1. 保持呼吸道引流通畅

（1）体位引流：使病肺处于高处，引流支气管开口向下，痰液在重力作用下引流至大支气管和气管，而后被咳出，一般 2～4 次/天，每次 15～30 分钟为宜，引流前雾化吸入，引流中拍背振动可增强引流效果。

（2）祛痰剂：可用溴己新 16 mg，口服，3 次/天；氯化铵合剂 10 mL，3 次/天。

（3）支气管扩张剂：部分患者由于气道敏感性增强或炎症的刺激，出现支气管痉挛，影响痰液排出，在无咯血的情况下，可用支气管扩张剂，如氨茶碱 0.2 g，口服，3 次/天。

（4）纤维支气管镜治疗直视下抽排脓液、清除阻塞，必要时行支气管灌洗、局部给药等。

2. 控制感染

根据病情、痰培养及药敏试验结果选用有效抗生素。常选用青霉素 G 加阿米卡星或庆大霉素；对存在严重的继发感染患者，可以静脉使用抗生素，如喹诺酮类，一、二代头孢菌素等；痰有臭味时，可加用甲硝唑 0.5 g，2～3 次/天，或替硝唑 0.4～0.8 g，2 次/天。疗程以控制感染为度，即全身细菌中毒症状消失、痰量以及脓性成分减少，肺部固定湿啰音减少或消失即可停药。不宜长期使用抗生素，以免继发真菌感染。

3. 咯血的处理

大量咯血可引起窒息、休克，甚至死亡，必须积极治疗。

4. 手术治疗

适用于反复发作的呼吸道急性感染或大量咯血，病变不超过两个肺叶，年龄在 10～40 岁，全身状态良好，心肺功能无严重障碍的患者。手术切除扩张部位是支气管扩张的根治方法。

第八节 支气管肺癌

原发性支气管肺癌简称肺癌，为起源于支气管黏膜或腺体的恶性肿瘤。肺癌发病率为肿瘤的首位，并由于早期诊断不足致使预后差。目前随着诊断方法进步、新化疗药物以及靶向治疗药物的出现，规范有序的诊断、分期以及根据肺癌生物学行为进行多学科治疗的进步，生存率有所提高。然而，要想大幅度提高生存率，仍有赖于早期诊断和规范治疗。

一、病因和发病机制

虽然病因和发病机制尚未明确，但通常认为与下列因素有关。

（一）吸烟

大量研究表明，吸烟是肺癌死亡率进行性增加的首要原因。烟雾中的尼古丁、苯并芘、亚硝胺和少量放射性元素钋等均有致癌作用，尤其易致鳞状上皮细胞癌和未分化小细胞癌。与不吸烟者比较，吸烟者发生肺癌的危险性高 9～10 倍，重度吸烟者可达 10～25 倍。

吸烟量与肺癌之间存在着明显的量效关系，开始吸烟的年龄越小，吸烟累积量越大，肺癌发病率越高。一支烟的致癌危险性相当于 $1 \sim 4$ mrad 的放射线，每天吸 30 支纸烟，相当于 120 mrad 的放射线剂量。

被动吸烟或环境吸烟也是肺癌的病因之一。丈夫吸烟的非吸烟妻子中，发生肺癌的危险性为夫妻均不吸烟家庭中妻子的 2 倍，且其危险性随丈夫的吸烟量而升高。令人鼓舞的是戒烟后 $2 \sim 15$ 年期间，肺癌发生的危险性进行性减少，此后的发病率相当于终身不吸烟者。

（二）职业致癌因子

已被确认的致人类肺癌的职业因素包括石棉、砷、铬、镍、铍、煤焦油、芥子气、三氯甲醚、氯甲甲醚、烟草的加热产物，以及铀、镭等放射性物质衰变时产生的氡和氡子气、电离辐射和微波辐射等。这些因素可使肺癌发生危险性增加 $3 \sim 30$ 倍。接触石棉者的肺癌、胸膜和腹膜间皮瘤的发病率明显增高，潜伏期可达 20 年或更久。此外，铀暴露和肺癌发生之间也有很密切的关系，特别是小细胞肺癌，吸烟可明显加重这一危险。

（三）空气污染

包括室内小环境和室外大环境污染。室内被动吸烟、燃烧燃料和烹调过程中均可产生致癌物。有资料表明，室内接触煤烟或其不完全燃烧物为肺癌的危险因素，特别是对女性腺癌的影响较大。烹调时加热所释放出的油烟雾也是不可忽视的致癌因素。在重工业城市大气中，存在着 3，4- 苯并芘、氧化亚砷、放射性物质、铬化合物，以及不燃的脂肪族碳氢化合物等致癌物质。在污染严重的大城市中，居民每日吸入空气中 $PM_{2.5}$ 含有的苯并芘量可超过 20 支纸烟的含量，并增加纸烟的致癌作用。大气中苯并芘含量每增加 $1 \sim 6.2\ \mu g/m^3$，肺癌的死亡率可增加 $1\% \sim 15\%$。

（四）电离辐射

大剂量电离辐射可引起肺癌，不同射线产生的效应也不同，如在日本广岛原子弹释放的是中子和 α 射线，长崎则仅有 α 射线，前者患肺癌的危险性高于后者。美国 1978 年报道，一般人群中电离辐射部分来源于自然界、部分为医疗照射、部分为 X 线诊断的电离辐射。

（五）饮食与营养

一些研究已表明，较少食用含 β 胡萝卜素的蔬菜和水果，肺癌发生的危险性升高。血清中 β 胡萝卜素水平低的人，肺癌发生的危险性也高。流行病学研究也表明，较多地食用含 β 胡萝卜素的绿色、黄色和橘黄色的蔬菜和水果，可减少肺癌发生的危险性，这一保护作用对于正在吸烟的人或既往吸烟者特别明显。

（六）其他诱发因素

美国癌症学会将结核列为肺癌的发病因素之一。有结核病者患肺癌的危险性是正常人群的 10 倍。其主要组织学类型是腺癌。此外，病毒感染、真菌毒素（黄曲霉）等，对肺癌的发生可能也起一定作用。

（七）遗传和基因改变

经过长期探索和研究，现在已经逐步认识到，肺癌可能是一种外因通过内因发病的疾病。上述的外因可诱发细胞的恶性转化和不可逆的基因改变，包括原癌基因的活化、抑癌基因的失活、自反馈分泌环的活化和细胞凋亡的抑制，从而导致细胞生长的失控。这些基因改变是长时间内多步骤、随机产生的。许多基因发生癌变的机制还不清楚，但这些改变最终涉及细胞关键性生理功能的失控，包括增生、凋亡、分化、信号传递与运动等。与肺癌关系密切的癌基因主要有 *ras* 和 *nyc* 基因家族、*c-ebb2*、*vcl2*、*cfcs* 以及 *c-jun* 基因等。相关的抑癌基因包括 *p53*、*Rb*、*CDKN2*、*FHIT* 基因等。与肺癌发生、发展相关的分子改变还包括错配修复基因如 *msh* 及 *pms* 的异常、端粒酶的表达。

二、临床表现

有 5%～15% 的肺癌患者无症状，仅在体检时发现。肺癌的临床表现与其发生部位、类型、大小、有无并发症或转移等有关。

1. 由原发肿瘤引起的症状

（1）咳嗽：为肺癌最常见的早期症状。肺癌以此为首发症状者占 55%。肿瘤在管径较大的支气管内，典型的表现为阵发性刺激性干咳，呈高调金属音是支气管阻塞的特征性表现。肿瘤引起远端支气管痉挛，咳嗽加重多呈持续性。

（2）咯血：以中央型肺癌多见，多为痰中带血或小量咯血，晚期癌肿侵蚀较大血管时，可有大量咯血。

（3）喘鸣：癌肿造成气道部分阻塞时，可有局限性喘鸣音。

（4）胸闷、气急：肿瘤压迫阻塞气道、侵犯胸膜引起大量胸腔积液、压迫上腔静脉等均可引起胸闷、气急。

（5）发热：癌组织坏死可引起发热，癌肿压迫或阻塞支气管引起阻塞性肺炎是肺癌最常见的发热原因。抗生素治疗效果不佳。

（6）体重下降：消瘦是恶性肿瘤的常见症状。晚期可出现恶病质。

2. 肿瘤局部扩散所致的症状

（1）癌肿直接侵犯胸膜、肋骨、胸壁、压迫肋间神经等均可引起胸痛。早期为隐痛、钝痛，深呼吸、咳嗽时加重；晚期疼痛剧烈需用吗啡镇痛。

（2）癌肿压迫大气道引起吸气性呼吸困难。

（3）癌肿压迫或侵犯食管引起吞咽困难。

（4）癌肿直接压迫或转移到纵隔淋巴结后压迫喉返神经导致声带麻痹时，可出现声音嘶哑。

（5）癌肿直接侵犯或因纵隔淋巴结转移压迫上腔静脉，致使上腔静脉回流受阻，可产生面部、颈部以及胸壁的静脉瘀血、曲张和组织水肿。

（6）发生于肺尖部的肺癌称为上沟癌，可侵犯或压迫颈交感神经节，引起患侧眼睑下垂、瞳孔缩小、眼球内陷、同侧额部和胸部少汗或无汗，称霍纳综合征。

（7）癌肿压迫臂丛神经，可造成患侧自腋下向上肢内侧放射的、夜间较为显著的烧灼样疼痛，称为臂丛神经压迫综合征。

3. 癌肿向远处转移所致的症状

肿瘤转移至中枢神经系统，引起头痛、呕吐、眩晕、复视、共济失调、瘫痪及精神异常。转移到骨骼，引起骨痛和病理性骨折。转移到肝脏，引起肝大、肝区疼痛、黄疸和腹水等。转移至锁骨上淋巴结，引起无痛性淋巴结肿大。

4. 非转移性肺外表现

又称副癌综合征，包括内分泌、神经肌肉、结缔组织、血液系统和血管异常改变。最常见的为骨关节肥大、杵状指（趾），伴指端疼痛、甲床周围红晕环绕等，又称肥大性肺性骨关节病。还可表现为男性乳房发育、库欣病、抗利尿激素分泌不当综合征。其余如神经病变、肌肉病变、高钙血症、类癌综合征等。

三、实验室检查

1. 胸部 X 线检查

是发现肺癌的最基本方法。

（1）中央型肺癌：肺门肿块是中央型肺癌的直接征象。多为单侧肺门增宽或类圆形阴影或不规则肿块，边缘毛糙，有时有分叶表现。肿块可与肺不张或阻塞性肺炎并存，形成下缘呈"S"状的典型 X 线征象。肿块所致支气管完全或部分阻塞可引起阻塞性肺不张、阻塞性肺炎、局限性肺气肿等间接征象。

（2）周围型肺癌：早期常表现为小斑片状阴影，边缘不清，密度较淡，易误诊为结核或炎症。随着癌肿的增大，X 线表现为结节、肿块，边缘清楚但不规则，可有分叶、脐凹或短细毛刺，密度较高。如发生癌性空洞者多为偏心空洞、洞壁厚薄不一、内壁不规则，呈蚕食样，可伴有液平面。

（3）细支气管—肺泡癌：单发结节型可表现为肺部孤立结节状阴影，密度低而不均匀，边缘模糊不清。弥散型表现为两肺大小不等的结节状阴影，多分布在中下肺野，边缘清晰，密度较深，动态观察可发现阴影逐渐增大、增多，常出现网织状阴影。

2. CT 检查

胸部 CT 具有较高的分辨能力，能发现 X 线不易发现的更小的和一些特殊部位（如心脏后、肺尖等）的病灶；能辨别有无肺门以及淋巴结肿大，有助于肺癌临床分期的判定；螺旋式 CT 可显示直径小于 5 mm 的小结节、中央气管内癌肿以及第 6 ～ 7 级支气管和小血管，能明确癌肿与周围血管和气管的关系，对治疗方法的选择具有重要的意义。

3. 磁共振（MRI）

在临床上 MRI 对明确癌肿与大血管之间的关系，分辨肺门淋巴结或血管阴影等方面价值高于 CT，但对肺门病变的分辨力则相对 CT 较差。

4. 纤维支气管镜检查

是诊断肺癌的有效手段。通过纤维支气管镜检查，可直接窥视主支气管、气管隆嵴以及第 4 ～ 5 级支气管内的情况；也可经纤维支气管镜进行刷检、刮匙、针吸、活检钳取，以及支气管肺泡灌洗等检查；对部分肺癌患者还可以经纤维支气管镜进行止血、激光治疗等。

5. 痰液脱落细胞学检查

是肺癌最有效、最简便的早期诊断方法，可判断肺癌的组织学类型，阳性率可达80%，尤其是中央型肺癌，阳性率更高。

6. 病理学检查

是肺癌确诊以及分型诊断的最重要依据，检查方法包括在透视、胸部 CT 或 B 超等的引导下，采用细针经胸壁穿刺进行肺部病灶的活检，对周围型肺癌的确诊阳性率较高，可达 70%～80%；经纵隔镜或胸腔镜进行活检；对锁骨上肿大淋巴结以及胸膜进行活检等。

7. 其他检查

癌症相关抗原的检查，如癌胚抗原（CEA）、神经肽类等检查，酶学检查以及放射性核素肺部扫描等，但对肺癌的诊断均无特异性。

四、诊断和鉴别诊断

肺癌的诊断一般通过病史询问、体格检查、X 线检查、痰液及纤维支气管镜检查综合判断，80%～90% 的患者可以确诊。

1. 早期诊断的线索

早期诊断肺癌一方面取决于患者对肺癌防治知识的了解，能否及时就诊；另一方面取决于医务人员对肺癌早期征象的警惕性，能否不漏诊、误诊。临床上应对具有下列情况的人群提高警惕。

（1）刺激性干咳或呛咳 2～3 周，抗感染以及镇咳治疗无效者。

（2）原有慢性呼吸道疾病近期咳嗽性质发生改变者。

（3）近 2～3 个月出现持续痰中带血而无其他原因可解释者。

（4）同一部位、反复发作的阻塞性肺炎。

（5）单侧局限性、固定性干啰音，咳嗽后性质不发生改变者；原因不明的、无中毒症状的、不伴大量脓痰的、无异物吸入史的肺脓肿，尤其是抗感染治疗效果不佳者。

（6）原因不明的四肢关节疼痛、杵状指（趾），或其他异位内分泌综合征等肺外表现者。

（7）局限性的肺气肿或不明原因的段、叶性肺不张。

（8）肺部孤立性圆形病灶以及单侧肺门阴影增大者。

（9）原有肺结核病灶已稳定，现在其附近出现新的结节、团块状病灶，经抗结核治疗无效者。

（10）无中毒症状的、进行性增多的血性胸腔积液患者。

2. 鉴别诊断

（1）肺结核。

1）肺门淋巴结结核：多见于老年人或儿童，常伴有低热、盗汗等结核中毒症状，结合菌素试验呈强阳性，且抗结核治疗有效。

2）结核球：青年人多见，病灶多位于上叶尖后段以及下叶背段。略呈波浪状分叶，但无明显切迹。直径常小于 3 cm，外有包膜。边界清晰，少有毛刺。病灶内多有钙化，密度高而不均匀。周围伴有纤维结节状卫星病灶，长期观察，多年不变。有空洞形成时，多为中心性空洞，洞壁较厚，内面光滑。

3）粟粒型肺结核：多见于年轻人，起病急，全身中毒症状显著。检查胸部 X 线片，显示为病灶大小相等、分布均匀、密度一致的粟粒状阴影，纤维支气管镜活检有助于鉴别。

（2）肺炎：应与肺癌所致的阻塞性肺炎相鉴别，肺炎起病急，有寒战、高热以及呼吸道感染症状，抗生素治疗病灶多可迅速吸收；而阻塞性肺炎则进展缓慢，毒血症表现相对较轻，抗生素治疗吸收缓慢，炎症吸收后可在相应部位发现块状阴影。

（3）肺脓肿：应与癌性空洞继发感染时相鉴别，原发性肺脓肿起病急，寒战、高热等中毒症状显著，有咳嗽、咳大量脓臭痰病史。X线检查显示肺部厚壁空洞，周围有炎症改变。白细胞以及中性粒细胞增多。

（4）结核性胸膜炎：应与癌性胸腔积液相鉴别。

五、治疗

肺癌的治疗方法有多种选择，临床上应根据患者的机体状况、肿瘤的病理类型以及临床分期采用合适的综合治疗措施，以延长患者的生存时间，提高患者的生活质量。

1. 手术治疗

是肺癌的首选治疗方法。鳞癌切除机会多，术后5年生存率较高，腺癌次之，小细胞癌在就诊时90%以上已经发生胸内或远处转移，故手术切除机会最小，目前国内主张先化疗，再手术。在癌肿局限未累及对侧以及高位淋巴结时，可行肺叶、肺段、楔形、双肺叶或袖状切除术。当癌肿已经累及同侧纵隔淋巴结或胸壁（包括未侵犯椎体和交感神经节肺上沟癌）仍可试行肿瘤切除加纵隔淋巴结清扫或胸壁重建手术。手术切除彻底，边缘无肿瘤细胞者，其5年生存率在40%以上。

2. 放射治疗（简称放疗）

利用放射线对癌细胞的杀伤作用达到治疗癌肿的目的。肺癌对放疗的敏感性以小细胞肺癌最高，其次为鳞癌和腺癌，故此放射线的剂量以小细胞癌最小，腺癌最大。常用的放射线有 ^{60} 钴 γ 线、电子束 β 线以及中子加速器等。在放疗过程中，应注意减轻和防止白细胞减少、放射性肺炎、放射性肺纤维化以及放射性食管炎等放疗反应。全身状况极差，有严重心、肺、肝、肾功能不全的患者为放疗的禁忌证。放疗方法有两种。

（1）根治性放疗：适用于病灶局限但因解剖原因不便手术，或不愿意手术的患者。在此种情况下，若辅以化疗可以提高疗效。

（2）姑息性放疗：目的在于抑制肿瘤的生长、延迟肿瘤的扩散、缓解症状，对肺癌所致的顽固性咳嗽、咯血、肺不张、上腔静脉阻塞综合征等有肯定的疗效。此外，对骨骼转移性疼痛以及脑转移所致的症状也有一定的缓解作用。

3. 化学药物治疗（简称化疗）

应按照肺癌的细胞学类型，结合细胞的动力学原理，合理选择抗癌药物。小细胞癌对化疗最为敏感，鳞癌次之，腺癌最差。小细胞癌化疗的有效率可达60%，缓解率在50% ～ 90%，其中完全缓解率达25%。所以，小细胞癌首选化疗，且化疗加放疗的疗效较单用化疗好。对小细胞癌敏感的抗癌药物有依托泊苷（VP-16，足叶乙苷）、替尼泊苷（VM-26，鬼臼噻吩苷）以及异环磷酰胺（IFO）等，其单药应用的缓解率可达60% ～ 77%，其次洛莫司汀（CCNU，洛莫司汀）、顺铂（DDP）、长春地辛（VDS）、氨甲蝶呤（MTX）、表柔比星（EPI）等对小细胞癌也有一定的疗效。

化疗原则目前主张间歇、短程、联合用药。小细胞肺癌的诱导化疗以2 ～ 3个周期为宜，可使较大的癌肿缩小，以利于手术和放疗。手术或放疗后应继续化疗，一般术后2 ～ 3

周即可进行化疗。化疗缓解后，因小细胞癌的类型不同，部分小细胞癌混有对化疗不敏感的非小细胞癌等因素，有25%～50%的小细胞癌患者会出现局部复发，故此化疗缓解后的局部治疗也很有必要。

4. 肺癌的介入治疗

近年来，采用局部介入治疗的方法来缓解患者的症状、控制癌肿发展，如经支气管动脉和（或）肋间动脉灌注化疗加栓塞治疗；经纤维支气管镜进行血卟啉染料激光治疗、YAG 激光切除治疗、支气管腔内放疗、电刀切割治疗等。

5. 生物缓解调节剂（BRM）

免疫生物治疗可增强人体免疫功能以及对化疗、放疗的耐受性，提高疗效，减少复发，目前已经成为肿瘤治疗的重要组成部分，尤其是为小细胞肺癌患者提供了一种新的治疗手段。如干扰素、白细胞介素 2（IL-2）、转移因子、左旋咪唑、肿瘤坏死因子（TNF）、菌落刺激因子（CSF）等在临床上已经有较广泛的应用。

第九节 结核性胸膜炎

结核性胸膜炎是结核杆菌及其自溶产物、代谢产物进入超敏感机体的胸膜腔而引起的胸膜炎症，属肺外结核病，2000 年被卫生部批准的我国新的分类法则将其分类为结核病的第四类型。

一、病因和发病机制

本病是由结核杆菌侵犯胸膜所致，结核杆菌到达胸膜的途径如下。

（1）肺门淋巴结病灶的结核杆菌循淋巴管逆流至胸膜。

（2）肺部结核病灶直接蔓延到胸膜。

（3）血行播散型肺结核经血液循环到达胸膜。本病多见于继发性肺结核患者，结核性胸膜炎的发生是胸膜对结核杆菌及其代谢产物的过敏反应，另外，50%～80% 的患者胸膜上有典型的结核病变。

二、临床表现

结核性胸膜炎常发生于儿童或 40 岁以下青壮年，女性较多见。起病常较急，也可缓慢进展。常有低热、盗汗、消瘦等结核中毒症状。

1. 干性胸膜炎

胸痛为其主要症状，多位于胸廓呼吸运动幅度最大的腋前线或腋后线下方。病变累及膈肌时疼痛可放射到上腹部，胸痛剧烈，呈针刺样，在深呼吸及咳嗽时加剧，患侧卧位可使疼痛减轻。体检可有胸壁局限性压痛，患侧呼吸运动减弱，呼吸音减低，部分患者可在两侧下胸部触及胸膜摩擦感。听诊闻及胸膜摩擦音具有重要诊断价值。

2. 渗出性胸膜炎

以气急为主。在胸腔积液量较少时，因胸腔积液刺激可有干咳及明显胸痛，随积液量的增多，胸痛逐渐消失，并逐渐出现越来越重的呼吸困难，急性大量积液时可有端坐呼吸、发绀。体检时，可见患侧胸廓饱满、呼吸运动减弱、语颤减弱、呼吸音消失，气管及纵隔被推向健侧等典型胸腔积液体征。

三、实验室检查

1. 胸部 X 线检查

是发现渗出性胸膜炎的重要手段。

干性胸膜炎可有患侧呼吸运动减弱，无积液阴影。渗出性胸膜炎，少量积液仅显示肋膈角变钝；中等量积液可见典型 X 线积液征象：上缘呈外高内低、凹面向上，其下呈密度逐渐升高且均匀一致的阴影，膈肌不显影，平卧位胸部 X 线片示一侧肺野密度增高；大量积液时患侧肺野全部密度增高，气管以及纵隔均向患侧移位。包裹性积液以及叶间积液可于切线位显示梭形阴影，边界清晰；肺底积液者可见患侧肺底上移，易误诊为膈肌升高，但患侧卧位时可见胸腔积液流散于侧胸部。

2. 胸腔积液检查

是明确病因、积液性质、确定诊断的重要手段。结核性胸膜炎胸腔积液为渗出液，外观呈草黄色，透明或稍浑浊，呈毛玻璃状，个别患者胸腔积液呈血性。比重 > 1.018，蛋白定量 > 30 g/L，pH 多 < 7.3。显微镜检查有核细胞数在（1 ~ 2）×10^9/L 以上，早期以中性粒细胞为主，随后则以淋巴细胞为主。慢性胸膜炎患者少数可见嗜酸性粒细胞增多；结核性脓胸患者胸腔积液中白细胞总数可高达（10 ~ 15）×10^9/L，其中以中性粒细胞居多。胸腔积液腺苷脱氨酶（ADA）活性明显增高（可高达 100 U/L），胸腔积液经离心沉淀后涂片做抗酸染色镜检可找到结核杆菌，但阳性率较低，采用 PCR 技术检测可提高阳性率。部分患者胸腔积液结核杆菌培养可获得阳性结果。

3. 超声检查

对诊断胸腔积液的准确率高，有助于明确胸腔积液的部位，可为抽液准确定位，同时可鉴别胸膜肥厚和实质性病变。

4. 其他

胸部 CT 检查既能显示胸腔积液，又能进一步显示胸壁、胸膜、肺部、纵隔的情况，还可推测病变的性质。胸膜活检，可发现结核结节、干酪样坏死以及类上皮细胞等。结核杆菌素试验多呈强阳性。血常规检查早期白细胞计数可增多或正常，以中性粒细胞为主，后期白细胞计数正常，淋巴细胞比例偏高；红细胞沉降率增快。

四、诊断和鉴别诊断

1. 诊断

依据起病较急，有结核中毒症状以及胸痛、胸闷、喜患侧卧位，体检有胸膜摩擦音或胸腔积液体征，X 线检查和超声检查有胸腔积液征象，胸腔积液检查符合渗出液特征，结核杆菌素试验呈强阳性等，可考虑为结核性胸膜炎。胸腔积液 ADA 检测可提高本病诊断的准确性。胸膜活检病理学检查有结核的病理改变或胸腔积液细菌学检查发现结核杆菌者可确诊为本病。

2. 鉴别诊断

（1）渗出性结核性胸膜炎与癌性胸腔积液的鉴别：癌性胸腔积液多为肺癌、乳腺癌转移至胸膜所致，患者年龄多在中年以上，一般无明显发热，胸痛进行性加剧，体检除胸腔积液体征外，多数患者还可见到锁骨上窝淋巴结肿大以及癌肿压迫所引起的直接或间接征象。肺癌患者，多数气管移位与胸腔积液量不成比例，且结核杆菌素试验呈阴性，胸腔积液多呈血性，量大，抽液后生长迅速，pH > 7.40，ADA < 45 U/L，癌胚抗原（CEA）> 15 μg/L，乳酸脱氢酶（LDH）> 500 U/L，可查到癌细胞。结核性胸膜炎患者年龄常较小，多有低热、乏力、盗汗等结核中毒症状，体检除胸腔积液体征外无其他异常发现，结核杆菌素试验多呈强阳性（老年患者可呈阴性，须注意），胸腔积液为草黄色渗出液，淋巴细胞居多，pH 较低。痰液细胞学检查、支气管镜检查、胸部 CT 检查有助于鉴别。必要时可做胸膜活检以确定诊断。

（2）干性结核性胸膜炎与流行性胸膜痛的鉴别：流行性胸膜痛由柯萨奇 B 组病毒感染所致，呈小范围流行，一般先有发热、咽痛、乏力、食欲减退等症状，胸痛多骤起，呼吸、咳嗽或转动体位时加剧，并可放射到颈、肩以及上腹部，疼痛持续 1 周左右可自行缓解。体检胸部肌肉可有压痛。X 线检查无异常发现。咽拭子和粪便病毒分离以及有关血清学检查可鉴别。

五、治疗

治疗的目的在于治疗和预防继发的活动性肺结核，解除症状和防止胸膜粘连。治疗方法主要包括化疗和抽吸胸腔积液。

1. 一般治疗

包括休息、营养支持和对症治疗。

2. 抽液治疗

中等量以上胸腔积液应及时穿刺放液，使肺尽早复张，纵隔复位，减少纤维素沉积，防止因胸膜增厚粘连而影响肺功能。大量胸腔积液每周可抽液 2 ～ 3 次，直至积液完全消失。每次抽液量不宜超过 1000 mL，抽液不宜过快过多，否则胸腔压力骤降有发生复张性肺水肿及循环障碍的危险。穿刺过程中如出现头晕、面色苍白、冷汗、心悸、脉搏细数、四肢发凉等表现，应考虑"胸膜反应"，立即停止抽液并使患者平卧，密切观察血压等变化，必要时肌内注射尼可刹米 0.375 g 或皮下注射 0.1% 肾上腺素 0.5 mL，密切观察病情，注意血压变化，防止休克。

3. 糖皮质激素的应用

在有效抗结核治疗的基础上，应用糖皮质激素可降低炎症反应、减轻结核中毒症状、加快胸腔积液吸收或缩短积液吸收时间、减少胸膜增厚以及粘连的机会。但糖皮质激素有抑制免疫的作用，可导致结核播散，故必须慎重应用。多用泼尼松 10 mg 口服，3 次 / 天，在体温恢复正常、结核毒性症状减轻或消退、胸腔积液明显减少时，应逐渐减量以至停用，一般疗程为 4 ～ 6 周。停药速度不宜过快，否则易出现反跳现象。

第十节 自发性气胸

胸膜腔是由脏层胸膜和壁层胸膜围成的一个不含空气的潜在的密闭腔隙。任何原因使空气进入胸膜腔均称为气胸。除了人为因素和外伤，由于肺部疾病而使脏层胸膜破裂，或是由于靠近肺表面的肺大疱、细小气肿泡等自行破裂而使气体进入胸膜腔所形成的气胸称为自发性气胸，是一常见的内科急症。

一、病因和发病机制

根据肺部有无原发疾病可将自发性气胸分为原发性和继发性两种类型。继发性气胸多继发于肺胸基础疾患如肺癌、肺脓肿、化脓性肺炎、支气管哮喘、空洞型肺结核、慢性阻塞性肺气肿等疾病；原发性气胸（也称为特发性气胸）是指肺部常规 X 线检查未发现明显病变者所发生的自发性气胸，多有反复发作倾向，好发于体形瘦长的青壮年男性。一般多认为，与胸膜下肺大疱或细小气肿泡破裂有关，吸烟是其危险因素。在我国继发性气胸多于原发性气胸。

自发性气胸大多有诱因存在，如剧烈运动、抬举重物、打喷嚏、咳嗽、用力排便等屏气动作，可使气道和肺内压突然增高，致使脏层胸膜破裂发生气胸。

二、临床表现

1. 症状

主要有突发胸痛、呼吸困难和刺激性干咳。

（1）胸痛：因脏层胸膜受刺激所致，常在抬举重物、剧烈咳嗽、喷嚏、大笑、高喊、用力排便等情况下突然发生，胸痛多局限于患侧，多在前胸、腋下部，有时可向患侧肩部放射，呈针刺样或刀割样疼痛。随着胸腔内积气量的增多，胸痛可逐渐减轻或消失。

（2）呼吸困难：患者可有不同程度的胸闷、气急、喘憋、平卧困难，其呼吸困难程度与肺脏被压缩的面积、气胸发生的快慢和类型以及患者原来的呼吸功能状况有关。肺脏被压缩面积大、气胸发生快、基础肺功能差者呼吸困难明显，反之则轻微。慢性气胸患者，因通气/血流的调整以及长期适应代偿，患者的呼吸困难等症状可不明显。

张力性气胸因胸膜腔内压力显著升高，肺脏被明显压缩，纵隔移位，迅速出现呼吸循环障碍，患者除严重呼吸困难、胸闷等症状外，还有烦躁不安、发绀、脉搏细数、大汗淋漓等休克表现，严重者甚至发生意识不清、呼吸、心跳停止。

（3）刺激性干咳：胸膜受到刺激时可出现干咳，多突然发生。

2. 体征

气胸典型的胸部体征为：视诊患侧胸廓饱满，肋间隙增宽，呼吸运动减弱或消失。触诊语颤减弱或消失，气管以及心尖搏动向健侧偏移。叩诊呈鼓音。听诊患侧呼吸音及听觉语音减弱或消失。

三、实验室检查

1. 胸部 X 线检查

是确定气胸的最重要方法，还有助于明确积气量的多少、肺脏被压缩的程度、气胸的类型、治疗过程中肺脏的复张情况以及有无并发症等。

气胸的典型 X 线表现为被压缩肺边缘呈外凸弧形的细线条形阴影，称气胸压缩线，线以外是积气，透亮度较低，其中无肺纹理；线以内是被压缩的肺组织，透亮度较正常肺组织为低。胸腔积气量较大时，肺组织被压向肺门，呈团块状阴影，外缘呈弧形或分叶状，同时可见纵隔被推向健侧，多见于张力性气胸。少量积气时，多局限于肺尖部，常不易观察到。并发胸腔积液时，可见典型的液气平面。

2. 动脉血气分析

张力性气胸或其他病情较重的气胸可出现低氧血症。

四、诊断和鉴别诊断

1. 诊断

自发性气胸依据突发一侧胸痛、呼吸困难并有气胸体征即可作出初步诊断。X 线显示气胸征是确诊依据。在病情危重无法进行 X 线检查时，应立即在患侧胸腔积气体征最明显处穿刺抽气、测压，即可确定诊断，并且有助于判定气胸的类型。

2. 鉴别诊断

（1）支气管哮喘和阻塞性肺气肿有胸闷、呼吸困难、发绀等症状，体征也与气胸相似。但以下几点可区别。

1）既往有慢性支气管炎或支气管哮喘病史。

2）无突发胸痛。

3）两肺对称分布。

4）胸部 X 线检查无气胸线。

（2）急性心肌梗死也可出现突发胸痛、胸闷以及呼吸困难等症状，但患者既往有高血压、冠状动脉粥样硬化性心脏病病史，无气胸体征，心电图、胸部 X 线检查以及血清酶学检测有助于鉴别。

（3）肺大疱指位于肺脏周边部位的巨型肺大疱，患者常有气急等症状，且胸部 X 线征象也与气胸相似，但前者发病前无上述气胸发作的诱因，无突发胸痛。胸部 X 线检查经仔细辨别可见圆形或椭圆形气腔，其内有细小的条状纹理。气腔周围有线状泡壁，邻近肺组织被压向膈角或肺尖，且被压向肺门的肺组织呈凹陷样弧线。

（4）肺栓塞患者有胸痛、呼吸困难、发绀等症状，表现与气胸极为相似。但肺栓塞患者常有下肢或盆腔栓塞性静脉炎、骨折、风湿性心脏病、心房颤动或长期卧床等病史，除上述症状外，还常有咯血以及低热等表现。详细的体检、X 线以及放射性核素检查有助于鉴别。

五、治疗

1. 保守治疗

对于积气量少于患侧胸腔容积 20%、呼吸困难等症状较轻微，且为首次发病的闭合性气胸患者，$PaO_2 > 70$ mmHg 时无须排气治疗，可嘱患者严格卧床休息，减少肺活动度，并酌情给予镇静、镇痛、祛痰止咳药物进行保守治疗，其胸腔内积气可于 2 周左右自行吸收。发绀者应予吸氧。

2. 排气治疗

在病情许可时，应立即做胸部 X 线检查，以了解肺脏受压程度。同时应用人工气胸箱测定胸膜腔内压力，并综合患者的症状、体征来判定气胸类型，选择合适的排气方法。

排气治疗的适应证：肺压缩达 20% 以上的闭合性气胸，尤其是肺功能差的肺气肿患者。张力性和开放性气胸均应积极抽气。

（1）闭合性气胸：对积气量较多（肺压缩＞20%）或有较明显呼吸困难等症状者，为加速肺组织复张、缓解呼吸困难等症状，可每日或隔日进行胸腔穿刺排气一次（穿刺部位通常选择在患侧胸部锁骨中线上第 2 肋间处，穿刺针可直接与 50 ～ 100 mL 注射器或气胸箱相连），并在抽气后观察胸腔内压力的变化。每次抽气量不宜超过 1 000 mL，直至肺组织大部分复张后停止抽气，剩余少量积气任其自行吸收。对于肺组织复张能力较差的患者，常需反复多次抽气方能使肺组织完全复张。对于局限性气胸，应在 X 线定位下进行胸腔穿刺抽气，以确保安全。

（2）张力性气胸。

1）紧急排气：为尽快减低胸膜腔内压力、迅速缓解患者呼吸困难症状、避免发生严重并发症等，可视现场条件选择下列方式进行紧急排气治疗。①气胸箱抽气、测压。②应用大注射器连接三通开关及胶皮管进行胸腔穿刺抽气。③甚至在病情危急又缺少必要抽气设备时，可选用粗输液针头直接刺入胸膜腔，使胸膜腔与外界相通，迅速排出胸膜腔内气体，以暂时减轻胸膜腔内压力，挽救患者生命。

2）胸腔闭式引流：在进行紧急排气后，为确保有效持续排气，应安装胸腔闭式引流装置进行排气治疗。其方法为：在患侧第 2 肋间锁骨中线外侧（此为气胸常规穿刺抽气部位）或腋前线第 4 ～ 5 肋间，经常规消毒、局部麻醉后，沿肋骨上缘做一 2 ～ 3 cm 的横切口。然后将套管针刺入胸膜腔，拔出针芯，再将无菌硅胶管（尖端剪成鸭嘴状并开两个侧孔）经套管送入胸膜腔内 3 ～ 4 cm，最后将外套管退出并缝合固定硅胶管。引流管固定后将其另一端与水封瓶相连接，水封瓶内玻璃管的下口应置于水面下 1 ～ 2 cm，以保持胸膜腔内压力在 1 ～ 2 cmH$_2$O 以下，当胸膜腔内压力高于此值时积气即可从引流管内逸出。应注意保持引流管的畅通。经引流后若患者临床症状已经缓解、瓶中无气泡逸出、X 线检查证实肺脏已完全复张，再置管观察 24 ～ 48 小时，如无异常即可拔管。

若单纯水封瓶引流排气无效，可应用持续负压引流，将持续负压装置（中心负压管道或吸引器）与压力调节瓶相连再将调压瓶与单纯负压引流水封瓶连接起来，通过压力调节管进水的深度来调节负压的大小，负压的范围通常维持在 -12 ～ -8 cmH$_2$O，以免负压过大引起肺组织损伤。在整个胸腔闭式引流过程中，水封瓶必须低于胸腔的水平位置，以免水封瓶中的水倒流入胸膜腔。

（3）交通性气胸：对积气量少、无明显呼吸困难症状的交通性气胸患者，在经保守治疗或安置水封瓶引流后，部分患者的胸膜破口可自行关闭而转为闭合性气胸。若呼吸困难症状显著或有呼吸功能不全患者，可应用负压吸引，胸膜破口可随肺组织复张而关闭。

3. 并发症的治疗

（1）纵隔气肿：纵隔内少量积气可随胸膜腔内积气的吸收而自行消失。若纵隔内积气量较大，器官的压迫症状显著，应进行胸骨上窝横行切开排气引流。

（2）血气胸：若做胸腔闭式引流，经积极排气、排血、止血、输血治疗后，胸膜腔内继续出血不止，应及时开胸手术结扎破裂出血的血管，以有效止血。

（3）脓气胸：除根据致病菌积极选用有效的抗生素，进行全身以及局部的抗感染治疗外，还应彻底引流。对慢性脓胸已经形成支气管—胸膜瘘者，应考虑手术治疗。

（4）复发性气胸：常采用胸膜粘连术，通过生物、理化刺激使胸膜产生无菌性炎症，造成壁层和脏层胸膜粘连，导致胸膜腔闭锁，从而达到防治气胸的目的。临床上常采用的胸膜粘连剂有：50%的葡萄糖注射液、自身血液、20%的灭菌精制滑石粉悬液、四环素粉针剂、维生素 C 等。上述粘连剂应在肺组织完全复张后注入，为避免剧烈胸痛应先注入利多卡因，以充分麻醉胸膜。注入粘连剂后，应嘱患者反复转动体位，以使粘连剂均匀分布。一次无效者，可重复进行。

4. 原发病的治疗

在治疗气胸的同时，应积极针对病因进行治疗。

第十一节 睡眠呼吸暂停低通气综合征

睡眠呼吸暂停低通气综合征（SAS）是指各种原因导致睡眠状态下反复出现呼吸暂停和（或）低通气，引起低氧血症、高碳酸血症，从而引起一系列病理生理改变的临床综合征。其患病率为 1%～4%，本病在 40 岁以上人群中多见，男性多于女性，老年人患病率更高。

一、病因

1. 阻塞性睡眠呼吸暂停综合征（OSAS）

（1）解剖学因素：上呼吸道，特别是鼻、咽部位狭窄是主要的病理基础，如肥胖、变应性鼻炎、鼻息肉、扁桃体肥大、软腭松弛、腭垂过长过粗、舌体肥大、舌根后坠、下颌后缩、颞颌关节功能障碍和小颌畸形等。

（2）功能性因素：饮酒、服用安眠药、妇女绝经后、甲状腺功能低下、老年等。

2. 中枢性睡眠呼吸暂停综合征（CSAS）

常与 OSAS 同时存在，多数由神经系统和运动系统病变引起。如血管栓塞或变性引起的脊髓病变、脊髓灰质炎、脑炎、枕骨大孔发育畸形、家族性自主神经异常等；肌肉疾患如膈肌的病变、肌强直性营养不良、充血性心力衰竭等。

二、临床表现

1. 夜间表现

（1）打鼾：是主要表现。常常是鼾声→气流停止→喘气→鼾声循环出现。

（2）呼吸暂停：75% 的同室或同床睡眠者发现患者有呼吸暂停，常因此而推醒患者，呼吸暂停多随着喘气、憋醒或响亮的鼾声而终止。

（3）憋醒：呼吸暂停后突然憋醒，常伴有翻身、四肢不自主运动甚至抽搐，或者突然坐起，自觉心悸、胸闷或心前区不适。因低氧血症和高碳酸血症，患者出汗较多，以颈部、上胸部明显，部分患者可有恐惧、惊叫、呓语、夜游、幻听、遗尿等。

2. 白天表现

由于夜间反复呼吸暂停、低氧血症，使睡眠连续性中断，觉醒次数增多，睡眠质量下降，白天常嗜睡、头晕、乏力、晨起头痛、注意力不集中，精细操作能力下降，记忆力和判断力下降，老年人可表现为痴呆、烦躁、易激动、焦虑等。约有 10% 的患者可出现性欲减退，甚至阳痿。

3. 全身器官损害的表现

心血管系统异常较常见，常为首发症状和体征。高血压的发生率为 45%，且降压药物疗效不佳，可有夜间心绞痛、心肌梗死、心律失常等冠心病的表现。SAS 可以是高血压、冠心病的独立危险因素。还可出现肺心病和呼吸衰竭，缺血性或出血性脑血管病，可有精神异常、糖尿病等。

三、实验室检查

1. 血液检查

部分患者可出现红细胞和血红蛋白增高，也可见血糖增高。

2. 动脉血气分析

病情严重或已并发肺心病、呼吸衰竭者，可有低氧血症、高碳酸血症和呼吸性酸中毒。

3. 肺功能检查

部分患者可表现为限制性通气功能障碍。

4. 心电图

有高血压、冠心病时，可有心室肥厚、心肌缺血或心律失常等改变。

5. 多导睡眠图（PSG）

可确诊本病并能确定其类型及病情轻重。该项检查同步记录患者睡眠时的脑电图、肌电图、口鼻气流、胸腹呼吸运动、眼动图、动脉血氧饱和度、心电图等多项指标，可准确地了解患者睡眠时呼吸暂停的情况。

6. 其他

耳鼻咽喉及口腔的检查可了解有无局部解剖和发育异常、增生、肿瘤。头颅、颈部 X 线、CT、MRI 检查可测定口咽横断面积，可做明显狭窄的定位。

四、诊断和鉴别诊断

根据患者睡眠时打鼾伴呼吸暂停、白天嗜睡、身体肥胖、颈围粗及其他临床表现，可作出初步诊断，结合多导睡眠图和其他检查，可确诊。本病需与下列疾病鉴别。①原发性鼾症：有明显的鼾声，PSG 检查无气道阻力增加，无呼吸暂停和低通气，无低氧血症。②上气道阻力综合征：气道阻力增加，PSG 检查反复出现 α 醒觉波，夜间醒觉大于 10 次 / 小时，睡眠连续性中断，有疲倦及白天嗜睡，可有或无明显鼾声，无呼吸暂停和低氧血症。③发作性睡病：白天过度嗜睡，发作性猝倒，PSG 检查睡眠潜伏期小于 10 分钟，入睡 20 分钟内有快速眼动时相出现，无呼吸暂停和低氧血症，多次小睡潜伏时间试验检测平均睡眠潜伏期小于 8 分钟，有家族史。

五、治疗

1. 中枢性睡眠呼吸暂停综合征的治疗

（1）原发病的治疗：积极治疗原发病。如神经系统疾病、充血性心力衰竭的治疗等。

（2）呼吸兴奋药物：可增加呼吸中枢的驱动力，改善呼吸暂停和低氧血症。常用药物有：都可喜 50 mg，2～3 次／天；乙酰唑胺 125～250 mg，2～3 次／天；茶碱 100～200 mg，2～3 次／天。

（3）氧疗：可纠正低氧血症，对继发于心力衰竭的患者，可降低呼吸暂停和低通气的次数，但对神经肌肉疾病引起者有可能加重高碳酸血症。

（4）辅助通气治疗：对严重患者，应用机械通气可增强自主呼吸，可选用无创或有创正压机械通气。

2. 阻塞性睡眠呼吸暂停综合征的治疗

（1）一般治疗：包括控制饮食、应用药物或手术减肥，从而减少咽部脂肪沉积，增加咽腔的横截面积，降低咽部萎陷指数。抬高床头，改变仰卧位睡眠为侧卧位。戒烟戒酒，避免服用镇静药，以减少危险因素。

（2）药物治疗：疗效不肯定。可试用乙酰唑胺、甲羟黄体酮、普罗替林等治疗。如有变应性鼻炎、鼻阻塞等可用缩血管药或非特异性抗感染药喷鼻，能减轻症状。

（3）器械治疗。

1）经鼻持续气道正压（CPAP）治疗：是治疗中、重度 OSAHS 患者的首选方法。经鼻向气道内持续正压送气，可使患者的功能残气量增加，降低上气道阻力，通过刺激气道感受器增加上气道肌张力，防止上气道塌陷，从而改善了夜间呼吸暂停和低通气，消除了夜间打鼾，纠正了夜间低氧血症，显著改善白天嗜睡、头痛及记忆力减退等症状。在应用 n-CPAP 治疗时，送气压力一般设置在 6～11 cmH_2O 范围，并随着患者的睡眠体位、睡眠阶段和呼吸时相而调整，同时选择合适的鼻罩并加用湿化装置，可以减轻口鼻黏膜干燥、憋气、局部压迫等不良反应。对昏迷、肺大疱、咯血、气胸和血压不稳定者禁用。

2）双相气道正压通气（BiPAP）治疗：经鼻面罩在吸气相和呼气相分别给予不同的送气压力，在患者自然吸气时送气压力较高，而自然呼气时送气压力较低，这样既保证了上气道开放，又更符合呼吸生理过程，增加了治疗的依从性。适用于 CAPA 压力需求较高的患者、老年人有心肺血管疾病者。

3）自动调压智能化（Auto-CPAP）呼吸机治疗：根据患者夜间气道阻塞程度的不同，呼吸机送气压力随时变化，疗效和耐受性好，但价格贵，难以普及。

（4）口腔内矫治器治疗：口腔内矫治器是近年来发展起来治疗 OSAS 的新技术，通过手术或戴舌形或下颌形牙假体将下颌拉向前，保持舌回位，使下咽腔开放，以此减轻阻塞程度，口腔内矫治器还可改变上气道的顺应性和软腭的位置和功能。应用口腔内矫治器可使呼吸暂停或低通气指数有一定程度的下降，改善血氧饱和度并提高睡眠质量。

（5）外科手术治疗：对于口咽部狭窄，如软腭过低、松弛、腭垂粗长及扁桃体肥大者，可行腭垂软腭咽成形术。对鼻中隔偏曲、鼻甲肥大、鼻息肉等，可相应地采用鼻中隔矫正术、鼻息肉摘除术、鼻甲切除术等。对于各种原因所致的下颌后缩、小颌畸形与下颌弓狭窄等患者，可采用下颌前移术、颏前移术、颏前移和舌骨肌肉切断悬吊术等正颌手术。

第十二节 慢性呼吸衰竭

由于机体的代偿适应尚能从事轻工作和日常活动者称代偿性慢性呼吸衰竭。当并发呼吸道感染、气道痉挛等原因，致呼吸功能急剧恶化，代偿丧失，出现严重缺氧和二氧化碳潴留及代谢紊乱，称失代偿性慢性呼吸衰竭。以Ⅱ型呼吸衰竭最常见。

一、病因

以慢性阻塞性肺疾病（COPD）最常见，其次为重症哮喘发作、弥散性肺纤维化、严重肺结核、肺尘埃沉着病、广泛胸膜粘连、胸廓畸形等。呼吸道感染常是导致失代偿性慢性呼吸衰竭的直接诱因。

二、临床表现

除原发病的相应症状外，主要是由缺氧和二氧化碳潴留引起的多器官功能紊乱。慢性呼吸衰竭的临床表现与急性呼吸衰竭大致相似，但在以下 5 个方面有所不同。

1. 呼吸困难

慢性阻塞性肺疾病所致的呼吸衰竭，病情较轻时表现为呼吸费力伴呼气延长，严重时呈现浅快呼吸。若并发二氧化碳潴留，$PaCO_2$ 显著升高或升高过快，可出现二氧化碳麻醉，患者由呼吸过速转为浅慢呼吸或潮式呼吸。

2. 发绀

发绀是缺氧的典型症状，血流淤积、毛细血管和静脉血氧饱和度偏低时容易出现发绀。临床上观察口唇与口腔黏膜等血流量大的部位较为可靠。血氧饱和度低于 85%，即可出现发绀。慢性代偿性呼吸衰竭由于红细胞增多，血氧饱和度虽大于 85%，也会诱发发绀出现。发绀的出现，说明呼吸功能不全已较严重，但不能以有无发绀作为呼吸功能不全的指征。

3. 精神神经症状

慢性呼吸衰竭伴二氧化碳潴留时，随 $PaCO_2$ 升高，可表现为先兴奋后抑制。兴奋症状有烦躁、躁动、夜间失眠、白天嗜睡等，抑制症状有神志淡漠、注意力不集中、定向力障碍、昏睡甚至昏迷，也可出现腱反射减弱或消失，锥体束征阳性等，称为肺性脑病。

慢性呼吸衰竭患者在出现兴奋症状时切忌用镇静或催眠药，以免加重二氧化碳潴留，诱发肺性脑病。

4. 循环系统表现

二氧化碳潴留使外周体表静脉充盈、皮肤充血、温暖多汗、血压升高、心排出量增多而致脉搏洪大，多数患者有心率加快，因脑血管扩张产生搏动性头痛。

5. 消化和泌尿系统

严重缺氧和二氧化碳潴留可使胃酸分泌增多，导致黏膜充血、水肿、糜烂、渗血及应激性溃疡，造成消化道出血。还可造成肝肾功能损害出现丙氨酸氨基转移酶、尿素氮升高。

三、诊断

根据慢性肺胸疾病或其他导致呼吸功能障碍的疾病，新近有呼吸道感染，以及缺氧、二氧化碳潴留的临床表现，结合动脉血气分析可作出诊断。

四、治疗

治疗原则是通畅气道，纠正缺氧，增加通气量、减少二氧化碳潴留，纠正酸碱失衡和水电解质紊乱抗感染治疗，以及病因治疗。

1. 通畅气道

是纠正呼吸衰竭的首要措施。可采用鼓励患者咳嗽、指导患者有效咳嗽，加强翻身、拍背和体位引流，对昏迷者可采用多孔导管通过口腔、咽喉部，将分泌物或胃内反流物吸出，痰液黏稠不易咳出者，可采用雾化吸入，对气道痉挛者可给予支气管扩张剂，必要时建立人工气道，如经鼻或经口气管插管和气管切开术后置入气管导管。

2. 纠正缺氧

常用鼻塞或鼻导管吸氧，Ⅱ型呼吸衰竭者应给予低流量（1 ～ 2 L/min）、低浓度（25% ～ 33%）持续吸氧。因Ⅱ型呼吸衰竭时，呼吸中枢对高二氧化碳的反应性差，呼吸的维持主要靠缺氧的刺激，若给予高浓度吸氧，可消除缺氧对呼吸的驱动作用，而使通气量迅速降低 $PaCO_2$ 量升高，很快进入昏迷。Ⅰ型呼吸衰竭吸氧浓度可较高（35% ～ 45%），宜用面罩吸氧。但同时应防止高浓度（> 60%）长时间（> 24 h）吸氧引起氧中毒。

3. 增加通气量、减少二氧化碳潴留

二氧化碳潴留主要是由肺泡通气不足引起的，只有增加肺泡通气量才能有效地排出二氧化碳，目前临床上常通过应用呼吸兴奋剂和机械通气来改善肺泡通气功能。

（1）合理应用呼吸兴奋剂可增大通气量，还可改善神志、提高咳嗽反射，有利于排痰。常用尼可刹米 1.875 ～ 3.75 g 加入 5% 葡萄糖注射液 500 mL 中静脉点滴，但应注意供氧，以弥补其氧耗增多的弊端。氨茶碱、地高辛可增强膈肌收缩而增加通气量，可配合应用。此外，纳洛酮有较好的促醒作用，必要时可选用。

（2）机械通气的目的在于提供维持患者代谢所需要的肺泡通气，提供高浓度氧气以纠正低氧血症，改善组织缺氧。代替过度疲劳的呼吸肌完成呼吸作用，减轻心、肺负担，缓解呼吸困难症状。对于神志尚清、能配合的呼吸衰竭患者，可采用非创伤性机械通气，如做鼻或口鼻面罩呼吸机机械通气。对于病情危重、神志不清或呼吸道有大量分泌物者，应及时建立人工气道，如气管插管、气管切开安装多功能呼吸机机械通气。机械通气为正压送气，操作时各项参数（潮气量、呼吸频率、吸呼比、氧浓度等）应适中，防止并发症的出现。

4. 纠正酸碱失衡和水电解质紊乱

呼吸性酸中毒时主要应通畅气道和加强通气以便有效地排出二氧化碳，严重酸血症时（pH < 7.2），可少量补充碳酸氢钠；呼吸性酸中毒伴代谢性碱中毒或单纯代谢性碱中毒

者应补充氯化钾和生理盐水，显著碱血症者可用精氨酸 20 g 静脉滴注，使 pH 适当降低；呼吸性酸中毒伴代谢性酸中毒者应予适量补充碳酸氢钠，但应避免使 pH 上升过快；单纯呼吸性碱中毒者可在口鼻部加纸罩以重复吸入呼出的二氧化碳，或适当减少机械通气的通气量即可。慢性呼吸衰竭患者易有脱水应酌情补充；常有低钾血症、低镁血症或低钠血症，应根据检测结果进行纠正。

5. 抗感染治疗

慢性呼吸衰竭急性加重的诱因 80% 以上为急性呼吸系统感染，即使非感染因素引起者也很快会继发感染。因此，抗感染治疗是呼吸衰竭治疗的重要环节之一。

6. 病因治疗

是治疗呼吸衰竭的根本所在。在解决呼吸衰竭本身造成危害的前提下，应针对不同病因采取适当的治疗措施。

第三章 消化系统疾病

第一节 概述

由口腔、食管、胃、十二指肠、空肠、回肠、结肠、直肠、肛门、肝、胆囊及胰腺构成了体内拥有最多脏器的消化系统，这些脏器的疾病常见且相互关联，有些临床表现十分复杂，在就诊初期定位及定性不甚明确，在由表入里、由此及彼、去粗取精、去伪存真的诊治过程中，医生需要具备坚实的、不断更新的消化生理、生化、病理生理、药理、内镜和血管介入知识，需要更强的逻辑思维，需要丰富的社会、人文知识及为患者服务的技能。消化系统疾病危急重症多，医生高度的责任感、健康的体魄、良好的心理素质及娴熟的医疗技术都甚为重要。

一、生理机制

（一）生理性食管抗反流防御机制

生理状况下，吞咽时，食管下括约肌（LES）松弛，食物得以进入胃内；非吞咽情况下，也可发生一过性 LES 松弛，出现少量、短暂的胃食管反流，由于下述抗反流机制的存在，避免了胃食管反流的发生。

1. 抗反流屏障

是食管和胃交接的解剖结构，包括 LES、膈肌脚、膈食管韧带、食管与胃底间的锐角等。LES 是食管末端 3～4 cm 长的环形肌束，其收缩产生的食管胃连接处的高压带，可防止胃内容物反流入食管。

2. 食管清除作用

正常情况下，一旦发生胃食管反流，大部分反流物通过 1～2 次食管自发和继发的蠕动性收缩将反流物排入胃内，即食管廓清。剩余反流物则由唾液冲洗及中和。

3. 食管黏膜屏障

反流物进入食管后，食管黏膜屏障凭其上皮前黏液及 HCO_3^-、复层鳞状上皮以及黏膜下丰富的血液供应，抵抗反流物对食管黏膜的损伤。

（二）胃黏膜屏障

胃黏膜上皮向内凹陷，形成胃腺。幽门腺分布于胃窦及幽门部，呈分支较多而弯曲的管状黏液腺，内有较多内分泌细胞，是分泌黏液及促胃液素的主要腺体。胃底腺分布于胃底和胃体部，分支少，由主细胞、壁细胞、颈黏液细胞及内分泌细胞组成，是分泌胃酸、胃蛋白酶及内因子的主要腺体，也称泌酸腺。贲门腺分布于胃贲门附近，单管腺主要分泌黏液。

胃液 pH 为 0.9～1.5，正常人分泌量为 1.5～2.5 L/d，在酸性环境下胃蛋白酶原被激活。此外，胃黏膜经常与各种病原微生物以及有刺激的、损伤性的物质接触，但胃黏膜却能保持本身完整无损，使胃腔与胃黏膜内的 H^+ 浓度维持在 1 000 倍之差的高梯度状态，这与胃黏膜屏障所涉及的三个层面有关。

1. 上皮

由覆盖于胃黏膜上皮细胞表面的一层约 0.5 mm 厚的黏液凝胶层及碳酸氢盐层构成，能防止胃内高浓度的盐酸、胃蛋白酶、病原微生物及其他有刺激的甚至是损伤性的物质对胃上皮细胞的伤害，保持酸性胃液与中性黏膜间高 pH 梯度。

2. 上皮细胞

上皮细胞顶面膜及细胞间的紧密连接对酸反弥散及胃腔内的有害因素具有屏障作用。它们再生速度很快，每隔 2 ~ 3 天更换 1 次，在其受到损伤后，可很快修复。上皮细胞可以产生炎症介质，其间有上皮间淋巴细胞，是黏膜免疫的重要组成部分。

3. 上皮后胃黏膜

细胞内的糖原储备量较少，在缺氧状态下产生能量的能力也较低，因此要保持胃黏膜的完整无损，必须供给它足够的氧和营养物质。胃黏膜丰富的毛细血管网为上皮细胞旺盛的分泌功能及自身不断更新提供足够的营养，也将局部代谢产物及反渗回黏膜的盐酸及时运走，胃黏膜的健康血液循环对保持黏膜完整甚为重要。此外，间质中的炎症细胞在损伤愈合中也具有积极意义。

前列腺素、一氧化氮、表皮生长因子、降钙素基因相关肽、蛋白酶活化受体、过氧化物酶增生活化受体及辣椒素通路等分子群参与了复杂的胃黏膜屏障功能调节。前列腺素 E 对胃黏膜细胞具有保护作用，能促进黏膜的血液循环及黏液、碳酸氢盐的分泌，是目前认识较为充分的一类黏膜保护性分子。

（三）胃酸的分泌与调节

胃窦从食物感受到的信息促使幽门腺的 G 细胞分泌促胃液素，大部分促胃液素经循环以内分泌的方式作用于胃体的肠嗜铬细胞，刺激其分泌组胺。β 受体共同促进胃体壁细胞合成及分泌盐酸。胃窦 D 细胞分泌的生长抑素也有负性调控作用。

（四）肠道屏障

肠道在接触大量的食物和肠腔内微生物共生的过程中，其屏障防御体系起了重大的作用，可有效地阻挡肠道内 500 多种、浓度高达约 10^{11} 个 /mL 的肠道内寄生菌及其毒素向肠腔外组织、器官移位，防止机体受内源性微生物及其毒素的侵害。肠道屏障是指肠道能够防止肠内的有害物质如细菌和毒素穿过肠黏膜进入人体内其他组织、器官和血液循环的结构和功能的总和，由机械屏障、化学屏障、免疫屏障、生物屏障与肠蠕动共同构成。

1. 机械屏障

是指肠黏膜上皮细胞、细胞间紧密连接与菌膜三者构成的完整屏障，在执行肠屏障功能中最为重要。

2. 化学屏障

由肠黏膜上皮分泌的黏液、消化液及肠腔内正常寄生菌产生的抑菌物质构成。

3. 免疫屏障

由肠相关淋巴组织、肠系膜淋巴结、肝脏 Kupffer 细胞和浆细胞产生的分泌型抗体及免疫细胞分泌的防御素等构成。

4. 生物屏障

指对外来菌株有定植抵抗作用的肠内正常寄生菌群。

5. 肠蠕动

肠蠕动如同肠道的清道夫，肠梗阻、肠麻痹等情况下，常伴有小肠细菌过生长。

胃酸和胆盐可灭活经口进入肠道的大量细菌。肠道菌群与机体的诸多疾病有关，其菌群谱呈明显的个体化特征，被称为人体的第二指纹。可大致分为：①益生菌：主要是各种双歧杆菌、乳酸杆菌等厌氧菌，常紧贴黏液层，是人体健康不可缺少的要素，可以合成各种维生素，参与食物的消化，促进肠道蠕动，阻止致病菌与肠上皮细胞的接触，分解有害、有毒物质等。②条件致病菌：如大肠杆菌、肠球菌等具有双重作用的细菌，在正常情况下对健康有益，一旦增生失控或从肠道转移到身体其他部位，就可能引发疾病。③有害菌：如痢疾杆菌、沙门菌等，数量一旦失控大量生长，就会引发多种疾病或者影响免疫系统的功能。

肠道是人体重要的外周免疫器官，肠相关淋巴组织由上皮和淋巴细胞、固有层淋巴细胞及派尔集合淋巴结构成，在天然免疫及获得性免疫中发挥重要作用。肠黏膜的天然免疫是机体先天所具备的，其作用迅速，防御机制多样，但缺乏免疫记忆性，对同一病原的多次刺激反应雷同。参与的效应细胞包括：肠黏膜上皮细胞、巨噬细胞、树突状细胞、B 细胞、嗜酸细胞、肥大细胞、自然杀伤细胞等，这些细胞上的结构识别受体识别病原后，迅速启动天然免疫应答，核因子 -KB（NF-KB）是重要的炎症反应的枢纽分子。肠道的获得性免疫由特异性淋巴细胞识别外源性抗原后开始启动，经淋巴细胞增生和分化成效应细胞后发挥功能。具有起效慢而具有免疫记忆性、特异性等特点，因而它具有扩大天然免疫和增强其功能的作用。防御素是富含半胱氨酸的阳离子短肽（15～20 个氨基酸残基），通过其电子吸引力穿透微生物细胞膜，使胞质外溢，因而具有很强的抗细菌、真菌和病毒的作用。

肠道可以产生多种胃肠多肽如缩胆囊素、生长抑素、肠血管活性多肽、P 物质等，这些胃肠多肽对肠道的分泌、动力、物质转运、免疫及肠上皮细胞的修复具有重要而复杂的调节作用。

（五）消化、吸收及肝脏的代谢作用

1. 糖类

食物淀粉经过胰淀粉酶水解成双糖后，在小肠上皮细胞刷状缘的双糖酶的作用下被消化为单糖，由小肠吸收入血，一部分为机体供能，另一部分则以糖原的方式贮存于肌肉及肝脏。肌糖原主要供肌肉收缩之急需；肝糖原则是稳定血糖的一个重要方式，这对大脑及红细胞尤为重要。当血糖浓度下降时，肝糖原分解成葡萄糖，释放入血中，以补充血糖。当禁食＞10 小时，储备的肝糖原大部分被消耗，肝脏可将体内的部分蛋白质和脂肪合成为葡萄糖和肝糖原，此即糖异生作用。小肠对营养物质吸收障碍会引起营养不良，反之对糖吸收过度则会导致肥胖。当肝脏受损后，肝糖原的合成、分解以及糖异生功能受损，则血糖正常浓度难以维持，故慢性肝病容易合并糖尿病。

2. 脂肪

脂类在小肠经胆汁酸盐乳化后，被胰脂肪酶消化为甘油一酯、脂肪酸及胆固醇后，在空肠上段吸收入门静脉。在小肠上皮细胞的光面内质网内，长链脂肪酸及 2- 甘油一酯可被合成为甘油三酯，后者与载脂蛋白、磷脂及胆固醇结合成乳糜微粒，经淋巴管进入血液循环。真性乳糜腹水是小肠淋巴管破裂后所致。除小肠外，肝及脂肪组织也是合成甘油三酯的场所，其中肝脏尤为重要。进入肝脏的甘油一酯、脂肪酸及胆固醇可通过氧化分解，产生热量以供能，也可通过糖异生作用，将多余的脂肪转化为葡萄糖和糖原。各种原因所致的脂类吸收异常、肝细胞甘油三酯合成增加及甘油三酯运出肝细胞减少是导致脂肪肝发生的重要病理生理环节。

3. 蛋白质

蛋白质在胃液和胰液蛋白酶的水解下，1/3 水解为氨基酸，2/3 为寡肽，小肠上皮细胞刷状缘的寡肽酶可将寡肽最后水解为氨基酸，通过小肠上皮细胞的氨基酸载体蛋白的主动转运将其随 Na^+ 转运入细胞，γ- 谷氨酰基循环促进了氨基酸进入小肠细胞的转运过程。经消化吸收的氨基酸（外源性）与体内组织蛋白质降解产生的氨基酸（内源性）混合，分布于体内各处，称为氨基酸代谢库，其主要功能是合成蛋白质与多肽。肝脏除了合成本身所需要的蛋白质外，还合成白蛋白、部分球蛋白、纤维蛋白原、凝血酶原及凝血因子等。氨基酸分解代谢主要通过：①脱氨基作用，可在体内大多数组织中进行，肝脏具有丰富的转氨酶，丙氨酸氨基转移酶具有肝特异性。②α- 酮酸代谢，使脱氨基后的 α- 酮酸生成非必需氨基酸，转变为糖及脂类或氧化供能。③多数氨在肝中被合成尿素而解毒。未被充分消化的某些蛋白质具有抗原性，是导致过敏反应或加重肠黏膜免疫疾病的原因之一。肠道细菌对未被消化的蛋白质产生腐败作用，其多数产物对人体有害。当肝脏受到严重损害时，白蛋白的合成明显降低，是形成水肿或腹水的重要机制；肝细胞受到破坏时，血丙氨酸氨基转移酶将明显升高；清除氨的能力下降，血中的氨含量过高，是肝性脑病发生的重要机制。

（六）肝脏的代谢与解毒功能

肝脏是体内以代谢与解毒功能为主的一个重要器官，主要涉及 4 种形式的生物化学反应：①氧化，如乙醇在肝内氧化为乙醚、乙酸、二氧化碳和水，又称氧化解毒。②还原，如三氯乙醛通过还原作用转化为三氯乙醇，失去催眠作用。③水解，水解酶将多种药物或毒物水解。④结合，是肝脏生物转化的最重要方式，使药物或毒物与葡萄糖醛酸、乙酰辅酶 A、甘氨酸、3'- 磷酸腺苷 5'- 磷酸硫酸、谷胱甘肽等结合，便于从胆汁和尿中排出。由于肝内的一切生物化学反应，都需要肝细胞内各种酶系统参加。因此，在严重肝病或有门静脉高压、门—体静脉分流时，应特别注意药物选择，掌握剂量，避免增加肝脏负担及药物的不良反应。

（七）胆道的协调运动

肝细胞分泌的胆汁进入微胆管后，依次流经里林管、小叶间胆管、左右肝管、肝总管，肝总管与胆囊管汇合后形成胆总管，进入十二指肠。上述管道与胆囊共同构成了胆汁的收集、贮存和输送系统。奥狄括约肌位于胆、胰管末端和十二指肠乳头之间，具有调节胆囊充盈，控制胆汁和胰液流入十二指肠、阻止十二指肠液反流及维持胆胰系统正常压力等功能。

肝脏连续不断地分泌胆汁，但是只有在消化食物时，胆汁才直接排入十二指肠。在消化间期（空腹状态），奥狄括约肌收缩，胆总管末端闭合，管腔内压力升高，胆囊壁舒张，胆汁被动流入并充盈胆囊，胆汁中的大部分水分和电解质被胆囊吸收，胆汁浓缩，容积减少，一般胆囊可容纳 20～50 mL 胆汁。进食后，小肠分泌的缩胆囊素在促进胆囊收缩的同时，又使奥狄括约肌松弛，胆汁便被排入十二指肠。胆石随胆汁在胆道中流动时，可出现变化多端的临床表现，因此，在临床处理胆道疾病时，需要灵活的思维才能遵循疾病的规律。由于胆总管的不可替代性，胆总管的疾病应尽可能采用微创的治疗方式。

（八）胰酶合成与活化

生理情况下，多种无活性的胰酶原（胰蛋白酶原、淀粉酶原、脂肪酶原、弹性蛋白酶原、磷脂酶原、糜蛋白酶原、激肽释放酶原、羧肽酶原等）及溶酶体水解酶均在腺泡细胞粗面内质网合成，转运至高尔基体。溶酶体水解酶经糖基化及磷酸化后，通过与甘露糖 -6 磷酸化受体特异性结合，被转运到溶酶体内。胰蛋白酶原则上不与甘露糖 -6 磷酸化受体结合。正是通过这两种不同的途径，同在粗面内质网合成的消化酶原和溶酶体水解酶被最终"分选"到不同的分泌泡内，分别形成了消化酶原颗粒和溶酶体。

腺泡细胞在各种生理刺激下，通过提升胞内钙离子浓度，促使酶原颗粒释放，经胰管、十二指肠乳头进入十二指肠，在肠激酶的作用下被激活，发挥其消化食物功能。由于胰蛋白酶可激活多种其他胰酶，因此，胰蛋白酶原活化为胰蛋白酶在多种胰酶级联激活中最为关键。生理状态下，从腺泡细胞分泌出的胰蛋白酶原在胰腺内可有微量激活，但胰腺间质细胞所产生的酶特异性抑制物（α_1- 抗胰蛋白酶、α_2- 巨球蛋白等）可使在胰腺内提前活化的胰蛋白酶迅速失活，避免发生自身消化。

二、消化系统重要诊疗技术

（一）内镜

1. 胃肠镜

胃镜是食管、胃、十二指肠疾病的最常用和最准确的检查方法，结肠镜则主要用于观察从肛门到回盲瓣的所有结直肠的病变。内镜检查不仅能直视黏膜病变，还能取活检。随着内镜设备的不断改进，对病变的观察逐渐增加了色素对照、放大观察、窄带光成像及激光共聚焦内镜等技术，有效提高了早期肿瘤的检出率。

在胃肠镜检查时，可在严密的监护下，经静脉给予适量的速效镇静剂和麻醉剂，使患者在检查过程中没有恶心、呕吐、躁动等不配合现象；口腔分泌物少，比较清洁；胃肠蠕动减少，便于观察及活检病变。胃肠镜检查结束、患者苏醒后，通常没有不适感。

在胃肠内镜的直视下，可对各种出血病变进行止血治疗；取出胃内异物；对较小的或有蒂的息肉等良性肿瘤可采用圈套、电凝等将其完整切除；对较大的良性肿瘤及早期癌，可根据情况行内镜下黏膜切除或剥离术。内镜治疗减少了很多原本需要进行的开腹手术，使治疗更为精准和微创，有利于减少并发症、医疗费用及住院日。

2. 胶囊内镜

由胶囊、信号接收系统及工作站构成。检查时，患者吞下一个含有微型照相装置的胶囊，随胃肠道蠕动，以 2 帧／秒的速度不间断拍摄，所获取的消化道腔内图像信息被同时传给信号接收系统，然后在工作站上读片。胶囊内镜能动态、清晰地显示小肠腔内病变，突破了原有的小肠检查盲区，且具有无痛苦、安全等优点，成为疑诊小肠疾病的一线检查方法。

3. 推进式小肠镜

与胶囊内镜不同的是，推进式小肠镜因具有吸引及注气的功能，对病变的观察更清晰，发现病变后可以取活检及内镜下治疗；但推进式小肠镜难以观察整个小肠，小肠病变的阳性检出率低于胶囊内镜；且由于检查耗时长，患者较痛苦。因此，多在胶囊内镜初筛发现小肠病变后，需要活检或内镜治疗时才采用推进式小肠镜。

4. 经内镜逆行胰胆管造影术

经内镜逆行胰胆管造影术（ERCP）是在十二指肠镜直视下，经十二指肠乳头向胆总管或胰管内插入造影导管，逆行注入造影剂后，在 X 线下显示胆管和胰管形态的诊断方法。除诊断外，目前 ERCP 技术已更多地用于治疗胆胰管疾病，治疗性 ERCP 包括内镜下乳头肌切开、胆总管取石、狭窄扩张、置入支架、鼻胆管引流术等，其微创、有效及可重复的优势减少了对传统外科手术的需求。

5. 超声内镜（EUS）

将微型高频超声探头安置在内镜顶端或通过内镜孔道插入微型探头，在内镜下直接观察腔内病变同时进行实时超声扫描，了解病变来自管道壁的某个层次及周围邻近脏器的情况。与体表超声相比较，它缩短了超声源与成像器官之间的距离及声路，降低了声衰减，并排除了骨骼、脂肪、含气部位的妨碍，可以获得最清晰的回声成像。在 EUS 的引导下，可对病灶行穿刺活检、肿瘤介入治疗、囊肿引流及腹腔神经丛阻断术。

（二）实验室检测

1. 乙型肝炎病毒（HBV）感染的诊断

包括 HBV 的 5 项血清免疫标志（HBsAg、HBsAb、HBeAg、HBeAb、HBcAg）检测、血清病毒检测（HBV-DNA 定量检测、HBV 基因分型、HBV 耐药突变株检测）和组织病毒学检测（肝组织 HBsAg、HBcAg、HBV-DNA）。

常用 HBV 的 5 项血清免疫标志可以了解患者是否感染了 HBV 及复制状态，HBV-DNA 定量检测反映病毒复制水平，这两项检测常用于决定是否进行抗病毒治疗及疗效评价。

2. 幽门螺杆菌（Hp）检测

幽门螺杆菌检测对于胃癌前疾病及病变、消化性溃疡、胃肠黏膜相关淋巴瘤等疾病的诊疗具有重要作用。

（1）非侵入性方法：常用 ^{13}C- 尿素呼气试验或 ^{14}C- 尿素呼气试验（Hp-UBT），该检查不依赖内镜，患者依从性好，准确性较高，为 Hp 检测的"金标准"方法之一，目前被各医院广泛应用。

（2）侵入性方法：主要包括呋塞米素酶试验、胃黏膜组织切片染色镜检（如银染、改良吉姆萨染色、甲苯胺蓝染色、免疫组化染色）及细菌培养等。其中胃黏膜组织切片染色镜检也是 Hp 检测的"金标准"方法之一。细菌培养则多用于科研。

3. 肝功能

（1）肝脏合成功能。

1）人血白蛋白：白蛋白仅由肝细胞合成，正常成人合成白蛋白 $10 \sim 16$ g/d，正常人血白蛋白为 $35 \sim 55$ g/L，肝脏合成功能降低时，人血白蛋白明显降低。在病情稳定时，部分患者人血白蛋白测值尚在正常范围内；经历出血、感染、手术等事件后，人血白蛋白将显著降低，甚至难以恢复正常。

2）血浆凝血因子：绝大部分凝血因子都在肝脏合成，其半衰期比白蛋白短得多，尤其是维生素 K 依赖因子（Ⅱ、Ⅶ、Ⅸ、Ⅹ）。因此在肝功能受损的早期，白蛋白尚在正常水平，维生素 K 依赖的凝血因子即有显著降低。凝血酶原时间测定（PT）、部分活化凝血酶原时间测定及凝血酶时间测定是最常用的指标。

3）胆固醇：70% 的内源性胆固醇在肝脏合成，肝合成功能受损时，血胆固醇水平将降低。

（2）肝细胞膜破裂及通透性增加：丙氨酸氨基转移酶（ALT）和天冬氨酸氨基转移酶（AST）存在于肝细胞核质中，当肝细胞膜破裂时，ALT 及 AST 将明显升高，是反映肝细胞损伤的重要指标。由于 AST 也存在于骨骼肌、肾脏、心肌等组织中，因此血中以AST 升高为主，不一定是肝细胞受损。AST 在肝细胞内主要位于线粒体上，在 ALT 升高的同时，伴有明显的 AST 升高，提示肝细胞严重受损。严重肝炎时，转氨酶下降而胆红素升高，此"酶胆分离"现象是肝细胞严重坏死的表现，病死率高达约 90%。慢性肝病时，ALT 和 AST 常呈轻、中度升高；肝硬化时，肝脏病理以肝纤维化、肝细胞萎缩为主，很多患者 ALT 及 AST 值正常。

（3）胆红素代谢：胆红素是血液循环中衰老的红细胞在肝脏、脾脏及骨髓的单核—吞噬细胞系统中分解和破坏的产物。总胆红素（TB）包括非结合胆红素和结合胆红素两种形式。非结合胆红素是血红蛋白的代谢产物，肝细胞摄取后经与葡萄糖醛酸结合成水溶性的结合胆红素从胆道排出。上述的任何一个环节出现障碍，均可出现黄疸。血清胆红素测定有助于检出肉眼尚不能观察到的黄疸，常反映肝细胞损伤或胆汁淤积。尿胆红素阳性提示血中结合胆红素增高。肝脏不能处理来自肠道重吸收的尿胆原时，经尿液排出的尿胆原增加。

上述肝功能指标与肝脏的健康与否并不完全平行，因此对肝功能的评估，应该结合患者的症状、体征、影像资料及病理综合判断，当确定有肝脏损伤及肝功能减退时，应注意寻找各种致病原因，并采用 Child-Pugh 评分（表 3-1）对肝功能进行分级评估，便于临床诊治决策。由于肝功能分级可随病情而波动，应灵活运用。

表 3-1 肝功能 Child-Pugh 评分

观测指标	分数		
	1	2	3
肝性脑病（期）	无	Ⅰ～Ⅱ	Ⅲ～Ⅳ
腹水	无	少	多
胆红素（mmol/L）	＜34	34～51	＞51
白蛋白（g/L）	＞35	28～35	＜28
PT（＞对照秒）	＜4	4～6	＞6
分级	评分	1～2 年存活率（%）	
A	5～6	100～85	
B	7～9	80～60	
C	10～15	80～60	

（三）影像诊断

1. 超声（US）

US 可探查消化系统实质性脏器、胆道及腹腔内的病变，其无创、无射线、经济、方便、快速、可检测血流动力学参数等优点使其在临床上广泛使用。但 US 对被气体或骨骼遮盖的组织或器官探查受限，图像较局限且不直观，非专业人员难以辨认，而且受操作者的技能或经验影响较大。

2. 计算机断层扫描（CT）

CT 增强扫描对于消化系统脏器小病灶等密度病灶、需定位定性的病变以及血管性病变的诊断是必不可少的一种重要检查方法。不断提高的 CT 扫描速度、分辨率及更强大的后处理软件、高效的阅片方式以及费用的逐步降低，使其在腹部疾病诊断中的作用越来越重要。但该检查方法在肝肾功能不全时应慎用或禁用。

3. 磁共振成像（MRI）

MRI 能显示消化系统脏器病变的血供状态，适用于微小病变的观察以及病变定性诊断，特别是对鉴别肝内肝门部病变组织学来源和诊断胆道、胰腺病变具有很大价值。磁共振胆胰管成像（MRCP）是一种利用水成像原理的无创性检查技术，在不需注射对比剂的情况下可清楚显示含有液体的胆管和胰管管腔全貌，是胆胰疾病的重要检查方法。

第二节 急性胃炎

急性胃炎也称糜烂性胃炎、出血性胃炎、急性胃黏膜病变，在胃镜下可见胃黏膜糜烂和出血。组织学上，通常可见胃黏膜急性炎症；但也有些急性胃炎仅伴很轻，甚至不伴有炎症细胞浸润，而以上皮和微血管的异常改变为主，称为胃病。

一、病因

1. 急性应激

由于严重创伤、大面积烧伤、大手术、休克、脑血管意外、脏器衰竭使胃黏膜糜烂、出血。

2. 理化损伤

物理因素如过冷、过热或粗糙食物损伤胃黏膜。化学因素：最常见的非甾体抗炎药如阿司匹林、吲哚美辛；乙醇为良好的脂溶剂，能破坏黏膜屏障；铁剂、抗肿瘤药物也可以造成黏膜损害。

3. 细菌感染

幽门螺杆菌感染可引起急性胃炎，细菌及其毒素污染的食物也可致急性胃炎或急性肠炎。

二、临床表现和诊断

急性胃炎有应激史、服用非甾体抗炎药、大量饮酒或不洁饮食史。急性起病，主要表现为腹痛、腹胀、恶心、呕吐、食欲缺乏，也可出现呕血和（或）便血。确诊有赖于急诊纤维胃镜检查，一般应在大出血 24 ～ 48 小时内进行，可见到多发糜烂、出血和黏膜水肿为特征的急性胃黏膜病损。一般症状较轻或症状被原发病所掩盖。

三、治疗和预防

一般对原发病和病因采取防治措施，疑有胃黏膜病损可能者，应激状态可提前给 H_2 受体阻滞剂或质子泵抑制剂，或同时服用具有胃黏膜保护作用的硫糖铝，对于恶心、呕吐、上腹痛为主要表现者，可给予甲氧氯普胺、东莨菪碱对症处理；细菌感染者可选用抗生素治疗；脱水者及时给予补液和补充电解质。对于已发生上消化道大出血者，按上消化道出血治疗原则，采取综合救治的办法。

第三节 慢性胃炎

胃黏膜呈非糜烂的炎性改变，如黏膜色泽不均、颗粒状增生及黏膜皱襞异常等；组织学以显著炎症细胞浸润、上皮增生异常、胃腺萎缩及瘢痕形成等为特点。病变轻者不需治疗，当有上皮增生异常、胃腺萎缩时应积极治疗。

一、病因

1. 幽门螺杆菌（Hp）感染

Hp 是慢性浅表性胃炎最主要的病因。

2. 自身免疫

在胃体萎缩为主的慢性胃炎患者的血清和胃液中可检出壁细胞抗体（PCA）和内因子抗体（IFA）。PCA 使壁细胞减少，胃酸分泌减少或丧失。IFA 使内因子分泌减少，引起维生素 B_{12} 吸收不良，导致恶性贫血。本病可伴有其他自身免疫性疾病，如桥本甲状腺炎等。

3. 其他因素

十二指肠液反流、胰液和肠液反流入胃，削弱胃黏膜屏障；吸烟可以影响幽门括约肌功能；长期摄取粗糙食物、酗酒、长期服用非甾体药物造成炎症不愈；慢性右心衰竭、肝硬化门静脉高压可导致黏膜瘀血、缺氧，影响黏膜更新。

二、临床表现

本病进展缓慢，常反复发作，可无任何症状，或有不同程度的消化不良，进食后无规律的上腹隐痛、嗳气、反酸、烧灼或食欲缺乏、恶心、呕吐等。胃黏膜有糜烂者，可有上消化道出血，长期少量出血可引起缺铁性贫血，也可以出现恶性贫血。体检时有不同程度的上腹部压痛。

慢性胃炎按解剖部位分为慢性胃窦胃炎（B 型）和慢性胃体胃炎（A 型）。前者十分常见，绝大多数由 Hp 感染所致；后者少见，主要由自身免疫反应引起。

三、实验室检查

（1）幽门螺杆菌检查。

（2）胃液分析：A 型胃炎胃酸降低。

（3）血清学检查：A 型胃炎血清胃泌素升高，PCA、IFA 阳性；B 型胃炎血清胃泌素水平低。

（4）胃镜及活组织检查：是诊断慢性胃炎最可靠的方法。浅表性表现：黏膜充血、水肿、黏液分泌增多，呈花斑状改变；萎缩性表现：黏膜皱襞变细、平坦，甚至消失，黏膜变薄，其下血管可见，病变呈灰白色或苍白色。

四、诊断

确诊主要依据是胃镜检查和胃黏膜活组织检查，Hp 检查可确定病因。A 型萎缩性胃炎，血清胃泌素水平增高和相关的自身抗体阳性有助于诊断。

五、治疗

1. 对消化不良症状的治疗

多吃易消化的食物，避免粗糙、辛辣刺激性食物，戒除烟酒，可用功能性消化不良的治疗方法，也可以试用中医中药有关治疗。

2. 针对 Hp 的治疗

采用三联治疗。枸橼酸铋钾（CSB）110 ～ 120 mg，口服，4 次 / 天；阿莫西林 500 mg，口服，4 次 / 天（或四环素）及甲硝唑 250 mg，口服，3 次 / 天，共两周。也可用半量三联治疗法。

3. 对自身免疫性治疗

现在还无特异性治疗，有恶性贫血时用维生素 B_{12} 注射治疗。

4. 对异型增生的治疗

关键在于定期随诊，对肯定的重度异型增生则宜预防性手术，多采用内镜下胃黏膜切除术。

第四节 消化性溃疡

　　消化性溃疡是消化系统的常见病，在全世界均多见，但有差异。我国23个省、自治区、直辖市大宗病例统计，在内科住院病例中占0.8%～3.0%。一般认为，人群中10%的人一生中曾患过此病，本病在我国发病率有所上升，尤以男性十二指肠溃疡增多。十二指肠溃疡（DU）患者平均年龄要比胃溃疡（GU）早10年。

一、病因和发病机制

　　病因和发病机制较为复杂，至今尚未完全阐明，概括起来是胃、十二指肠局部黏膜损害因素和黏膜的保护因素失衡所致。当损害因素增强和（或）保护因素削弱时就会出现溃疡，这是溃疡发生的基本原理。GU和DU发病机制不完全相同，前者主要是防御作用减弱，后者主要是侵袭因素增强所致。主要的侵袭因素是胃酸和胃蛋白酶的消化作用，特别是胃酸，其次是迷走神经兴奋及幽门螺杆菌感染、非甾体抗炎药。保护因素如黏液使黏膜免受机械性和胃酸、胃蛋白酶损伤，碳酸氢盐可以和黏膜共同构成黏液—碳酸氢盐屏障，保持黏膜pH在7.0左右；黏膜屏障、黏膜上皮间紧密连接形成了一道防线，加之黏膜有良好的血液循环，它可以清除代谢产物和提供必要的营养物质，保证上皮细胞的更新和修复。前列腺素促进上皮分泌黏液及HCO_3^-，加强黏膜血液循环及蛋白合成。若胃、十二指肠的侵袭因素与黏膜自身的防御因素失去平衡便产生溃疡。

　　1. 幽门螺杆菌感染

　　Hp在溃疡病中感染率高，DU患者Hp感染率为90%～100%，GU为80%～90%。Hp能定居在胃黏膜上并能产生尿素酶，分解尿素产生的氨、空泡毒素有毒性作用，可损伤胃黏膜，诱导黏膜的炎症及免疫反应，并可产生高胃泌素作用。根除幽门螺杆菌可以促进溃疡愈合，减低溃疡病的复发。

　　2. 非甾体抗炎药（NSAID）

　　是引起消化性溃疡的另一个常见病因。NSAID对黏膜的损害作用包括局部和系统作用。局部作用主要是NSAID在胃内酸性环境下呈非离子状态，可弥散入黏膜上皮细胞内并聚集，细胞内高浓度NSAID产生的毒素损害胃黏膜。系统作用主要是抑制环氧化酶（COX）。COX催化前列腺素合成减少，导致胃前列腺素合成不足。前列腺素能增加黏液和碳酸氢盐分泌，使黏膜血流增加，是黏膜的一种重要保护因素，因而易产生黏膜损害。

　　3. 胃酸和胃蛋白酶消化性溃疡的形成

　　最终是胃酸和胃蛋白酶消化引起的。胃蛋白酶原经盐酸激活后能降解蛋白质分子，使黏膜受到损害。当pH＞4时胃蛋白酶失去活性。因此，胃酸的存在是溃疡发生的决定因素。DU患者的基础胃酸排泌量（BAO）和五肽胃泌素刺激后最大酸排泌量（MAO）常大于正常。

　　4. 其他因素

　　遗传因素对溃疡病的关系不很明朗，有些现象值得注意，如"家族的聚集性""O型血型"发病率高；吸烟增加胃酸、胃蛋白酶分泌，抑制胰腺分泌碳酸氢盐，降低幽门括约肌张力；应激可以引起溃疡；胃十二指肠运动异常：胃排空快易引起DU，而GU与胃排空延迟和十二指肠反流有关。

二、临床表现

1. 症状

上腹痛为主要症状，可为钝痛、灼痛、胀痛或剧痛。约有 2/3 DU 患者疼痛呈节律性，餐后 2～4 小时开始上腹痛，持续至下次餐后才缓解（饥饿痛），半数患者有午夜痛（夜间痛），大多持续几周。GU 节律是餐后 0.5～1 小时（进食痛）至下次餐前消失。幽门梗阻时表现为腹胀不适、恶心、呕吐。

2. 体征

溃疡活动时上腹正中偏左或偏右有压痛，缓解时无明显体征。

3. 特殊类型的消化性溃疡

（1）穿透性溃疡病变深及浆膜或穿透，与周围器官粘连。

（2）巨大溃疡指直径大于 2 cm 的溃疡，易发生穿透和穿孔。注意和恶性溃疡相鉴别。

（3）幽门管溃疡幽门管位于胃与十二指肠交界处，节律性不明显，对治疗反应差，呕吐较多见。

（4）球后溃疡发生在十二指肠球部以下的溃疡，对药物反应差，易并发出血。

（5）胃多发溃疡指胃内有 2 个以上的活动性溃疡。

（6）复合溃疡指胃和十二指肠同时发生的溃疡，DU 往往先于 GU。

三、实验室检查

1. 幽门螺杆菌检查

应用胃镜行胃黏膜活检，采用快呋塞米素酶试验、组织学检查、细菌培养。非侵入法包括：^{13}C 尿素呼气试验和 ^{14}C 尿素呼气试验。

2. 胃镜及胃黏膜活组织检查

胃镜检查可直接观察有无溃疡及其大小和部位，直视下取活检病理检查区别良恶性，可以摄影留下客观依据，便于观察及对照，对于胃出血有治疗效果，是确诊消化性溃疡病的首选检查方法。

3. X 线检查

对于不能或不愿做胃镜检查的患者也是一种可选的方法。直接征象称为龛影，是诊断溃疡的证据；间接征象为局部压痛、十二指肠激惹、球部变形、胃大弯切迹，可以提示溃疡。

4. 胃液分析和血清胃泌素测定

GU 胃液分泌正常或低于正常，DU 胃酸分泌增高。胃泌素测定主要用于胃泌素瘤，两者对溃疡病不作为常规检查。

四、诊断与鉴别诊断

主要依据典型的临床表现，X 线上的直接征象，胃镜检查可以作出诊断。本病需与下列疾病鉴别。

1. 功能性消化不良

是指有消化不良的症候，无溃疡及其他器质性疾病，与消化性溃疡鉴别有赖于 X 线和胃镜检查。

2. 胃泌素瘤（佐林格—埃利森综合征）

是胰腺非 B 细胞瘤，能分泌大量胃泌素刺激大量胃酸分泌，导致不典型部位产生多发溃疡，具有难治性特点。有过高的胃酸，空腹胃泌素 > 200 pg/mL（常 > 500 pg/mL）。

3. 癌性溃疡

须依赖 X 线钡餐检查和内镜检查，特别是胃镜直视下活组织病理检查。

五、治疗

1. 一般性治疗

注意劳逸结合，减少精神刺激，增强体质，不提倡少量多餐。患者可每日 3 餐，避免过硬、辛辣以及促发症状的饮食，如含咖啡的饮料、浓茶、可乐。尽可能避免睡前进餐的习惯。戒除烟酒是溃疡病治疗中不可缺少的一部分。

2. 抑制胃酸的治疗

（1）制酸药：中和胃酸，降低酸度，缓解疼痛，促进愈合。碱性抗酸药，碳酸氢钠、碳酸钙、氢氧化铝凝胶、氧化镁对缓解疼痛症状有较好的效果。但长期服用带来的不良反应限制了其应用，目前已很少用。

（2）抗胆碱药：能抑制迷走神经，减少胃酸，解除血管痉挛。主要用于十二指肠溃疡患者。代表药阿托品、普鲁苯辛，分别为 0.3 mg 和 15 ～ 30 mg，餐前 1 小时或睡前一次服用。自从 H_2 受体阻滞剂问世后，由于此类药物不良反应大，疗效有限，已少应用。哌仑西平相对选择性 M 受体阻滞，能抑制胃酸分泌。用于治疗十二指肠球部的溃疡，疗效不如 H_2 受体阻滞剂。常用法为 100 ～ 150 mg/d 分次服，也可 100 mg 睡前一次口服。

（3）H_2 受体阻滞剂：壁细胞的基底侧膜上有组胺受体，该受体被组胺占据后可激活腺苷酸环化酶，使细胞内 cAMP 增加，进而激活壁细胞内的质子泵（H^+-K^+-ATP 酶），通过与 K^+ 交换，H^+ 克服巨大的浓度梯度而分泌出来。H_2 受体阻滞剂选择性竞争结合 H_2 受体，使 cAMP 减少，胃酸分泌减少。已进入市场的 H_2 受体阻滞剂用量：西咪替丁 400 mg，2 次 / 天；雷尼替丁 150 mg，2 次 / 天；法莫替丁 20 mg，2 次 / 天；尼刹替丁，150 mg，2 次 / 天。目前多主张一日量夜间一次给予，效果更好。

（4）质子泵抑制剂（PPI）：胃酸分泌最后步骤是壁细胞分泌膜内质子泵驱动细胞内 H^+ 与小管内 K^+ 交换，质子泵抑制剂可明显减少任何刺激激发的酸分泌。作用：泌酸步骤中关键酶 H^+-K^+-ATP 酶使其失活，使 H^+ 不能排入胃腔中，此酶一般在 4 ～ 8 小时后重新合成分泌酸，是至今已知最强的抑制胃酸分泌的药物。目前应用的有：奥美拉唑 20 mg，1 次 / 天；兰索拉唑 30 mg，1 次 / 天；洋托拉唑 40 mg，1 次 / 天；雷贝拉唑 10 mg，1 次 / 天。如每日清晨服用奥美拉唑 20 ～ 40 mg，十二指肠溃疡六周愈合率为 86%。

3. 强化黏膜防御能力的治疗

胃黏膜保护药物有 3 种：硫糖铝、胶体次枸橼酸铋（CBS）和前列腺素类药物。

（1）硫糖铝：该药物是硫酸化二糖和氢氧化铝的复合物。能形成一保护膜，覆盖于溃疡面，隔离胃酸促进溃疡愈合。刺激内源性前列腺素合成、刺激表皮生长因子分泌。主要不良反应是便秘。该药物对十二指肠溃疡的疗效相当于西咪替丁，对胃溃疡也有良好的疗效。常用 1 g，4 次 / 天，也可用 2 g，2 次 / 天。液态制剂优于片剂，其优点是安全，可作为孕妇消化性溃疡的首选治疗。

（2）胶体次枸橼酸铋（CBS），其作用包括：①溃疡隔离作用。②刺激胃黏膜分泌前列腺素 E_2。③对幽门螺杆菌有杀伤作用。用法：120 mg，4 次 / 天，于饭前半小时及睡前服用，4 周为一疗程。用药期间牙齿、舌苔变黑。为了避免在体内积蓄，不宜长期服用。

（3）前列腺素类药物：代表药米索前列醇能使胃酸分泌减少，增加十二指肠黏液和碳酸氢盐的分泌，并能增加黏膜血运。不良反应有腹泻，能引起子宫收缩，发生流产，孕妇禁用。可用 200 µg，4 次 / 天。

4. 手术治疗的适应证

①大量出血经内科紧急处理无效。②急性穿孔。③器质性幽门梗阻。④疑有癌变。⑤长期内科治疗无效。

消化性溃疡主要是指发生在胃和十二指肠的慢性溃疡。若损害因素增强和（或）保护因素削弱就可以出现溃疡，这是溃疡发生的基本原理。损害因素有 Hp、胃酸和胃蛋白酶，尤其是 Hp 占主要因素。保护因素中胃黏膜屏障、黏液碳酸氢盐屏障、黏膜血液循环和上皮细胞的更新对黏膜完整性的保护作用非常重要。在主要的四个并发症中溃疡出血是最常见的并发症。H_2 受体阻滞剂、质子泵抑滞剂为治疗十二指肠溃疡的重要用药。增加黏膜抵抗力的药物如胶体次枸橼酸铋、硫糖铝在临床上也广泛应用，根除幽门螺杆菌的治疗对治愈溃疡、防止复发也至关重要。

第五节 胃食管反流病

胃食管反流病是指胃十二指肠内容物反流入食管而产生胃灼热、反酸等症状并可引起反流性食管炎，可并发食管消化性溃疡或狭窄。

一、病因和发病机制

胃食管反流病是多种因素引起的消化道动力障碍性疾病。发病机制主要有以下 3 个方面。

1. 抗反流防御机制减弱

（1）抗反流屏障作用减弱：食管和胃交接的解剖结构，包括食管下括约肌、膈肌、膈食管韧带、食管与胃底间的锐角（His）等，上述结构和功能缺陷可造成胃食管反流，其主要是贲门括约肌的功能。多种因素可能导致贲门括约肌压力降低，某些药物：钙通道阻滞剂、激素、缩胆囊素、胰高血糖素、血管活性肠肽等；食物：高脂饮食、巧克力；腹内压增高：妊娠、腹水、呕吐、负重劳动；胃内压增高：胃扩张、胃排空延迟。

（2）食管清除反流作用下降：正常情况下一旦发生胃食管反流，食管通过蠕动将反流入食管的内容物排入胃内，唾液下咽对食管的冲刷作用也可起化学缓冲作用；坐位、立位、反流物的重力作用也参与清除，使反流物不损坏食管黏膜。当上述因素作用下降可导致食管黏膜损害。

2. 食管黏膜抵抗力下降

长期吸烟、饮酒、饮浓茶及心理障碍，反流物中的酸和胃蛋白酶对食道黏膜的损害。

3. 反流物对食管黏膜的损害

在食管抗反流机制下降的基础上，胃酸与胃蛋白酶是反流物中损害食管黏膜的主要成分，另外，非结合型胆盐、胰酶也可成为损害食管黏膜的物质。

二、临床表现

1. 食管反流的症状

反酸、反食、嗳气，多在餐后 1 小时出现。平卧、弯腰时易发生，反流入口腔中的胃内容物可被吐出或咽下。

2. 反流物刺激引起的症状

（1）胃灼热：一般认为是由酸性反流物刺激食管上皮感觉神经末梢引起。

（2）胸痛：反流物刺激食管痉挛导致胸痛，主要发生在胸骨后或剑突下。

（3）吞咽困难：可能由于食管痉挛，所以吞咽困难呈间歇性，常在进固体食物，有时甚至在进液体食物时发生，常伴吞咽疼痛。

3. 其他

可以出现食管以外的刺激症状，如咳嗽、咽部不适或异物感、声嘶等不同表现。

三、实验室检查

1. 内镜检查

可以发现病变部位、严重程度、有无并发症，活检可了解病变的性质。所以内镜检查是诊断胃食管反流病最准确的方法。

2. 24 小时食管 pH 测定

用便携式 pH 记录仪对患者 24 小时食管下段 pH 连续检测有助于明确是否有胃酸反流、疼痛与反流的关系、反流液与体位的关系，观察 pH < 4 的百分比、次数及持续 5 分钟以上的次数，是诊断胃食管反流的重要方法，但对胃酸分泌过低和碱性胃食管反流无诊断价值。

3. 食管测压

贲门括约肌基础压 ≥ 1.3 kPa 提示有食管反流，可作为辅助性诊断。

4. 食管滴酸实验

先滴生理盐水，15 分钟后滴盐酸，在滴酸过程中，一般在 15 分钟内出现烧灼样不适或疼痛。换用生理盐水滴注后症状缓解。

5. 食管吞钡 X 线检查

对诊断本病敏感性不高，其目的主要是排除食管癌等其他食管疾病。严重反流性食管炎可出现黏膜皱襞粗乱、食管龛影或者管腔狭窄。

四、诊断

胃食管反流病诊断依据。

（1）有明显的反流。

（2）内镜下有食管炎的表现。

（3）食管过度酸反流的证据。

（4）有典型的胃灼热和反酸。

（5）排除其他食管病变。

五、治疗

目的：控制症状、减少复发、防治并发症、治愈食管炎。

1. 一般性治疗

避免餐后平卧和睡前 2 小时内进食，睡时抬高床头 10 ～ 20 cm；忌烟酒，减轻体重；少用抗胆碱药物、钙离子通道阻滞剂防止贲门括约肌压降低；不要穿紧身内衣和束紧腰带以免增加腹内压。

2. 药物治疗

（1）促胃动力药：可增加贲门括约肌压，改善食管蠕动功能，促进胃排空，减少反流。多用西沙比利 5 ～ 10 mg，口服，3 次 / 天，连用 8 ～ 12 周。

（2）抑酸药：抑制胃酸，降低胃蛋白酶活性，减少酸性反流物对食管黏膜的损害。可选用 H_2 受体阻滞剂如雷尼替丁 150 mg，口服，2 次 / 天；质子泵抑制剂奥美拉唑 20 mg，口服，1 次 / 天，一般用 8 ～ 12 周。对个别疗效不佳者可与促胃肠动力药合用。

（3）抗酸药：仅用于症状较轻、间歇发作的患者。可用氢氧化铝、氢氧化镁。

（4）抗反流手术：一般采用胃折叠术。如同时合并食管裂孔疝，可先行裂孔修补，后行抗反流术。

（5）并发症的治疗。

1）食管狭窄内镜直视下行食管扩张治疗，术后仍需药物治疗或抗反流术。

2）巴雷特食管应采取积极有效的方法治疗胃食管反流病，预防巴雷特食管的发生。加强随访是目前预防巴雷特食管癌变的重要方法，以期发现异型增生，特别是重度异型增生、早期食管癌，及时行手术切除。

第六节 胃癌

胃癌指源于胃黏膜上皮细胞的恶性肿瘤，主要是胃腺癌。胃癌占胃部恶性肿瘤的 95% 以上。2008 年全球新诊断出胃癌近 100 万例，病死人数 74 万，分别居全部恶性肿瘤诊断病例的第 4 位和恶性肿瘤病死率的第 2 位。虽然胃癌全球总发病率有所下降，但 2/3 的胃癌病例分布在发展中国家。地理分布上，以日本、中国等东亚国家高发。胃癌在我国仍是常见的恶性肿瘤之一，其发病率在不同地区有很大差异，北方高于南方，农村高于城市。男性胃癌的发病率和死亡率高于女性，55 ～ 70 岁为高发年龄段。全国平均年死亡率约为 16/10 万（男性 21/10 万，女性 10/10 万），近年死亡率下降并不明显。

一、病因和发病机制

1. 幽门螺杆菌感染（Hp）

1994 年，WHO 宣布 Hp 为引起胃癌的第一类致癌原。胃癌高发区人群 Hp 感染率高，Hp 抗体阳性的人群发生胃癌的危险性高于阴性人群。

2. 饮食与环境

好发于低社会经济阶层，从高发区国家向低发区国家移民的发病率第一代仍保持易感性；第二代有明显下降；第三代接近当地居民。饮食品种和饮食习惯是影响胃癌发生的重要因素，如长期食用霉变的粮食、霉制食品、咸菜、烟熏的食品、腌制卤肉，这些食品中含有高浓度硝酸盐，在胃内被细菌还原酶转变为亚硝酸盐，且与胺结合形成亚硝胺，有致癌作用。

3. 遗传因素

有家族聚集倾向和发生于同卵双生同胞以及 A 型血者，胃癌发生率较高。这些现象支持胃癌与遗传有一定关系。

4. 癌前情况

易演变成胃癌的某些胃部疾病，如慢性萎缩性胃炎、肠化生与不典型增生、腺瘤型息肉、息肉＞2 cm 者、残胃炎、少数胃溃疡患者。

二、临床表现

（一）症状

早期胃癌多无症状，部分患者可有消化不良症状。进展期胃癌可有上腹痛、餐后加重、食欲缺乏、厌食、乏力及体重减轻。

胃癌发生并发症或转移时可出现一些特殊症状，贲门癌累及食管下段时可出现吞咽困难。并发幽门梗阻时可有恶心、呕吐，溃疡型胃癌出血时可引起呕血或黑便，继之出现贫血。胃癌转移至肝脏可引起右上腹痛、黄疸和（或）发热；转移至肺可引起咳嗽、呃逆、咯血，累及胸膜可产生胸腔积液而发生呼吸困难；肿瘤侵及胰腺时，可出现背部放射性疼痛。

（二）体征

早期胃癌无明显体征，进展期在上腹部可扪及肿块，有压痛。肿块多位于上腹偏右相当于胃窦处。如肿瘤转移至肝脏可致肝大及黄疸，甚至出现腹水。腹膜有转移时也可发生腹水，移动性浊音阳性。侵犯门静脉或脾静脉时有脾脏增大。有远处淋巴结转移时或可扪及菲尔绍淋巴结，质硬不活动。肛门指检在直肠膀胱凹陷可扪及肿块。

三、实验室检查

1. 实验室检查

由于长期失血，约 50% 的患者出现缺铁性贫血，粪便隐血试验可持续阳性，对诊断有一定的提示意义。胃液分析对诊断意义不大。癌胚抗原对胃癌敏感性差，特异性不强，不作为常规检查。

2. X 线钡餐检查

应用双重对比法、压迫法和低张造影技术，能更清楚地显示病灶。主要表现为充盈缺损、腔内龛影或胃壁僵直，黏膜皱襞破坏、消失或中断。

3. 内镜检查

胃镜检查是最好的检查方法。大多数胃癌胃镜检查加活检（7块以上），可提高诊断率。胃镜检查需注意：①检查前口服消泡沫去黏液剂，充分暴露胃黏膜。②仔细观察做到无盲区。③可疑病灶应多点活检。④微小病灶注入亚甲蓝，病灶处着色，指导活检。

四、诊断

主要依赖 X 线钡餐检查和胃镜加活检的结果。胃癌的早期诊断非常重要，以下 6 方面的情况应引起注意。

（1）40 岁以上，特别是男性，近期消化不良或呕血、黑便。

（2）拟诊良性溃疡有胃酸缺乏者。

（3）慢性萎缩性胃炎，伴肠化生及不典型增生者。

（4）经内科治疗 2 个月无效的胃溃疡。

（5）X 线发现胃息肉直径大于 2 cm。

（6）胃切除大于 15 年以上者，应每年定期随诊。

五、治疗

1. 手术治疗

是目前治疗胃癌的首选方法，对部分胃癌可产生根除的效果。早期胃癌可以做胃部分切除；对进展期如无远处转移应做扩大根治手术；对远处已有转移者一般不做胃切除，仅做胃造瘘术、胃空肠吻合术，以提供营养。

2. 内镜下治疗

早期胃癌可做内镜下黏膜切除，用激光或微波治疗。对贲门或幽门梗阻的患者，可放置内支架，以暂时改善生活质量。

3. 化疗

可用在术前、术中及术后，抑制癌细胞扩散和杀灭残存的癌细胞，防止复发和转移。早期无转移者，术后一般不需化疗；进展期术后必须化疗；晚期化疗主要是缓解症状。

胃癌的常用化疗药物有 5- 氟尿嘧啶（5-FU）、丝裂霉素（MMC）、阿霉素（ADM）、亚硝脲类（CCNU、MeCCNU）、顺铂（Cis-DDP）和依托泊苷（VP16）等。

第七节 肝硬化

肝硬化是由一种或多种原因引起的、以肝组织弥散性纤维化、假小叶和再生结节为组织学特征的进行性慢性肝病。早期无明显症状，后期因肝脏变形硬化、肝小叶结构和血液循环途径显著改变，临床以门静脉高压和肝功能减退为特征，常并发上消化道出血、肝性脑病、继发感染等而死亡。

一、病因

在我国，目前引起肝硬化的病因以病毒性肝炎为主；在欧美国家，酒精性肝硬化占全部肝硬化的 50% ～ 90%。

（一）病毒性肝炎

乙型肝炎病毒（HBV）感染为最常见的病因，其次为丙型肝炎病毒（HCV）感染。从病毒性肝炎发展为肝硬化短至数月，长达数十年。甲型肝炎病毒和戊型肝炎病毒感染所致肝炎一般不发展为肝硬化。

（二）乙醇

长期大量饮酒导致肝细胞损害、脂肪沉积及肝脏纤维化，逐渐发展为肝硬化，营养不良、合并 HBV 或 HCV 感染及损伤肝脏药物等因素将增加酒精性肝硬化发生的风险。饮酒的女性较男性更易发生酒精性肝病。

（三）胆汁淤积

任何原因引起肝内、外胆道梗阻，持续胆汁淤积，皆可发展为胆汁性肝硬化。根据胆汁淤积的原因，可分为原发和继发性胆汁性肝硬化。

（四）循环障碍

肝静脉和（或）下腔静脉阻塞、慢性心功能不全及缩窄性心包炎（心源性）可致肝脏长期瘀血、肝细胞变性及纤维化，最终发展为瘀血性肝硬化。

（五）药物或化学毒物

长期服用损伤肝脏的药物及接触四氯化碳、磷、砷等化学毒物可引起中毒性肝炎，进而演变为肝硬化。

（六）免疫疾病

自身免疫性肝炎及累及肝脏的多种风湿免疫性疾病可进展为肝硬化。

（七）寄生虫感染

血吸虫感染在我国南方依然存在，成熟虫卵被肝内巨噬细胞吞噬后演变为成纤维细胞，形成纤维性结节。由于虫卵在肝内主要沉积在门静脉分支附近，纤维化常使门静脉灌注障碍，所导致的肝硬化常以门静脉高压为突出特征。华支睾吸虫寄生于人肝内、外胆管内，所引起的胆道梗阻及炎症（肝吸虫病）可逐渐进展为肝硬化。

（八）遗传和代谢性疾病

由于遗传或先天性酶缺陷，某些代谢产物沉积于肝脏，引起肝细胞坏死和结缔组织增生。

1. 铜代谢紊乱

也称肝豆状核变性，是一种常染色体隐性遗传的铜代谢障碍疾病，其致病基因定位于 *13q14.3*，该基因编码产物为转运铜离子的 P 型 ATP 酶。由于该酶的功能障碍，致使铜在体内沉积，损害肝、脑等器官而致病。

2. 血色病

因第 6 对染色体上基因异常，导致小肠黏膜对食物内铁吸收增加，过多的铁沉积在肝脏，引起纤维组织增生及脏器功能障碍。

3. α_1- 抗胰蛋白酶缺乏症

α_1- 抗胰蛋白（α_1-AT）是肝脏合成的一种低分子糖蛋白，由于遗传缺陷，正常 α_1-AT

显著减少，异常的 α_1-AT 分子量小而溶解度低，以致肝脏不能排至血中，大量积聚于肝细胞内，肝组织受损，引起肝硬化。

其他如半乳糖血症、血友病、酪氨酸代谢紊乱症、遗传性出血性毛细血管扩张症等也可导致肝硬化。

（九）营养障碍

长期食物中营养不足或不均衡、多种慢性疾病导致消化吸收不良、肥胖或糖尿病等导致的脂肪肝都可发展为肝硬化。

（十）原因不明

部分患者无法用目前认识的病因解释肝硬化的发生，也称隐源性肝硬化。注意在尚未充分甄别上述各种病因前，不宜轻易作出原因不明肝硬化的结论，以免影响肝硬化的对因治疗。

二、临床表现

肝硬化通常比较隐匿，可隐伏 3～5 年甚至 10 年以上。早期可无特异性体征。根据是否出现腹水、食道静脉出血、肝性脑病等并发症可分为代偿期和失代偿期。两期之间缺乏明显界限。

1. 代偿期

无特异性症状或有食欲减退和乏力，也可有消化不良、腹泻或有恶心、厌油腻等症状。肝脏轻度肿大、轻度压痛、肝功能检查结果多为正常或轻度改变，脾脏有轻度肿大。

2. 失代偿期

（1）肝功能减退的临床表现。

1）全身症状：营养状况较差、消瘦乏力、面色灰暗或黝黑、皮肤干枯粗糙、不规则低热。

2）消化道症状：食欲减退或厌食、上腹饱胀不适、恶心、呕吐，稍进油腻食物出现腹泻。这些症状与胃肠道瘀血、水肿、消化吸收不良、肠道菌群失调有关。半数以上可出现黄疸，提示肝细胞有广泛损坏或坏死。

3）出血倾向及贫血：由于脾功能亢进、血小板减少、肝功能减退、凝血酶原和凝血因子合成障碍，可出现牙龈出血、鼻出血、皮肤黏膜瘀血、紫癜、女性月经过多。

4）内分泌紊乱：肝功能减退，肝脏对雌激素灭活作用减弱，使雌激素水平在体内增多，通过负反馈抑制垂体前叶的分泌功能，使雄激素、肾上腺糖皮质激素减少。男性患者性欲减退、睾丸萎缩、乳房发育；女性患者有月经失调、闭经、不孕等。可在上腔静脉引流区出现"蜘蛛痣"和"肝掌"，这两种现象均与雌激素增多有关。肝功能损害严重时"蜘蛛痣"数目增多或增大，肝功能好转后"蜘蛛痣"数目减少或缩小。由于肾上腺皮质功能减退出现面部和其暴露部位皮肤色素沉着。肝功能减退时对醛固酮和抗利尿激素灭活作用减弱，致水钠吸收增多出现尿量减少和水肿，也是水肿形成的一个重要原因。

（2）门静脉高压的表现：主要表现为脾脏瘀血肿大、侧支循环的建立与开放和腹水形成。其主要原因为门静脉阻力增加和门静脉血流量增加。而门静脉阻力增加是始动因素。尤其是侧支循环的建立和开放对门静脉高压的诊断具有重要意义。

1）脾大：是由于脾脏瘀血而肿大，多为轻、中度肿大，少数为重度肿大。消化道大出血时脾脏可暂时缩小。脾大常伴有脾功能亢进，表现为白细胞、红细胞和血小板减少。

2）侧支循环的建立与开放：当门静脉压力增高超过 1.96 kPa 时，门静脉与腔静脉之间的交通支开放，出现血流方向的改变，此时门静脉血液可不经肝脏，通过侧支直接回流至右心。主要的侧支循环如下。①门静脉血流经胃左、胃短静脉—胃食管黏膜下静脉（曲张奇经脉、半奇静脉—上腔静脉），由于食管下段黏膜下静脉缺乏结缔组织支持，曲张后突出于食管腔内称为食道和胃底静脉曲张。当门静脉压力显著增高（＞ 12 mmHg），黏膜水肿、糜烂、胃食道反流，腹内压突然增高及进食粗糙食物，可导致曲张静脉破裂出血。出血表现：呕血、便血，大出血可引起休克。②由门静脉—脐静脉、副脐静脉—腹壁静脉（曲张）向上经腹上深静脉—胸壁静脉—上腔静脉；向下经腹下深静脉—髂外静脉—下腔静脉，称为腹壁静脉曲张。以脐为中心向上及向下腹延伸出现脐周静脉异常曲张，外观呈水母头状。③由门静脉—肠系膜下静脉—直肠上静脉—痔静脉（曲张）—直肠中静脉—髂内静脉—下腔静脉，称痔静脉扩张，形成痔核，有时出现。

（3）腹水：是肝硬化最突出的表现，是失代偿的主要标志。腹水形成是多种因素综合作用的结果。

①门静脉压力增高：可超过 2.9 kPa，腹腔内血管静水压升高，液体漏入腹腔增多，组织液回吸收减少。②低蛋白血症：肝硬化时合成白蛋白能力下降。当人血白蛋白低于 30 g/L 时，血浆胶体渗透压降低，使血浆外渗。③淋巴液生成过多：门静脉压力增高时，肝窦压力增高，使大量液体经肝窦流至窦旁间隙，使肝淋巴液生成过多。当胸导管不能引流过多的淋巴液时，就自肝包膜直接漏入腹腔。④继发性醛固酮增多导致钠重吸收增多。⑤抗利尿激素增多使水的重吸收增多。⑥有效循环血容量不足，使肾交感神经活性增加。前列腺素、心房肽及激肽释放酶—激肽活性降低，肾血流量降低，肾脏排钠排尿量减少。腹水可使患者腹胀。大量腹水腹部膨隆呈蛙腹。可形成脐疝，行走困难，呼吸困难，部分患者可出现胸腔积液。

3.肝脏体征

肝脏大小与肝内脂肪浸润、再生结节形成及纤维化程度有关。早期肝脏增大，晚期缩小，质地硬、边缘较薄，可触及结节。在肝脏进行性坏死或有肝周围炎、门静脉炎或门静脉血栓形成时可出现压痛。

三、实验室检查

1.血常规

代偿期多正常，失代偿时由于出血、脾功能亢进及营养不良，可出现不同程度贫血及白细胞和血小板减少，如有感染时白细胞可升高。

2.尿常规

如胆汁淤积时尿胆红素阳性，尿胆原阴性。肝细胞损害引起的黄疸，尿胆原也可增加。

3.肝功能检查

肝硬化代偿期，肝功能试验大多正常或轻度异常。失代偿期患者有多方面的损害。结合胆红素和总胆红素升高，白蛋白降低。肝脏是合成白蛋白的唯一场所，在没有蛋白丢失的情况（如蛋白尿）时，血清白蛋白能反映肝脏的合成功能。肝硬化常有球蛋白增高，也可出现白球蛋白比值（A/G）降低或倒置。血清转氨酶活力在失代偿期有轻、中度升高，以谷丙转氨酶（ALT）增高较著，肝细胞坏死时谷草转氨酶（AST）高于 ALT，当 AST/ALT > 3 时，可提示有肝硬化。当肝纤维组织增生时可有单胺氧化酶（MAO）活力增高，血清中总胆固醇、胆固醇酯低于正常。凝血酶原时间有不同程度延长，注射维生素 K 不易纠正。

4. 血清免疫学检查

肝硬化时须测定乙、丙、丁型肝炎标志物，以明确病因。细胞免疫检查可有 T 细胞数低于正常，CD3、CD4、CD8 细胞均有降低。体液免疫检查 IgG、IgA 增高，以 IgG 增高为显著。

5. 腹水检查

有腹水应做穿刺，检查腹水的性质。一般为漏出液。腹水呈血性时应怀疑有癌变。

6. 超声检查

可显示肝脏的大小、外形，脾大；有门静脉高压时见门静脉、脾静脉增宽；有腹水时可发现有液性暗区。

7. X 线吞钡检查

食道有静脉曲张时呈虫蚀样或蚯蚓状充盈缺损，胃底有静脉曲张时呈菊花样充盈缺损。CT 检查与 B 超所见相似，肝左右叶比例失调、肝门区扩大、密度高低不均、脾大、门静脉扩张和腹水等表现。

8. 内镜检查

可直视曲张的食道及胃底的静脉及其程度。并发上消化道出血时，急诊胃镜可发现出血的部位及病因，并可做止血治疗。

9. 肝穿刺活组织检查

若能发现有假小叶形成，可建立诊断。

10. 腹腔镜检查

可直接观察肝脏表面大小不等的结节和纤维间隔、脾脏，以及感触其硬度。对病变处做活组织检查，诊断及鉴别诊断有很大帮助。

四、诊断和鉴别诊断

1. 诊断根据

（1）相关病史如肝炎病史、长期饮酒史等。

（2）有肝功能减退及门静脉高压的表现。

（3）肝功能检查的诸多阳性表现。

（4）B 超及 X 线检查提示有肝硬化的相关表现。

（5）肝活组织检查见假小叶的形成。

2. 鉴别诊断

（1）肝脾大：与血液病、代谢疾病、原发性肝癌、肝包虫等鉴别。

（2）腹水：应与结核性腹膜炎、缩窄性心包炎、巨大的卵巢囊肿相鉴别。

五、治疗

1. 一般治疗

代偿期可参加轻体力劳动工作，但避免疲劳，失代偿期以卧床休息为主，适当活动。营养疗法对于肝硬化，特别是营养不良者降低病残率及死亡率有很大作用。在没有并发症的患者，以高热量、高蛋白质、富含维生素及易消化的食物为宜。有肝性脑病先兆时，应限制或禁食蛋白质。有腹水者应限盐或无盐饮食，严禁饮酒。食管静脉曲张者，应禁食坚硬及粗糙食物。对于食欲缺乏、恶心、呕吐、进食量少的患者，宜静脉给予高渗葡萄糖并加入维生素 C、胰岛素、氯化钾。病情较重者应给予白蛋白、复方氨基酸或鲜血，同时注意保持水电解质、酸碱平衡。

2. 药物治疗

本病尚无特效治疗。应重视早期诊断，不要滥用药，尽量少用药，只用必要药。水飞蓟素有保护肝细胞膜的作用，每次 2 片，口服，3 次 / 天，每周用 5 次。秋水仙碱有抗感染抗纤维化作用，常用量 1 kyd，长期服用须注意胃肠道反应和粒细胞减少等不良反应。另外，有活血化瘀软坚的中药，如丹参、虫草菌丝、黄芪可以伍用，复方鳖甲软肝片也可应用。

3. 腹水的治疗

（1）限水限钠：有腹水者应低盐或无盐饮食，通过限水限钠可以产生自发性利尿，使腹水减退。钠限制在每日 500 ～ 800 mg（氯化钠 1.2 ～ 2.0 g），进水量限制在 1000 mL/d 左右。

（2）利尿剂的应用：经限水限钠和卧床休息，腹水仍不能消退者，需用利尿剂。由于肝硬化患者血浆醛固酮水平较高，所以利尿剂首选醛固酮的阻滞剂。螺内酯开始剂量每日 100 mg，根据利尿反应情况，每 4 ～ 5 天增加 80 mg，最大剂量每日 400 mg；螺内酯单独使用可致高血钠，呋塞米单独使用应加服氯化钾，螺内酯和呋塞米联用有协同作用，并可减少电解质紊乱。螺内酯与呋塞米联用比例为 100 mg：40 mg，如利尿效果不好，可按比例增加各自用量，最大剂量螺内酯 400 mg/d，呋塞米 160 mg/d。

（3）提高血浆胶体渗透压：每周定期输注血浆、新鲜血液或白蛋白，可以促进腹水消退，也可改善肝功能。

（4）放腹水：对难治性腹水，如无其他并发症每天可放腹水 4000 ～ 6000 mL，并同时输入白蛋白 40 ～ 60 g，比单纯放腹水效果更佳。

（5）自身腹水浓缩回输：可放腹水 5000 ～ 10 000 mL，清除部分钠和水浓缩为 500 mL 再输入静脉，可补充血浆蛋白，提高血浆胶体渗透压及有效循环血容量，改善肾脏血循环，增加利尿剂的效果。

（6）腹腔—颈静脉引流：采用装有单向阀门的硅管一端置于腹腔，另一端自腹壁皮下插入颈内静脉，利用呼吸时腹、胸腔压力差，促进腹水流向颈内静脉减轻症状。

4. 并发症的治疗

（1）上消化道出血。

（2）自发性胸膜炎：应积极加强抗菌治疗和支持治疗。应早期、足量、联合选用抗生素，一经诊断立即根据经验方治疗，选用对革兰阴性杆菌并兼顾革兰阳性球菌的抗生素，不需等培养结果。以后根据治疗效果及培养结果调整用药。

（3）肝肾综合征：在积极改善肝功能前提下，可以采取以下措施。

1）早期预防和消除诱发肝肾衰竭的因素。

2）避免使用损害肾功能的药物。

3）输注右旋糖酐、血浆、白蛋白等提高血容量，改善肾血流量。在扩容基础上，应用利尿剂。

4）腹水浓缩静脉回输。

5）血管活性药物，如八肽加压素、多巴胺等，可改善肾血流量，增加肾小球滤过率。

5.门静脉高压症的手术治疗

有各种分流术、断流术和脾切除术。有黄疸、腹水、肝功能显著损害的患者，手术死亡率很高，应列为禁忌证。

6.肝移植手术

是对晚期肝硬化尤其是肝肾综合征的最佳治疗，可提高患者的存活率。

第八节 原发性肝癌

原发性肝癌简称肝癌，是指由肝细胞或肝内胆管上皮细胞发生的恶性肿瘤，是我国常见恶性肿瘤之一，其死亡率在恶性肿瘤中居第二位。全世界每年平均有 25 万人死于肝癌，而我国约占其中的 45%。本病多见于中年男性，男女之比为 5∶1。

一、病因和发病机制

病因和发病机制尚未完全明确，根据高发区流行病学调查，可能与下列因素有关。

（一）病毒性肝炎

在我国，肝癌患者中约 90% 有乙型肝炎病毒（HBV）感染的背景。HBV 感染→慢性肝炎→肝硬化→肝癌是最主要的发病机制，西方国家以 HCV 感染常见，也多循上述机制进展至肝癌，部分患者在慢性肝炎阶段就可发展为肝癌。

（二）饮食

长期大量饮酒导致酒精性肝病，在此基础上的肝纤维化及肝硬化过程都可能引发肝癌。此外，HBV 及 HCV 感染者经常饮酒，将加速肝硬化的形成和发展，促进肝癌的发生。长期进食霉变食物（粮食受黄曲霉毒素污染）或含亚硝胺食物、食物缺乏微量元素及饮用藻类毒素污染的水等都与肝癌发生有密切关系。

（三）毒物与寄生虫

亚硝胺类、偶氮芥类、有机氯农药等化学物质是可疑的致肝癌物质。血吸虫及华支睾吸虫感染均易导致肝癌。

（四）遗传因素

肝癌的家族聚集现象既与遗传易感性有关，也与家族饮食习惯及生活环境有关。不同种族人群肝癌发病率不同。

上述各种病因使肝细胞在损伤后的再生修复过程中，其生物学特征逐渐变化，基因突变，增生与凋亡失衡；各种致癌因素也可促使癌基因表达及抑癌基因受抑；慢性炎症及纤维化过程中的活跃血管增生，为肝癌的发生发展创造了重要条件。

二、临床表现

由于肝脏的巨大代偿能力，大部分肝癌在发病后很长时间内无任何临床表现，经甲胎蛋白（AFP）普查检出的早期病例，称为亚临床肝癌。因自觉症状就诊者多属中晚期，其主要特征如下。

1. 肝区疼痛

最常见，半数以上患者有肝区疼痛，呈间歇或持续性胀痛、钝痛。是由于肿瘤增长迅速，肝包膜被牵拉所致。如病变侵犯膈，疼痛可牵涉右肩或右背，向右后生长的肿瘤可引起右腰痛。肿瘤生长缓慢者可无明显疼痛。突然发生的剧烈腹痛和腹膜刺激征常提示肝表面的癌结节破裂，坏死的癌组织及血液流入包膜下或腹腔引起急性腹膜炎。出现昏厥和休克者表明出血量大。

2. 肝大

进行性肝大为最常见的特征之一，质地坚硬，表面凹凸不平，有大小不等的结节，边缘不整，常有压痛。肝癌突出于右肋弓下或剑突下时，上腹可呈现局部隆起或饱满，如癌肿位于膈面，则主要表现为膈抬高。

3. 黄疸

多在晚期出现，可因肝细胞损害引起，或由于癌块压迫或侵犯肝内胆管，或癌组织和血块脱落引起胆道梗阻所致。

4. 肝硬化征象

肝癌伴有肝硬化的患者同时有肝功能减退和门静脉高压的表现。腹水增多较快，开始可为漏出液，晚期多为血性腹水，因癌侵犯肝包膜或向腹腔内破溃或出现腹膜转移癌所致。

5. 全身性表现

食欲缺乏、进行性消瘦、乏力、营养不良和恶病质等，可有低热，偶为高热。少数肝癌患者由于癌本身代谢异常，或癌组织对机体发生各种影响引起的内分泌或代谢方面综合征，称为伴癌综合征。常见的有自发性低血糖、红细胞增多症，还可出现高脂血症、高钙血症等，有时先于肝癌本身的症状出现，应警惕肝癌的存在。

6. 转移灶症状

最易发生肺转移，其次有骨、脑、腹膜、胸腔等处转移，产生相应症状。骨骼或脊柱转移，可有局部压痛或神经受压症状，颅内转移癌可有神经定位体征。

三、实验室检查

1. 肿瘤标志物

（1）甲胎蛋白（AFP）：AFP 是诊断肝细胞癌最特异的标志物，在症状出现前 6～12

个月已上升。AFP 检测还可用于肝细胞癌的普查、疗效判断、预测复发。肝细胞癌 AFP 阳性率为 70%～90%。肝炎、肝硬化、少数消化道癌、生殖腺胚胎瘤以及孕妇 AFP 可升高，但不如肝细胞癌明显。在排除妊娠、肝炎和生殖腺胚胎瘤的基础上，AFP 检查诊断肝细胞癌的标准如下。

1）AFP ＞ 500 μg/L，持续 4 周。

2）AFP 由低浓度逐渐升高不降。

3）AFP 在 200 μg/L 以上的中等水平持续 8 周。目前多用放射免疫法（RIA）或 AFP 单克隆抗体酶联免疫（EIASA）快速测定法检测。两者方法灵敏、准确、便捷，不需要特殊设备，适于普查。

AFP 异质体可用于良恶性肝病的鉴别。临床上常遇到良性肝病的 AFP 值明显升高（＞ 400 μg/L）或原发性肝癌的 AFP 值偏低（＜ 400 μg/L），因此，根据血清 AFP 浓度难以鉴别。近年采用扁豆凝集素（LCA）亲和双向放射免疫电泳方法检测，AFP 可分成 LCA 结合型和 LCA 非结合型两种异质体，两者同时存在但各总量的比值因病而异。在肝癌血清中结合型比值高于 25%，对肝癌的诊断率为 87.2%，假阳性仅 2.5%，且诊断不受 AFP 浓度、肿瘤大小和病期早晚的影响。

目前选用针对 LCA 结合型 AFP 的单克隆抗体建立特异性强、灵敏度高的方法，有助于鉴别肝癌和良性肝病，也可将抗体用核素标记进行肝癌的定位诊断和导向治疗。

（2）γ- 谷氨酰转肽酶同工酶 II（GGT II）：GGT II 在原发性和转移性肝癌的阳性率可达 90%，特异性达 97.1%。GGT II 与 AFP 无关，在低浓度 AFP 肝癌及假阴性肝癌中，也有较高的阳性率。小肝癌中 GGT II 阳性率在 70% 以上。

（3）异常凝血酶原（AP）：又称 γ- 羧基凝血酶原，用放免法测定 AP ≥ 250 μg/L 为阳性。肝细胞癌患者的阳性率为 67%，良性肝病、转移性肝癌时仅少数呈阳性，AP 对亚临床肝癌有早期诊断价值。

（4）α-L- 岩藻糖苷酶（AFU）：AFU 诊断原发性肝癌的阳性率为 70%～80%，对 AFP 阴性肝癌及小肝癌，AFU 的阳性率均在 70% 以上。

（5）其他：酸性同工铁蛋白（AIF）、醛缩酶 A（ALD-A）、5'- 核苷酸磷酸二酯酶同工酶 V（5'-NPDV）等在肝癌时增高，特异性强，AFP 阴性时也增高。

AFP 以外的肝癌标志物对原发性肝癌尤其是 AFP 阴性肝癌的诊断有辅助价值，但仍不能取代 AFP 在肝癌诊断中的地位。对诊断有困难的病例，联合检测 2～3 种标志物可显著提高肝癌的诊断率。

2. 超声显像

实时 B 超显像可显示癌变实质性暗区或光团。当癌坏死液化时，相应部位可出现液性暗区。B 超结合 AFP 检测，已广泛用于肝癌普查，有利于早期诊断。超声检查可显示直径为 2 cm 以上的肿瘤，对定位诊断有较大价值。彩色多普勒血流成像（CDFI）可分析测量进出肿瘤的血流量，进而判断病灶的血供情况，有助于鉴别病变的良恶性质。

3. CT 检查

最能反映肝癌病理形态表现，如病灶大小、部位、形态、数目及有无病灶内出血坏死等。

CT 图像通常表现为局灶性周边比较清楚的低密度区，但也可呈边缘模糊、大小不等的多发阴影，阳性率在 90% 以上，可显示 2 cm 的肿瘤。如结合肝动脉造影（CTA）对 1 cm 以下肿瘤的检出率可达 80% 以上。

4. X 线肝血管造影

选择性腹腔动脉和肝动脉造影能显示直径在 1 cm 以上的癌结节，阳性率达 87%，结合 AFP 检测的阳性结果，常用于诊断小肝癌。但这项检查对少血管型显示较差。数字减影肝动脉造影（DSA）能更清楚地显示直径 > 1.5 cm 的小肝癌。

5. MRI 检查

可显示更清晰的软组织对比，又无电离辐射，故在肝癌诊断方面更优于 CT。

6. 放射性核素肝显像

既往核素扫描分辨率低，诊断符合率仅 85%，故多已被 B 超、CT、MRI 等检查取代。近年来，单光子发射计算机体层显像（SPECT）及特异性强、灵敏度高的显像剂如放射性核素标记的肝癌特异性单克隆抗体等的应用，对较小病变的检出率有明显提高。正电子发射体层显像（PET）可显示肝癌组织的代谢情况，常用 ^{18}F-FDC 显像，因其半衰期短可使用较大剂量以获得高质量的影像。

7. 经皮肝穿刺活检

在超声或 CT 引导下用特制活检针穿刺癌结节，吸取癌组织检查可获病理诊断。但接近肝边缘的癌结节易破裂，并有针道转移的危险。

8. 剖腹检查

在疑为肝癌的病例，经上述检查仍不能确诊，如患者情况许可，应进行剖腹探查以争取早期诊断和手术治疗。

四、诊断及鉴别诊断

1. 诊断

具有典型临床表现的病例不难诊断，但大多已到晚期。对有肝病史的中年，尤其是男性患者，如有不明原因的肝区疼痛、消瘦、进行性肝大者，应做 AFP 测定和选做上述其他检查，争取早期诊断。早期诊断确立在临床表现出现之前更有意义，故有赖于对高危人群（肝炎史 5 年以上，乙型或丙型肝炎病毒标志物阳性，35 岁以上）进行普查，可大幅提高检出率。

2001 年，中国抗癌协会肝癌专业委员会修订的肝癌临床诊断标准如下。

（1）AFP ≥ 400 μg/L，能排除妊娠、生殖系胚胎源性肿瘤、活动性肝病及转移性肝癌，并能触及肿大、坚硬及有结节状肿块的肝脏，或影像学检查有肝癌特征的占位性病变者。

（2）AFP < 400 μg/L，能排除妊娠、生殖系胚胎源性肿瘤、活动性肝病及转移性肝癌，并有两种影像学检查有肝癌特征的占位性病变，或有两种肝癌标志物（AFP、AP、GGT Ⅱ、AFU 等）阳性及一种影像学检查，有肝癌特征的占位性病变者。

（3）有肝癌的临床表现，并有肯定的肝外转移病灶（包括肉眼可见的血性腹水或在其中发现癌细胞）并能排除转移性肝癌者。

2. 鉴别诊断

原发性肝癌需与以下疾病相鉴别。

（1）继发性肝癌：大多为多发性结节，临床表现以原发癌为主，少数可仅有继发性肝癌的征象而不伴肝硬化，原发于胃肠道、呼吸道、泌尿生殖道、乳房等处的癌灶常转移至肝，但发展慢，症状较轻，AFP 检测除少数原发消化道癌的病例可呈阳性外，一般为阴性。少数继发性肝癌很难与原发者鉴别，确诊有赖于病理检查或找到肝外原发癌。

（2）肝炎、肝硬化：部分肝炎、肝硬化患者也有血清 AFP 升高，但常为"一过性"且多伴有转氨酶同步升高，原发性肝癌的 AFP 呈持续上升且与转氨酶升高不成比例。原发性肝癌多发生在肝硬化的基础上，两者的鉴别常有困难。结合临床表现及影像学检查，再反复检测 AFP 等肿瘤标志物，可作出正确诊断。

（3）肝脓肿：临床表现为发热、肝区痛和明显压痛，白细胞总数增高。邻近脓肿的胸壁常有水肿，右上腹肌紧张。超声检查可探得肝内液性暗区。但当脓液稠厚，尚未形成液性暗区时，诊断颇为困难，在超声引导下做诊断性穿刺或药物试验性治疗有助于确诊。

（4）其他：肝血管瘤、肝囊肿、肝包虫病等局灶性结节增生，炎性假瘤等肝良性占位性病变，来自肾、肾上腺、胰腺、结肠等处的邻近肝区的肝外肿瘤等易与原发性肝癌相混淆，可用 AFP 检测结合 CT、MRI 和彩色多普勒超声检查帮助诊断，必要时需剖腹探查。

五、治疗

早期治疗是改善肝癌预后的最主要因素。随着早期肝癌和小肝癌的检出率和手术根治切除率逐年增加，加上手术方法的改进和综合治疗的运用，疗效明显提高。

1. 手术治疗

手术切除仍是目前根治原发性肝癌的首选方法，凡有手术指征者均应不失时机争取手术切除。手术适应证如下。

（1）诊断明确，估计病变局限于一叶或半肝。

（2）肝功能代偿良好，凝血酶原时间不低于正常的 50% 者。

（3）无明显黄疸、腹水或远处转移者。

（4）心、肺和肾功能良好，能耐受手术者。肝切除量在肝功能正常患者不超过70%，中度肝硬化者不超过 50%，或仅能做右半肝切除，严重肝硬化者不能做肝叶切除。肝癌根治术后 5 年复发率高，术后要加强综合治疗与随访。

如术中发现肿瘤已不适于切除，可考虑做肝动脉插管局部化疗或肝血流阻断术（即肝动脉结扎或门静脉分支结扎以减少肝癌的血液供应），可获得使肿瘤缩小和延长生命的近期效果，并使部分患者获得二次手术的机会。对不适于切除者还可考虑瘤内局部治疗，如微波凝固、氩氦刀、激光、无水乙醇注射等。

2. 放疗

适于肿瘤仍局限而不能切除者。原发性肝癌对放疗不甚敏感，近年由于放射源、放射设备和技术的进步，定位方法的改进，疗效有所改善。常用放射源为 WCO 和直线加速器，患者如能耐受 40 Gy（4 000 rad）以上的放射剂量，疗效可显著提高。目前趋向于手术、介入治疗、放疗、生物免疫、中药治疗等综合治疗。动脉内注射 γ-90 微球、^{131}I- 碘化油或放射性核素标记的单克隆抗体等做导向内放疗正在试用中。

3. 肝动脉栓塞化疗（TACE）

对肝癌疗效好，已成为肝癌非手术疗法中的首选方法。TACE 的步骤为经皮穿刺股动脉，在 X 线透视下将导管插至肝固有动脉或其分支注射抗肿瘤药物和栓塞剂，碘化油和颗粒吸收性明胶海绵为常用栓塞剂。抗肿瘤药物和碘化油混合后注入肝动脉，能发挥持久的抗肿瘤作用，每 6 ～ 8 周重复一次，可使肝癌明显缩小。

4. 全身化疗

对肝癌有效的药物有顺铂（DDP）、阿霉素（ADM）、5-FU 及其衍生物、丝裂霉素（MMC）、VP16 等。多药联合静脉给药化疗优于单药化疗，但效果不甚理想，肝动脉插管化疗疗效则显著提高。

5. 局部治疗

多在超声引导下进行。常用经皮穿刺乙醇注射疗法（PEL）是用无水乙醇直接注射到肿瘤内，使癌细胞脱水、变性，肿瘤血管凝固栓塞达到治疗效果，主要适用于肿瘤直径为 3 cm，结节数在 3 个以内且不能手术者。其他还有射频消融（RFA）、微波凝固、氩氦刀、激光、高功率超声聚焦（PMCT）、电化学疗法（ECT）等通过局部高温或低温冷冻使肿瘤组织凝固坏死达到治疗目的。

6. 生物和免疫治疗

配合其他治疗可起巩固和增强疗效的作用。现多用基因重组细胞因子和细胞因子激活的细胞进行过继免疫治疗，如干扰素、肿瘤坏死因子（TNF）、白细胞介素 -2（IL-2）、肿瘤浸润淋巴细胞（TIL）等，通过激活体内杀伤细胞起到攻击肿瘤细胞的作用。

7. 中医药治疗

通过辨证，多采用扶正固本、活血化瘀、软坚散结、清热解毒等方法。中药与化疗、放疗等联合应用能提高机体免疫力，减少不良反应，改善症状，部分中药还有直接抗肿瘤的作用。

8. 并发症的治疗

并发上消化道出血、肝性脑病、感染等的治疗可参考有关章节。肝癌结节破裂时进行急诊手术，可考虑肝动脉结扎、大网膜包裹填塞、喷洒止血药等，或行紧急肝动脉栓塞。对不耐受手术的病例，只宜做内科对症处理。

肝癌治疗方法很多，为提高治疗效果，治疗过程中不应采用一种方法贯彻始终，应有计划、有目的地将多种治疗方法联合或序贯应用，最大限度地消灭肿瘤。

第九节 急性胰腺炎

急性胰腺炎是多种病因导致胰腺组织自身消化所致的胰腺水肿、出血及坏死等炎性损伤。临床以急性上腹痛及血淀粉酶或脂肪酶升高为特点。多数患者病情轻，预后好；少数患者可伴发多器官功能障碍及胰腺局部并发症，死亡率高。

一、病因和发病机制

1. 病因

病因很多，以胆系疾病、酗酒和暴饮暴食为最多见。

（1）胆道疾病：在解剖上 70% ~ 80% 的人胰管与胆总管在肝胰壶腹汇合后，共同开口于十二指肠。胆道的结石、炎症或蛔虫等均可引起急性胰腺炎，其中胆石症最为常见。

引起急性胰腺炎的机制可归纳如下。

1）梗阻：由于上述的各种原因导致壶腹部狭窄和（或）奥狄括约肌痉挛，胆道内压力超过胰管内压力（正常胰管内压高于胆管内压），胆汁将通过"共同通道"逆流入胰管，激活胰酶而发病。

2）奥狄括约肌松弛：胆石等移行中损伤胆总管，或胆道炎症引起奥狄括约肌松弛，使富含肠激酶的十二指肠液反流入胰管，激活胰酶。

3）胆道炎症时细菌毒素、游离胆酸、非结合胆红素也可能通过胆胰间淋巴管交通支扩散到胰腺，激活胰酶，引起急性胰腺炎。

（2）酗酒和暴饮暴食：由于乙醇刺激，造成急性十二指肠炎、乳头水肿、奥狄括约肌痉挛，加之暴饮暴食引起胆汁、胰液大量分泌，排出受阻，胰管内压骤增，使胰管小分支和胰腺腺泡破裂，胰液与消化酶渗入间质，引起急性胰腺炎。约 40% 的急性胰腺炎的起病与酗酒和暴饮暴食有关。

（3）胰管阻塞：胰管结石、蛔虫、蛋白栓或胰管狭窄、肿瘤等均可引起胰管阻塞，当胰液分泌旺盛时胰管内压明显增高，诱发本病。胰腺分裂症患者，可因胰液引流不畅引发本病。

（4）手术与创伤：腹腔手术、腹部钝挫伤等可直接或间接损伤胰腺组织与影响胰腺的血液供应引起胰腺炎。内镜下逆行胰胆管造影（ERCP）可诱发急性胰腺炎。

（5）感染：腹腔、盆腔脏器的炎症，可经血流、淋巴或局部浸润等扩散引起胰腺炎。伤寒、猩红热、败血症，尤其胰腺炎病毒对胰腺有特殊亲和力，也易引起胰腺急性发病。

（6）其他：某些药物如噻嗪类利尿药、硫唑嘌呤、糖皮质激素，内分泌与代谢障碍疾病如甲状旁腺肿瘤、家族性高脂血症、维生素 D 过多、十二指肠穿孔或憩室炎、血管疾病、妊娠、糖尿病昏迷和尿毒症等均可引发急性胰腺炎。有 5% ~ 25% 的患者原因不明，称之为特发性胰腺炎。

2. 发病机制

正常胰腺分泌的消化酶有两种形式，小部分是有生物活性的酶如淀粉酶、脂肪酶和核糖核酸酶等，大部分是以酶原形式存在的无活性的酶，如胰蛋白酶原、糜蛋白酶原、磷脂酶原、弹力蛋白酶原、激肽释放酶原，酶原颗粒与细胞质隔离存在，并且胰腺腺泡的胰管内含有胰蛋白酶抑制物质，灭活少量的有生物活性或提前激活的酶，避免胰腺自身消化。正常情况下，当胰液进入十二指肠后，在肠激酶作用下，首先激活胰蛋白酶原，形成胰蛋白酶，在胰蛋白酶作用下使各种胰酶原被激活为有生物活性的酶，对食物进行消化。急性胰腺炎时，胆汁或十二指肠液反流入胰管，胰蛋白酶原被激活后，发生连锁反应，激活其他酶原。磷脂酶原被激活为磷脂酶 A2，破坏细胞膜的磷脂层，产生溶血卵磷脂，引起胰实质及其周围组织的广泛坏死、溶血；弹力蛋白酶可溶解血管弹力纤维引起血管破裂而出血；激肽释放酶可使激肽酶原变为缓激肽和胰激肽，使血管扩张和通透性增加，引起水肿、血压下降和休克；脂肪酶可使胰腺及周围脂肪坏死和液化。上述消化酶共同作用，造成胰腺实质及邻近组织的病变，胰腺细胞的损伤和坏死又促使消化酶释出，可形成恶性循环。上述消化酶和胰腺炎症、坏死的产物又可通过血液、淋巴液输送到全身，引起多脏器功能损害。

急性胰腺炎时，胰腺组织的损伤过程中还可产生氧自由基、血小板活化因子、前列腺素、白三烯、一氧化氮（NO）、血栓素（TXA$_2$）等炎性介质和血管活性物质，参与急性胰腺炎的病理损伤，最终导致急性胰腺炎的发生和发展。

二、临床表现

（一）轻症急性胰腺炎（MAP）

急性腹痛，常较剧烈，多位于中左上腹甚至全腹，部分患者腹痛向背部放射。患者病初可伴有恶心、呕吐，轻度发热。常见体征：中上腹压痛，肠鸣音减少，轻度脱水貌。

（二）重症急性胰腺炎（SAP）

在上述症状基础上，腹痛持续不缓、腹胀逐渐加重，可陆续出现部分症状、体征及胰腺局部并发症。器官功能障碍可在起病的早期出现，常用急性生理慢性健康 II 评分（APACHE II）来描述其发展过程中病情严重程度。

（三）中度重症急性胰腺炎（MSAP）

临床表现介于 MAP 与 SAP 之间，在常规治疗基础上，器官衰竭多在 48 小时内恢复，恢复期可出现假性囊肿、胰瘘或胰周脓肿等局部并发症。

（四）胰腺局部并发症

1. 胰瘘

急性胰腺炎致胰管破裂，胰液从胰管漏出＞7 天，即为胰瘘。胰内瘘包括胰腺假性囊肿、胰性胸腹水及胰管与其他脏器间的瘘。胰液经腹腔引流管或切口流出体表，为胰外瘘。

胰腺假性囊肿多在 SAP 病程 4 周左右出现，初期为液体积聚，无明显囊壁，此后由肉芽或纤维组织构成的囊壁缺乏上皮（与真性囊肿的区别所在），囊内无菌生长，含有胰酶。假性囊肿形态多样、大小不一，容积可波动于 10 ～ 5000 mL；囊肿可以延伸至横结肠系膜，肾前、肾后间隙以及后腹膜。囊肿大时，可有明显腹胀、肠道梗阻等症状，一般假性囊肿＜5 cm 时，6 周内约 50% 可自行吸收。

2. 胰腺脓肿

胰腺内、胰周积液或胰腺假性囊肿感染，发展为脓肿。患者常有发热、腹痛、消瘦及营养不良症状。

3. 左侧门静脉高压

胰腺假性囊肿压迫和炎症，导致脾静脉血栓形成，继而脾大、胃底静脉曲张，破裂后可发生致命性大出血。

三、实验室检查

1. 血、尿淀粉酶测定

血清淀粉酶在起病后 6 ～ 12 小时开始升高，48 小时开始下降，持续 3 ～ 5 天。当超过正常值的 3 倍时可确诊。胃肠或胆系疾病也可有血清淀粉酶升高，但一般不超过正常值的 2 倍。若胰腺细胞广泛坏死，血清淀粉酶可正常或低于正常。尿淀粉酶在发病后 12 ～ 14 小时开始升高，下降缓慢，持续 1 ～ 2 周，检测结果受患者尿量的影响。胰源性腹水和胸腔积液中的淀粉酶值也明显增高，可帮助诊断。

2. 血清脂肪酶测定

血清脂肪酶常在起病后 24 ～ 72 小时开始上升，持续 1 ～ 2 周，特异性较高，对就诊较晚的患者有诊断价值。

3. 血钙测定

出血坏死性胰腺炎可出现暂时性低钙血症，低钙血症程度与临床严重程度平行，若血钙 < 1.75 mmol/L 提示预后不良。是大量脂肪组织坏死分解出的脂肪酸与钙结合成脂肪酸钙而大量消耗钙所致。

4. 血清正铁蛋白测定

出血坏死性胰腺炎时正铁蛋白阳性，是因红细胞大量破坏，释放出的血红素与白蛋白结合生成正铁血红蛋白。

5. 其他实验室检查

多有白细胞总数增多及中性粒细胞核左移；C 反应蛋白（CRP）在胰腺坏死时明显升高；常见血糖升高，持久的空腹血糖高于 10 mmol/L 反映胰腺坏死，预后不良；少数患者有高胆红素血症；AST、ALT、LDH 也可增高。

6. 腹部 X 线片

可排除因内脏穿孔等所致急腹症。可发现肠麻痹或麻痹性肠梗阻。

7. 腹部 B 超和 CT 显像

B 超可见胰腺肿大，回声异常，了解胆囊情况，判断有无脓肿、假性囊肿及胆系结石或感染。CT 可对急性胰腺炎的诊断和鉴别诊断、评估其严重程度，判断有无局部并发症有重要价值。增强 CT 是诊断胰腺坏死的最佳方法。

8. 超声内镜（EUS）

作为一种新兴的检查手段，可以分辨胰腺的细微病变。对急性胆源性胰腺炎的诊断优于 B 超和 CT。

四、诊断和鉴别诊断

1. 诊断

根据典型的临床表现和实验室检查，可作出诊断。患者突发剧烈的上腹部疼痛、恶心、呕吐、低热，上腹部压痛但无腹肌紧张，血、尿淀粉酶显著升高，排除其他急腹症，结合影像学检查即可诊断急性水肿性胰腺炎。出血坏死性除具备水肿性急性胰腺炎的诊断标准，还有高热、皮肤瘀斑、腹膜炎表现、手足搐搦及局部和全身严重并发症。

2.鉴别诊断

急性胰腺炎应与下列疾病鉴别。

（1）胆石症和急性胆囊炎：常有胆绞痛史，疼痛多在右上腹，常向右肩背放射，墨菲征阳性，血及尿淀粉酶轻度升高，B超和X线胆道造影可明确诊断。

（2）消化性溃疡急性穿孔：有较典型的溃疡病史，腹痛突然加剧，可迅速波及全腹，腹肌板样强直，肝浊音界消失。X线透视见膈下有游离气体，血清淀粉酶轻度升高等可资鉴别。

（3）急性肠梗阻：多表现为脐周或下腹部阵发性绞痛，腹胀、呕吐，肠鸣音亢进，有气过水声，无排气或排便，可见肠型，腹部X线可见肠管扩张和液气平面。

（4）急性心肌梗死：有冠心病史，可突发上腹部剧痛并向左肩臂放射，腹部体征轻或无，心电图显示心肌梗死改变，血清心肌酶升高，血、尿淀粉酶正常。

（5）其他：还应与异位妊娠破裂、肠系膜血管栓塞、脾破裂、肾绞痛等鉴别。

五、治疗

1.内科治疗

（1）监护：严密观察病情变化，注意监测体温、脉搏、血压、呼吸和尿量，注意血尿淀粉酶、电解质、血白细胞和血气的变化，如合并器官衰竭及代谢紊乱等，及时采取相应措施。

（2）解痉止痛：可给阿托品或654-2肌内注射以解痉止痛，腹痛剧烈时合用哌替啶。不宜单独使用吗啡止痛，因其易导致奥狄括约肌痉挛，合用阿托品可对抗其所引起的痉挛。还可配合针刺止痛。

（3）抗休克、维持水电解质及酸碱平衡：病情重者常早期即出现低血容量休克，是早期死亡的原因。故依据中心静脉压、血压、尿量、红细胞压积和电解质的监测，补平衡盐液、血浆、新鲜全血，人血白蛋白、右旋糖酐及电解质，以恢复有效循环血量和电解质平衡，同时应维持酸碱平衡。慎用升压药。

（4）营养支持：水肿型一般病情较轻，不必应用营养支持治疗。出血坏死性胰腺炎患者早期一般即采用全胃肠外营养（TPN），按一定比例给脂肪乳、氨基酸和葡萄糖液。营养支持可增强肠道黏膜屏障，防止肠内细菌扩散引起胰腺坏死合并感染。

（5）防治感染：对非胆源性水肿型胰腺炎，抗生素并非必要。出血坏死性胰腺炎应常规使用抗生素，有预防胰腺坏死合并感染的作用。一般常用喹诺酮类、头孢类或氨基糖苷类抗生素，并联合应用对厌氧菌有效的药物（如甲硝唑）。

（6）减少胰腺分泌。

1）禁食和胃肠减压：是减少胰腺分泌的重要措施。病情轻者可不用胃肠减压，病情重者或腹胀明显者，需行胃肠减压，抽出胃液，可减少胃酸刺激引起的胰液分泌，并可防治麻痹性肠梗阻。症状缓解后先给无脂流食，逐渐恢复正常饮食。

2）生长抑素及其类似物：具有较强的抑制胰酶合成和分泌的作用，能明显减轻症状，减少并发症。常用的有14氨基酸肽天然生长抑素——施他宁，用法为先给250μg静脉缓注，继以250μg/h持续静脉滴注。因本品半衰期极短（1.1～5分钟），临床上更常用人工合成的 8 肽生长抑素类似物——奥曲肽，其半衰期较长（1～2 小时），用法为先以 100 µg 静脉缓注，继以 250 µg/h 持续静脉滴注，共持续 3～7 天或 7 天以上。

3）抑酸剂：H_2 受体阻滞剂和质子泵抑制剂通过抑制胃酸分泌而间接抑制胰腺分泌。

4）胆碱能受体阻断剂：如 654-2、阿托品等，但其疗效有争议，不常用。对有肠麻痹者禁用。

（7）抑制胰酶活性：仅用于出血坏死性胰腺炎的早期，但疗效不确定。

1）抑肽酶具有抗蛋白酶及胰血管舒缓素的作用。10 万～25 万 U/次，2 次/天，溶于葡萄糖注射液静脉滴注。

2）加贝酯（FOR）可抑制蛋白酶、血管舒缓素、凝血酶原、弹力纤维酶等，根据病情，开始每日 100～300 mg 溶于 500～1500 mL 葡萄糖盐水，以 2.5 mg/（kg·h）速度静脉滴注。2～3 日病情好转后，可逐渐减量。

3）乌司他丁是从人尿液中提取的一种蛋白酶抑制剂，对多种蛋白酶有抑制作用，近年来对急性胰腺炎的治疗倍受重视。用法 10 万 U/次，溶于 5% 葡萄糖注射液或生理盐水中静脉滴注，2～3 次/天。

4）氟尿嘧啶（5-FU）可抑制 DNA 和 RNA 合成，减少胰液分泌，对磷脂酶 A2 和胰蛋白酶有抑制作用，每日 500 mg，加入 5% 葡萄糖注射液 500 mL 中静脉滴注。

2. 内镜下奥狄括约肌切开术（EST）

对胆源性胰腺炎，可用于胆道紧急减压、引流和去除胆石梗阻，起到治疗和预防胰腺炎发展的作用，适用于老年人不宜手术者。

3. 腹腔灌洗

是救治急性出血坏死性胰腺炎的措施之一。通过腹腔灌洗可清除腹腔内细菌、内毒素、胰酶、炎性因子等，减少这些物质进入血循环后对全身脏器的损害。应在确诊后 48 小时以内进行。

4. 中医中药

对急性胰腺炎有一定疗效。主要有柴胡、黄连、黄芩、枳实、厚朴、木香、白芍、芒硝、大黄（后下），由蛔虫引起者加乌梅、槟榔、使君子等，宜辨证论治，随证加减。

5. 手术治疗

手术适应证如下。

（1）重症胰腺炎经内科治疗无效者。

（2）诊断未明确，与其他急腹症如胃肠穿孔难以鉴别时。

（3）胰腺炎并发脓肿、假性囊肿、弥散性腹膜炎、肠麻痹坏死者。

（4）胆源性胰腺炎处于急性梗阻状态，需外科手术解除者。

对出血坏死性胰腺炎应注意：①不宜过早拨出胃肠减压管及进食和饮水。保留胃肠减压管能促进恢复，缩短病程，禁食、禁水时间的长短应据具体病情而定。②恢复饮食后，应先给面汤、米汤等流食，若患者无不适再缓慢增加进食量，避免吃甜食和油腻饮食及暴饮暴食。③出院后定期复查，及时发现慢性胰腺炎或糖尿病等并发症。

第十节 溃疡性结肠炎

溃疡性结肠炎（UC）又称慢性非特异性溃疡性结肠炎，本病可发生在任何年龄，多见于 20～40 岁，也可见于儿童或老年人。男女发病率无明显差别。我国近年患病率明显增加，虽然患者病情多较欧美国家的轻，但重症也较常见。

一、病因和发病机制

溃疡性结肠炎与克罗恩病统称为炎症性肠病（IBD），两者同属肠道慢性炎症性疾病，病因尚未完全阐明，发病可能与下列因素有关。

1. 免疫因素

多数学者认为，本病的发生主要与免疫因素有关。①自身免疫：患者血清中存在多种自身抗体。如抗自身结肠上皮细胞抗体，并与大肠杆菌 O14 型抗原起交叉免疫反应，当患者重复感染此菌后，可诱导体内产生对自身结肠上皮有损伤作用的抗体、免疫复合物和免疫淋巴细胞。②细胞因子与炎症介质：参与免疫反应的细胞如 T 细胞、肥大细胞、巨噬细胞、中性粒细胞，在免疫反应中释放出各种细胞因子和炎症介质（如组织胺、白三烯），这些均参与黏膜炎症和组织损害过程。另外，炎症过程还释放氧自由基和一氧化氮等有害物质加重组织损伤。③ UC 患者常伴有结节性红斑、关节炎、虹膜炎等自身免疫性疾病的肠外表现。

2. 遗传因素

据统计，欧美的家族发病率和种族间发病率有明显的差异，以及本病与某些 HLA 的关联性，均支持和遗传因素有关。最近在 HLA-H27 转基因动物体内已成功制造出与人 UC 相似的模型为有力证据之一。

3. 感染

UC 的病理变化和临床表现与肠道感染性疾病相似，但尚未发现任何病毒、细菌或原虫与本病发生有特异性联系。一般认为，感染是为本病的继发或诱发因素。

4. 精神因素

在 UC 发病中的作用尚有争论。认为精神因素可能是本病发作的诱因，也可能是本病反复发作的继发性表现。因为临床上可见因精神紧张而诱发 UC 发作，又可见由于本病反复发作导致患者精神抑郁、焦虑、恐癌等表现。

总之，本病的发生可能为遗传因素作为背景，感染和（或）精神因素作为诱因，启动了肠道免疫与非免疫系统，最终导致免疫反应和炎症过程。

二、临床表现

多数起病缓慢，少数急性起病，偶见急性暴发。病程呈慢性经过，常表现为发作期与缓解期交替，少数症状持续并逐渐加重。每次发作或症状加重常有精神刺激、感染、饮食失调或劳累等诱因。

1. 消化系统表现

（1）腹泻：为最主要的症状，见于绝大多数患者。轻者排便 2 ～ 4 次 / 天，重者 10 次 / 天以上，粪便呈糊状或稀水样，可见大量黏液脓血。腹泻与黏膜炎症导致大肠对水、钠吸收障碍以及结肠蠕动增快有关，粪便中的黏液脓血则为炎症渗出、黏膜糜烂及溃疡所致。黏液脓血便是本病活动期的重要表现。病变累及直肠者多伴有里急后重。部分患者腹泻与便秘交替出现。

（2）腹痛：一般为轻、中度腹痛，性质可为隐痛、胀痛或绞痛，多局限于左下腹或下腹部，也可为全腹痛。

（3）其他症状：可有上腹部不适、腹胀，严重病例有食欲缺乏、恶心、呕吐等。

（4）体征：有左下腹或下腹轻压痛，部分患者可触及痉挛的降结肠或乙状结肠。重型和暴发型患者有明显压痛和鼓肠。若并发肠穿孔还会出现反跳痛、腹肌紧张、肠鸣音减弱或消失。

2. 全身表现

活动期常有低热或中度发热，重者可有高热。重症或病情持续活动可出现水电解质平衡紊乱、消瘦、贫血、低蛋白血症等表现。

3. 其他

本病可伴有自身免疫性疾病的表现，包括关节炎、强直性脊柱炎、结节性红斑、前葡萄膜炎、复发性口腔溃疡、原发性硬化性胆管炎等，有些表现在结肠炎控制或结肠切除后可以缓解或消失。

4. 临床分型

临床根据 UC 的病程、程度、范围与病期进行综合分型。

（1）据病程经过。

1）初发型：指无既往史的首次发作。

2）慢性复发型：临床上最多见，发作期与缓解期交替。

3）慢性持续型：症状持续，间以症状加重的急性发作。

4）急性暴发型：急性起病，病情严重，全身毒血症状明显，可并发中毒性巨结肠、肠穿孔等。以上各型可相互转化。

（2）据病情严重程度。轻度：腹泻 4 次 / 天以下，便血轻或无，无发热、脉速，贫血无或轻，红细胞沉降率正常。中度：介于轻与重度之间。重度：腹泻 6 次 / 天以上，有明显黏液脓血便，发热、脉速，红细胞沉降率加快、血红蛋白及白蛋白下降。

（3）据病变范围可分为直肠炎、直肠乙状结肠炎、左半结肠炎（结肠脾曲以下）、广泛性或全结肠炎（病变扩展至结肠脾曲以上或全结肠）。

（4）据病情分期分为活动期和缓解期。

三、实验室检查

1. 血液检查

可有轻、中或重度贫血。活动期红细胞沉降率加快，C 反应蛋白增高，白细胞计数也可增高。严重病例可出现人血白蛋白下降、凝血酶原时间延长和电解质紊乱。

2. 粪便检查

粪便常有黏液脓血，镜检可见红细胞、脓细胞和巨噬细胞。反复多次检查（至少连续 3 次）无特异病原体。

3. 结肠镜检查

能直接观察肠黏膜情况，确定病变范围并能取活检，有确诊价值。但对急性重症患者应谨慎，以防穿孔。活动期内镜下见黏膜粗糙呈细颗粒状，并有弥散性充血、水肿，血管纹理模糊不清，质脆易出血，并可见糜烂和大小不等的浅溃疡，表面覆有脓性或血性渗出物。慢性病变可见炎性息肉、结肠袋变钝或消失、肠壁增厚僵硬或肠腔狭窄等。

4. X 线钡剂灌肠检查

对本病的诊断和鉴别诊断有重要价值，但重型或暴发型一般不宜做此项检查。气钡双重对比造影更易发黏膜浅表病变。急性期可见结肠张力增高、黏膜水肿而皱襞粗大紊乱，或呈颗粒样改变，由于多发性浅溃疡的存在，肠壁边缘呈毛刺或锯齿状，若有炎性息肉可见圆形或卵圆形充盈缺损。慢性病变结肠袋消失，肠壁变硬，肠管缩短、肠腔变窄，呈铅管状。

四、诊断和鉴别诊断

1. 诊断

有反复发作腹泻、黏液脓血便、腹痛、里急后重、不同程度全身症状，3 次以上粪便检查无特异病原体，再结合结肠镜或钡剂灌肠所见，并排除一些特异性结肠炎后，方可诊断。有典型临床表现或典型既往史，而目前结肠镜或钡剂灌肠检查无典型改变者，应列为"疑诊"随访。一个完整的诊断应包括其病程经过、病变范围、病情轻重、病期及并发症。

2. 鉴别诊断

（1）慢性细菌性痢疾常有急性细菌性痢疾病史，粪便或结肠镜检查取黏液性分泌物培养出痢疾杆菌。抗生素治疗有效。

（2）慢性阿米巴肠炎病变主要侵犯右侧结肠，也可累及左侧结肠。镜下见结肠有散在性溃疡，溃疡较深，边缘潜行，溃疡间的黏膜多属正常。粪便检查、结肠镜取溃疡渗出物或溃疡边缘处的活组织检查可找到阿米巴滋养体或包囊。抗阿米巴治疗有效。

（3）克罗恩病可发生于从食管到肛门的任何消化道，但病变主要在回肠末段和邻近结肠，且肠黏膜有其特征性改变。

（4）血吸虫病有流行病区疫水接触史，粪便检查可发现血吸虫卵，孵化毛蚴阳性。内镜下检查在急性期可见直肠或乙状结肠黏膜有黄褐色颗粒，活检黏膜压片或组织病理学检查可见血吸虫卵。患者常有肝脾大。

（5）肠易激综合征粪便中可有黏液但无脓血，结肠镜或 X 线钡剂灌肠检查无器质性病变。患者常伴有神经精神症状。

（6）大肠癌多见于中年以后，多数直肠癌肛门指检可触到肿块，结肠镜与 X 线钡剂灌肠检查对鉴别诊断有价值，确诊靠活检。需注意和 UC 引起的结肠癌变区别。

（7）其他还应与溃疡性肠结核、真菌性肠炎、缺血性肠炎、放射性肠炎、结肠息肉病、结肠憩室炎、伪膜性肠炎等鉴别。

五、治疗

目的是控制急性发作，维持缓解，减少复发，防治并发症。根据病情采取个体化、综合化治疗。

1. 一般治疗

（1）休息、饮食与营养：在急性发作期应卧床休息，密切观察病情变化。给予流质饮食，待病情好转后改为半流质，食物应富营养、易消化、少渣、含有足够热量和维生素，牛乳或乳制品慎用。重症或病情恶化者应住院治疗，禁食，给予全胃肠外营养，必要时可输血和人血白蛋白，并及时纠正水电解质平衡紊乱。

（2）解痉止痛：腹痛部分原因是肠痉挛，故用抗胆碱药可减轻症状，腹泻可考虑用地芬诺酯或洛哌丁胺。但大剂量用这些药物可诱发中毒性巨结肠，应慎重。一般禁用麻醉镇痛剂。

（3）其他：注意生活规律，劳逸结合，避免精神紧张，保持乐观情绪，增强治病信心。精神紧张者，可适当选用地西泮、苯巴比妥等镇静剂，必要时可予心理治疗。对有继发感染者，应静脉给予广谱抗生素。

2. 药物治疗

（1）氨基水杨酸制剂：柳氮磺胺吡啶（SASP）是治疗本病的常用药物。适用于轻、中型患者或重型经糖皮质激素治疗已缓解者。SASP 口服后大部分在结肠经肠菌分解为 5- 氨基水杨酸（5-ASA）和磺胺吡啶，5-ASA 是发挥抗感染、免疫抑制作用的主要有效成分，后者是引起不良反应的主要因素。用药方法为急性期 4 ～ 6 g/d，分 4 次口服，病情缓解后可逐渐减量至维持量 2 g/d，维持用药 1 ～ 2 年。常见不良反应有食欲减退、恶心、呕吐、头痛、皮疹、粒细胞减少、溶血、可逆性男性不育等，餐后服药可减轻消化道反应，长期服药必须定期复查血常规。直接口服 5-ASA 在小肠已大部分被吸收，近年已研制出 5-ASA 缓释新剂型美沙拉嗪、奥沙拉嗪和巴柳氮等，疗效与 SASP 相仿，不良反应轻微。应用 SASP 或 5-ASA 肛栓或灌肠剂，对病变主要在直肠和乙状结肠者可提高疗效。

（2）糖皮质激素：适用于重型和急性暴发型患者，或用氨基水杨酸制剂治疗效果不佳者。能发挥非特异性抗感染和免疫抑制作用，缓解毒性症状，近期疗效较好。一般予口服泼尼松（或泼尼松龙）40 ～ 60 mg/d，病情重仅用口服疗效不佳者，可先予氢化可的松 200 ～ 300 mg/d 或地塞米松 10 ～ 15 mg/d，静脉滴注，10 天左右改为口服泼尼松（或泼尼松龙），病情缓解后逐渐减量至停药。减量过程中加用 SASP 或 5-ASA 维持治疗。病变局限在直肠、乙状结肠患者，可用琥珀酸钠氢化可的松（不能用氢化可的松醇溶剂）50 ～ 150 mg、泼尼松龙 20 mg 或地塞米松 5 ～ 10 mg 加生理盐水 100 ～ 150 mL 保留灌肠，1 次 / 天，病情稳定后改为 2 ～ 3 次 / 周，疗程 1 ～ 3 个月。布地奈德是一种 16-α- 羟基泼尼松龙，为新型糖皮质激素，在肠道局部浓度高，全身不良反应小，剂量 9 mg/d。

（3）免疫抑制剂：对氨基水杨酸制剂或激素治疗效果不佳，或对激素依赖的慢性持续型病例，可改用或加用其他免疫抑制剂，以逐渐减少激素用量甚至停用。常用硫唑嘌呤 1.5 ～ 2.5 mg/（kg·d）或硫嘌呤 1.5 mg/（kg·d），分次口服，平均起效时间为 3 个月。

其他的药物有环孢素、环磷酰胺、甲氨蝶呤等。此类药物的主要不良反应是骨髓抑制和胃肠道反应。

（4）中药治疗：UC 多为慢性病变，根据辨证，给予中药口服或保留灌肠，可取得一定疗效。常用治法有益气健脾、清热解毒利湿、活血化瘀、理气止痛等。

3. 手术治疗

当并发大出血、肠穿孔、肠梗阻、脓肿与瘘管形成、结肠癌变或中毒性巨结肠经积极内科治疗无效者，应行手术治疗。

第十一节 肠易激综合征

肠易激综合征（IBS）是最常见的一种功能性肠道疾病，在欧美国家成人患病率为 10%～20%，我国为 10% 左右。患者以中青年居多，老年人初次发病者少见，男女比例约为 1：2。

一、病因和发病机制

病因和发病机制尚不清楚，目前认为是多种因素和多种发病机制共同作用的结果。

（1）胃肠动力学异常：结肠电生理研究显示，IBS 以便秘、腹痛为主者，3 次 / 分钟的慢波频率明显增加。腹泻型 IBS 高幅收缩波明显增加。对各种生理性和非生理性刺激（如进食、肠腔扩张、肠内容物以及某些胃肠激素）的动力学反应过强，并呈反复发作过程。

（2）内脏感觉异常：直肠气囊充气试验表明，IBS 患者充气疼痛阈值明显低于对照组。大量研究发现，IBS 患者对胃肠道充盈扩张、肠平滑肌收缩等生理现象敏感性增强，易产生腹胀腹痛。

（3）肠道感染治愈后：其发病与感染的严重性及应用抗生素时间均有一定相关性。

（4）胃肠道激素：研究还发现某些胃肠道肽类激素（如缩胆囊素等）可能与 IBS 症状有关。

（5）精神心理障碍：大量调查表明，IBS 患者焦虑、抑郁积分显著高于正常人，应激事件发生频率也高于正常人，对应激反应更敏感和强烈。

二、临床表现

症状无特异性，最主要的临床表现是腹痛与排便习惯和粪便性状的改变。起病多隐匿，间歇性发作或慢性迁延，病程长，但全身健康状况却不受影响。精神、饮食等因素可诱使症状复发或加重。

1. 症状

（1）腹痛：为主要症状，几乎所有患者都有不同程度的腹痛。腹痛可发生于任何部位，呈局限性或弥散性，最多见于下腹或左下腹。多于排便或排气后缓解。睡眠中痛醒者极少。

（2）腹泻：常于餐后，尤其是早餐后排便，夜间极少排便。一般 3～5 次 / 天，少数严重者可达十数次。大便多呈稀糊状，也可为成形软便或稀水样。多带有黏液，部分患者粪质少而黏液量很多，但无脓血。部分患者腹泻与便秘交替出现。

（3）便秘：每周排便少于 3 次，排便困难，粪便干结、量少，呈羊粪状或细杆状，表面可附黏液。

（4）其他：消化道症状多伴腹胀，白天加重，夜间睡眠后减轻。可有排便不净或排便窘迫感。部分患者同时有食欲缺乏、胃灼热、恶心、呕吐等上消化道症状。

（5）精神症状：部分患者可有失眠、焦虑、抑郁、多疑、头昏、头痛等精神症状。

2. 体征

无明显阳性体征，可在相应部位有轻压痛，部分患者可触及腊肠样肠管，直肠指检可感到肛门痉挛、张力较高，可有触痛。

3. 分型

根据临床特点可分为腹泻型、便秘型和腹泻便秘交替型。

三、诊断和鉴别诊断

（一）诊断

通常采用罗马Ⅲ诊断标准。

（1）病程 6 个月以上且近 3 个月来持续存在腹部不适或腹痛，并伴有下列特点中至少 2 项：①症状在排便后改善。②症状发生伴随排便次数改变。③症状发生伴随粪便性状改变。

（2）以下症状不是诊断必备，但属常见症状，这些症状越多越支持 IBS 的诊断：①排便频率异常（每天排便＞3 次或每周＜3 次）。②粪便性状异常（块状 / 硬便或稀水样便）。③粪便排出过程异常（费力、急迫感、排便不尽感）。④黏液便。⑤胃肠胀气或腹部膨胀感。

（3）缺乏可解释症状的形态学改变和生化异常。

（二）鉴别诊断

腹痛为主者应与引起腹痛的疾病鉴别。腹泻为主者应与引起腹泻的疾病鉴别，其中要注意与常见的乳糖不耐受症鉴别。以便秘为主者应与引起便秘的疾病鉴别，其中功能性便秘及药物不良反应引起的便秘常见，应注意详细询问病史。

总之，对于存在警报症状的患者不应轻易诊断 IBS，这些警报症状包括体重下降、持续性腹泻、夜间腹泻、粪便中带血、顽固性腹胀、贫血、低热等，特别是 50 岁以上出现新发症状者要高度警惕器质性疾病。

四、治疗

强调个体化治疗和综合治疗相结合的原则。治疗目的是消除患者顾虑，改善症状，提高生活质量。

1. 一般治疗

详细问诊力求发现并去除促发因素。告知患者 IBS 的诊断并详细解释疾病的性质，以解除患者顾虑和提高对治疗的信心，是治疗最重要的一步。提供膳食和生活方式调整的指导建议（尽量避免进食产气的食物如乳制品、大豆等，高纤维食物有助于改善便秘）可能有助于缓解症状。教育患者建立良好的生活习惯。饮食上避免食用诱发症状的食物，因人而异。对失眠、焦虑者可适当给予镇静药。建立良好的医患关系，取得患者信任是 IBS 治疗的基础。

2. 药物治疗

对症状明显者，可酌情使用药物控制症状。

（1）胃肠解痉药：腹痛可使用抗胆碱能药如阿托品、普鲁苯辛、山莨菪碱等，但应注意不良反应。也可使用选择性作用于胃肠道平滑肌的钙离子阻滞剂如匹维溴铵，不良反应少，用法为 50 mg，3 次 / 天。

（2）止泻药：洛哌丁胺或地芬诺酯止泻效果好，适用于腹泻症状较重者，但注意便秘、腹胀等不良反应，不宜长期使用。轻症者可使用吸附止泻药，如蒙脱石、药用炭等。

（3）导泻药：对便秘型患者酌情使用泻药，但不宜长期使用。一般建议使用作用温和的轻泻剂以减少不良反应和药物依赖性。含有半纤维素或亲水胶体的容积性泻药，在肠内不被消化和吸收，而具强大亲水性，在肠腔内吸水膨胀，增加肠内水分和容积，起到促进肠蠕动、软化大便的作用，被认为是治疗 IBS 比较理想的药物，目前国内已有此类药物供应，如欧车前制剂和甲基纤维素等。常用的渗透性轻泻剂有乳果糖、山梨醇或聚乙二醇等。

（4）促胃肠道动力药：5- 羟色胺受体激动剂对改善便秘、腹痛、腹胀有效，适用于便秘型 IBS，常用的有西沙必利、莫沙必利、替加色罗。

（5）抗抑郁药：对腹痛症状重，上述治疗无效且精神症状明显者可试用。临床研究表明，这类药物甚至对不伴有明显精神症状者也有一定疗效。

（6）中医治疗：通过辨证以疏肝理气、健脾化湿、调理脾胃为常用治法，常用痛泻要方、柴胡疏肝饮、四逆散、参苓白术散和附子理中丸等。可配合针灸、推拿。

3. 调节肠道菌群

常用的有双歧杆菌、乳酸杆菌、酪酸菌等，可纠正肠道菌群失调，对腹泻、腹胀有效。上述药物多与其他药物合用，确切临床疗效尚待证实。

4. 心理和行为疗法

症状严重而顽固，以上治疗无效者应考虑予以心理行为治疗，包括心理治疗、认知疗法、催眠疗法和生物反馈疗法等。

第十二节 上消化道出血

上消化道出血包括食管、胃、十二指肠或胰胆等病变引起的出血，胃空肠吻合术后的空肠病变出血也属这一范围。大量出血是指在数小时内失血量超出 1000 mL 或循环血容量的 20%，其临床主要表现为呕血和（或）黑便，往往伴有血容量减少引起的急性周围循环衰竭，病死率高达 8% ～ 13.7%。

一、病因

病因很多，上消化道疾病及全身性疾病均可引起上消化道出血，临床上最常见的是消化性溃疡、食管—胃底静脉曲张破裂、急性糜烂出血性胃炎、胃癌引起的出血。现将上消化道出血的病因归纳如下。

1. 食管疾病

食管炎（反流性食管炎、食管憩室炎）、食管癌、食管溃疡、食管贲门黏膜撕裂综合征（又称马洛里—魏斯综合征）、器械检查或异物引起损伤、放射性损伤、强酸和强碱引起化学性损伤等。出血量一般较小，极少引起大出血。

2. 胃、十二指肠疾病

临床上50%以上的上消化道出血由消化性溃疡引起。常见的还有急性糜烂出血性胃炎、胃癌、胃泌素瘤（佐林格—埃利森综合征）。其他：胃血管异常及其他肿瘤（平滑肌瘤、平滑肌肉瘤、息肉、淋巴瘤）、胃黏膜脱垂、胃扩张、胃扭转、十二指肠憩室炎、急性糜烂性十二指肠炎、膈裂孔疝、胃手术后病变（吻合口炎或溃疡、残胃癌）、胃或十二指肠克罗恩病、结核等。

3. 胃空肠吻合

术后的上段空肠溃疡和吻合口溃疡。

4. 门静脉高压引起的疾病

食管胃底静脉曲张破裂出血和门静脉高压性胃病。引起门静脉高压的疾病有肝硬化、门静脉炎或血栓形成的门静脉阻塞、肝静脉阻塞（巴德—基亚里综合征）等。

5. 上消化道邻近器官或组织的疾病

（1）胆道出血：胆管或胆囊结石、胆道蛔虫病、胆囊或胆管癌、肝癌、肝脓肿或肝血管病变破裂。

（2）胰腺疾病：胰腺脓肿、胰腺炎、胰腺癌等。

（3）胸或腹主动脉瘤破入消化道。

（4）纵隔肿瘤或脓肿破入食管。

6. 全身性疾病

（1）血液病：白血病、血小板减少性紫癜、血友病、弥散性血管内凝血及其他凝血机制障碍。

（2）血管性疾病：过敏性紫癜、遗传性出血性毛细血管扩张症、动脉粥样硬化等。

（3）尿毒症。

（4）结缔组织病：结节性多动脉炎、系统性红斑狼疮或其他血管炎。

（5）应激性溃疡：严重感染、手术、创伤、休克、肾上腺糖皮质激素治疗及某些疾病引起的应激状态，如重症心力衰竭、脑血管意外等。

（6）急性感染性疾病：流行性出血热、钩端螺旋体病等。

二、临床表现

上消化道出血的临床表现主要取决于出血量及出血速度。同时和患者在出血时的全身情况（包括年龄、有无贫血、心肾功能状况）有关。

1. 呕血与黑便

是上消化道出血的特征性表现。上消化道大量出血之后，均有黑便。出血部位在幽门以上者常伴有呕血。若出血量较少、速度慢也可无呕血。反之，幽门以下部位出血，如出血量大，速度快，血反流入胃腔也可引起呕血。

如果出血量大且速度快，血液在胃内滞留时间短，呕吐物则呈暗红色甚至鲜红色或有血块；如果血液在胃中停留时间长，经胃酸作用变成酸化正铁血红蛋白而呈咖啡渣样棕褐色。黑便多呈柏油样，黏稠而发亮，是由于红细胞在肠道破坏后，血红蛋白中的铁与硫化物结合形成硫化铁所致。当出血量大，血液在肠内推进快，可出现暗红甚至鲜红色便，酷似下消化道出血。

2. 失血性周围循环衰竭

急性大量失血由于循环血容量迅速减少而导致周围循环衰竭。临床上可出现头昏、心慌、恶心、口渴、突然起立出现黑蒙或昏厥、肢体冷感、心率加快，患者感到疲乏无力。进一步发展可出现精神萎靡、烦躁不安、面色苍白、四肢湿冷、口唇发绀、呼吸急促、心率加快、血压下降、少尿或无尿而呈休克状态。

3. 氮质血症

在上消化道大量出血后，多由于大量血液蛋白质的代谢产物在肠道被吸收，使血中尿素氮浓度增高（肠源性氮质血症）或由于失血性周围循环衰竭造成肾血流暂时性减少，肾小球滤过率和肾排泄功能降低，以致氮质潴留（肾前性氮质血症）。血尿素氮常在出血后数小时开始上升，24～48 小时达高峰，一般不超过 14.3 mmol/L，如无继续出血且休克已纠正，3～4 天后降至正常。对血尿素氮持续升高超过 3～4 天或明显升高超过 17.9 mmol/L 者，在排除继续出血，且血容量已基本纠正而尿量仍少，则应考虑由于休克时间过长或原有肾脏病变基础发生肾功能衰竭（肾性氮质血症）。

4. 发热

上消化道大出血后，多数患者在 24 小时内出现低热或中度发热，持续 3～5 天降至正常。引起发热的原因尚不清楚，可能与循环血容量减少、贫血或周围循环衰竭导致体温调节中枢功能障碍有关。

5. 血常规变化

急性大出血后均有失血性贫血，但在出血的早期，血红蛋白浓度、红细胞计数与红细胞压积可无明显变化。在出血 3～4 小时后，组织液渗入血管内，使血液稀释才出现贫血，24～72 小时血液稀释到最大限度。贫血程度除取决于失血量、出血前有无贫血、出血后液体平衡状况等因素。出血后多有网织红细胞明显增高。

上消化道大量出血 2～5 小时后，白细胞数升高可达（10～20）×10^9/L，血止后 2～3 天才恢复正常。但在肝硬化伴脾功能亢进的患者，白细胞数可不增高。

三、诊断和鉴别诊断

1. 上消化道出血

诊断的确立根据呕血、黑便和失血性周围循环衰竭的临床表现，呕吐物或黑便隐血试验呈强阳性，血红蛋白浓度、红细胞计数及红细胞压积下降的实验室改变，可作出上消化出血的诊断，但必须注意排除下列疾病。

（1）下消化道出血：上消化道短时间内大量出血也可表现为暗红色甚至鲜红色血

便，此时如不伴呕血，常难与下消化道出血鉴别，应在病情稳定后即做急诊胃镜检查以明确诊断。高位小肠乃至右半结肠出血，如血在肠腔停留时间久也可表现为黑便，应注意鉴别。

（2）消化道以外的出血，如来自呼吸道的出血（咯血与呕血的鉴别）和口、鼻、咽喉部出血。

（3）饮食因素或服药引起的粪便发黑。

2. 出血量的估计

正确估计出血量对治疗和判断预后有重要意义。粪便隐血试验阳性提示每日消化道出血＞5 mL，若每日出血量＞50 mL可出现黑便。胃内积血量在250～300 mL时可引起呕血。一次出血量不超过400 mL时，因轻度血容量减少可由组织液及脾脏贮血所补充，一般不引起全身症状。出血量超过500 mL，可出现全身症状，如头昏、心悸、乏力等。短时间内出血量超过1000 mL，可出现周围循环衰竭表现。

急性大出血严重程度的估计最有价值的指标是血容量减少所导致周围循环衰竭的临床表现，血压和心率是关键指标，需动态观察血压下降和心率加快幅度，结合临床表现加以判断。如收缩压＜90 mmHg、心率＞120次/分，伴有面色苍白、四肢湿冷、烦躁不安或神志不清则已进入休克状态，属严重大量出血，需积极抢救。

有学者主张用休克指数来估计失血量，休克指数＝脉率/收缩压。正常值为0.58。休克指数=1，失血800～1200 mL（占总血量20%～30%）；休克指数＞1.5，失血＞1500 mL（总血量30%以上）。

3. 判断出血是否停止

临床上出现下列情况考虑继续出血或再出血。

（1）反复呕血或血色转为鲜红，黑便次数增多、粪质稀薄，伴有肠鸣音亢进。

（2）虽经输血、输液等治疗已补足血容量，周围循环衰竭的表现未见明显改善，或虽暂时好转而又恶化，中心静脉压仍有波动或下降。

（3）血红蛋白浓度、红细胞计数与红细胞压积继续下降，网织红细胞计数持续增高。

（4）补液与尿量足够的情况下，血尿素氮持续或再次增高。

4. 判断出血原因和部位

过去病史、症状与体征可为出血的病因提供重要线索，但确诊出血的原因与部位需靠器械检查。

（1）病史与临床表现：如患者长期有周期性、节律性上腹部疼痛史，出血前上腹部疼痛加剧，出血后疼痛减轻或缓解者，多为消化性溃疡并出血。呕出大量鲜红色血而有慢性肝炎、血吸虫病或长期酗酒等病史，伴有肝掌、蜘蛛痣、腹壁静脉曲张、脾大、腹水等体征时，以门静脉高压食管静脉曲张破裂出血为最大可能。有服用非甾体抗炎药等损伤胃黏膜的药物或应激状态者，可能为急性糜烂出血性胃炎。中年以上，患者近期出现无规律上腹痛，伴有厌食、消瘦者，应警惕胃癌。如在剧烈呕吐后出现呕血与黑便者，应考虑食管贲门黏膜撕裂综合征。迅速出现黄疸、发热及腹痛，并伴消化道出血时，胆道源性出血不能除外，常见于胆管结石或胆道蛔虫病。

（2）实验室检查：急性上消化道出血时，重点化验应包括血常规、血型、出凝血时间、大便隐血试验、肝功能及血肌酐、尿素氮等。肝功能异常、白细胞及血小板减少有助于肝硬化的诊断。

（3）胃镜检查：是目前诊断上消化道出血病因和部位的首选方法。为及时明确诊断，多主张在出血后 24 ～ 48 小时进行急诊胃镜检查。如若延误时间，一些急性浅表性黏膜损伤部分或全部修复，从而使诊断的阳性率大幅下降。急诊胃镜检查还可根据病变的特征判断是否继续出血或估计再出血的危险性，并同时进行内镜止血治疗。对大出血患者检查前需先补充血容量、纠正休克、改善贫血。

（4）X 线钡餐检查：仅适用于出血已停止和病情稳定的患者，且对出血病因诊断阳性率不高。目前已多被胃镜检查所代替，主要适用于有胃镜检查禁忌证或不愿进行胃镜检查者。但当怀疑病变在十二指肠降段以下小肠段的，则有特殊诊断价值。

（5）其他检查：选择性动脉造影、放射性核素检查一般用于胃镜检查无法安全进行或因积血影响视野而无法判断出血灶的患者。此时行选择性动脉造影不但可发现出血部位，而且能进行介入治疗，并对需急诊手术者有定位诊断价值。

四、治疗

上消化道大出血起病急、变化快，病情严重者可危及生命，应采取积极措施进行抢救。

1. 一般治疗

患者应卧床休息，保持呼吸道通畅，避免呕血时血液吸入气管引起窒息，必要时吸氧。若患者有恐惧或烦躁表现，可酌情给适量镇静剂。活动性出血期间禁食。密切观察呕血与黑便情况，严密监测患者心率、血压、呼吸、尿量及神志变化等生命体征。定期复查血常规与血尿素氮。必要时进行中心静脉压测定。多数患者在出血后有发热，但并非必须使用抗生素。

2. 积极补充血容量

根据血型立即配血，尽快建立静脉通道补充血容量。主张先输平衡液或葡萄糖盐水，或者紧急时输液、输血同时进行。遇血源缺乏，可用右旋糖酐或其他血浆代用品代替输血。改善急性失血性周围循环衰竭的关键是要输足全血。

下列情况为紧急输血指征。

（1）患者改变体位出现昏厥、血压下降和心率加快。

（2）失血性休克。

（3）血红蛋白低于 70 g/L 或血细胞比容低于 25%。心率、血压、贫血改善程度、尿量和中心静脉压测定是确定输液、输血量的参考指标。对肝硬化患者尽量输新鲜血。应注意避免因输液、输血过快、过多而引起肺水肿。

3. 止血

应针对不同病因，采取相应的止血措施。

（1）食管、胃底静脉曲张破裂大出血。

1）药物止血。

①血管加压素：该药可使内脏小血管收缩，从而降低门静脉血流和压力以达到止血的目的。用法是 0.2 U/min 静脉持续滴注，可逐渐加剂量至 0.4 U/min，止血后减为

0.1～0.2 U/min。常见的不良反应有腹痛、血压升高、心律失常、心绞痛，严重者可发生心肌梗死。目前主张同时使用硝酸甘油，以减少血管加压素引起的不良反应，还有协同降低门静脉压的作用，用法为静脉滴注或舌下含服，剂量视血压情况而定。对有冠心病的患者禁用血管加压素。②生长抑素：研究证明，生长抑素可减少内脏血流量，降低门静脉压力，不良反应少，又可抑制胃酸分泌，减少应激性胃黏膜损伤的发生。常用的有天然14肽生长抑素——施他宁和其八肽类似物——奥曲肽。用法为施他宁首剂250 μg静脉注射，以后250 μg/h持续静脉滴注；奥曲肽首剂100 μg静脉注射，继以25～50 μg/h持续静脉滴注。

2）气囊压迫止血：经鼻腔或口插入三腔二囊管，进入胃腔后先抽出胃内积血，然后注气入胃囊（囊内压50～70 mmHg），向外加压牵引，用以压迫胃底静脉曲张出血，再注气入食管囊（囊内压为35～45 mmHg），压迫食管曲张静脉。一般初压时间最长不应超过24小时，避免压迫过久导致黏膜糜烂坏死。注意每1～2小时用水冲洗胃腔管，以免血凝块堵塞孔洞，影响胃腔管的使用。四腔二囊管专有一管腔用于吸取食管囊以上的分泌物，能减少吸入性肺炎的发生。气囊压迫止血效果肯定，但停用后再出血率高，现在已不作为首选止血措施。其应用仅限于药物不能控制出血时的应急抢救，以赢得时间去准备其他更有效的治疗措施。

3）内镜直视下止血：不但能达到止血目的，而且可预防或减少再出血，是目前治疗食管胃底静脉曲张破裂出血的重要手段。

常用方法如下：①硬化剂注射：主要用于食管静脉曲张破裂出血，内镜下确认出血灶后，将硬化剂注入病灶周边及曲张静脉内，达到止血目的。②组织黏合剂注射：与硬化剂治疗的原理相同，组织黏合剂与血液相遇后由液态迅速转化为固态而阻塞血管，尤其适用于食管、胃底均有明显静脉曲张的患者，应先处理胃底静脉曲张，与普通硬化剂注射相比，止血率高，再出血发生率低。③皮圈套扎治疗：直接将食管的破裂曲张静脉套扎以止血。以上治疗方法一般适用于大出血基本控制，患者基本情况稳定时进行。

4）手术治疗：在消化道大出血时做急诊手术并发症多、病死率高，只有当其他止血治疗无效，且出血部位明确时，才考虑手术治疗止血。常做紧急静脉曲张结扎术，若同时做门体静脉分流术或断流术可减少复发。

5）预防再出血的药物治疗：临床常用β受体阻滞剂和硝酸酯类扩血管剂。可给普萘洛尔10～20 mg，3次/天或硝酸异山梨酯10～20 mg，3次/天等。出血停止后10～15天开始服，可起到降低门静脉压的作用。其他有钙离子阻滞剂、利尿剂等。

（2）非食管、胃底静脉曲张破裂出血。

1）抑制胃酸分泌药可抑制胃酸分泌，提高胃内pH，对消化性溃疡和急性胃黏膜损害所引起的出血有很好的止血效果。因为血小板聚集及凝血因子的功能需在pH＞6.0时才能有效发挥，新形成的凝血块在pH＜4.0的胃液中会迅速被胃蛋白酶消化。首选质子泵抑制剂。急性出血期需静脉途径给药，病情稳定后改为口服。

2）局部止血药物。①去甲肾上腺素8 mg加入冷生理盐水100 mL中，分次口服或经胃管灌注，使胃血管收缩而止血，每0.5～1小时一次，必要时可重复3～4次。②凝血酶：

用生理盐水溶解本品成 50～500U/mL 的溶液，口服或经胃管灌注，每 1～6 小时一次。作用机制是使纤维蛋白原转化为纤维蛋白，加速血液凝固。

3）内镜下止血：常用有效的方法包括高频电灼、上金属夹、激光、微波或局部注射止血等。也可内镜下直接对出血灶喷洒止血药，如去甲肾上腺素、凝血酶、巴曲酶等。

4）手术治疗：如经非手术治疗仍大量出血不止危及患者生命，需及时行手术治疗止血，因引起上消化道大出血的病因不同，具体手术指征和手术方式各有特点。

5）介入治疗：少数严重消化道大出血患者，既无法进行内镜治疗，又不能耐受手术，可考虑在选择性肠系膜动脉造影找到出血灶后进行血管栓塞治疗。

第四章 神经系统疾病

第一节 概述

一、神经系统疾病的病因

神经系统疾病的病因复杂，常见的有以下几种。

1. 感染

如病毒、细菌、寄生虫、螺旋体等感染。常见病有单纯疱疹病毒性脑炎、病毒性脑膜炎、结核性脑膜炎、脑囊虫病、神经梅毒等。

2. 血管性病变

如动脉瘤、动—静脉畸形、动脉炎、血管破裂或梗死。常见病有短暂性脑缺血发作、脑出血、脑梗死、蛛网膜下隙出血等。

3. 外伤

常见病有慢性硬膜下血肿、外伤性癫痫等。

4. 肿瘤

包括颅内的原发性肿瘤和转移瘤。

5. 代谢障碍

如饥饿、偏食引起的营养不良，酗酒引起的乙醇中毒性脑病，糖代谢紊乱引起的脑病以及肝性脑病等。

6. 中毒与环境因素

如农药中毒、药物中毒、重金属中毒、一氧化碳中毒、癌症放疗或化疗引起的脑病等。

7. 脱髓鞘病变

如多发性硬化。

8. 神经变性

如运动神经元病、阿尔茨海默病、皮克病等。

9. 产伤与发育异常

如新生儿缺氧性脑病、脑瘫等。

10. 遗传

如遗传性共济失调。

11. 其他系统疾病引起的脑损害

如甲状腺、甲状旁腺疾病、心肺疾病、肝肾疾病、血液病、恶性肿瘤脑转移等。

二、神经系统疾病的常见症状

（一）头痛

头痛是神经系统疾病最常见的症状，其病因非常复杂，可以是颅内病变，也可以是颅外病变；可以是器质性病，也可以是功能性病变。头痛的程度轻重不同，有的为一过性，可以自愈，但有的头痛可能是后果严重、甚至危及生命疾病的先兆。所以，对头痛必须给予足够重视，认真仔细地进行问诊和查体。

（二）眩晕

眩晕是指因空间定位错觉引起的自感身体或周围物体运动的一种幻觉，如感觉到自己在空间内转动，或者周围物体围绕自己在转动，常伴有平衡失调，一般无意识障碍，是在神经系统疾病中仅次于头痛的一个常见症状。按发病机制可分为假性眩晕（中枢性眩晕）和真性眩晕（周围性眩晕）。假性眩晕在发作时没有自身或周围物体的转动，常见病因有神经官能症、高血压病、贫血、发热等，多为持续性，程度轻。真性眩晕在发作时伴有明显的平衡障碍和自主神经症状，如恶心、呕吐等，最常见的病因为前庭神经系统病变，其次为脑血管病（椎—基底动脉系统供血不足）、颅内肿瘤等。

（三）意识障碍

意识障碍是高级神经活动的一种抑制状态，表现为意识水平下降或意识内容改变，人体对外界环境的一切反应减弱或消失。引起意识障碍的病因很多，最常见的有中枢神经系统疾病（如感染、血管病、肿瘤、外伤）和全身性疾病（如各种中毒）。临床上为了方便观察，将意识障碍进行分类。

1. 按意识水平下降的程度分类

（1）嗜睡：是意识障碍的早期表现，程度轻，表现为持续的睡眠状态，给予刺激可被唤醒，能回答问题，但停止刺激后又入睡。这一时期如果能及时救治，患者预后良好。否则容易进入昏迷。

（2）昏睡：是较深的睡眠状态，较重刺激方可唤醒，但答非所问，很快又入睡。

（3）昏迷：是最严重的意识障碍，这时给予任何刺激患者均不能被唤醒。按昏迷的深浅程度可分为三度。

1）浅昏迷：患者的随意运动丧失，对外界刺激全无反应，但强烈的疼痛刺激如压迫眶上神经，患者可出现痛苦表情、呻吟及四肢无意识的自发动作，各种生理反射均存在，生命体征平稳。

2）中度昏迷：对周围事物及各种刺激均无反应，但剧烈刺激可出现防御反射，各种生理反射减弱，生命体征轻度改变，如血压下降、呼吸节律改变。

3）深昏迷：全身肌肉松弛，对外界任何刺激均无反应，各种生理反射消失，生命体征变化明显，如血压下降，出现潮式呼吸、叹气样呼吸、中枢性高热等，病情不可逆转。

2. 按意识内容的改变分类

（1）意识模糊：对周围事物反应迟钝，是较轻的意识障碍，主要表现为错觉，常有定向力障碍，可嗜睡或躁动，能简单回答问题。

（2）谵妄状态：较意识模糊严重，患者在出现意识障碍的同时，主要表现为激动或烦躁不安，定向力障碍，语无伦次，幻觉明显。

3. 特殊类型意识障碍（醒状昏迷）

（1）去皮质综合征：是由于大脑皮质广泛性病变引起的意识丧失。表现为无意识的睁眼闭眼和眼球活动，光反射、角膜反射存在，无自发性语言和有目的的动作，有吞咽动作，但无情感反应，可保持觉醒—睡眠周期，呈现上肢屈曲，下肢伸直的姿势，双侧病理征阳性。

（2）无动性缄默症：是由于上行网状激活系统部分损害而引起的意识障碍，较少见。表现为缄默不语，眼球可活动，但无表情，四肢瘫痪，肌肉松弛，无锥体束征，可有觉醒—睡眠周期。

（四）语言障碍

语言障碍是大脑高级神经中枢功能损伤所致，包括失语症、失用症、失认症。最常见的病因是脑血管病，其次是肿瘤、炎症和外伤等。

1. 失语症

是后天性脑损害导致的语言交流能力障碍，病变部位在优势半球大脑皮层的语言中枢。表现为患者在意识清楚、发音器官无病变的情况下，却听不懂自己和别人的讲话，或知道自己想说什么，但不能用语言表达。临床上失语分多种类型，最常见的有布罗卡失语和韦尼克失语。布罗卡失语既往也称运动性失语，主要特点为口语表达障碍，患者理解相对较好，也能听懂别人的语言，但自己完全不能说话；韦尼克失语也称感觉性失语，主要特点为患者听力正常，能表达，但听不懂自己和别人的语言，即口语理解障碍，经常答非所问，言语错乱，空话连篇，所说的话他人难以理解。

2. 失用症

是指颅脑发生病变时，患者在无任何运动麻痹、共济失调、感觉障碍和肌张力障碍，也无意识和智能障碍等情况下，能理解检查者的命令，却不能准确地执行命令去完成自己所熟悉的动作，但在不经意情况下可自发地做这些动作，如洗脸、刷牙、穿衣、吞咽、拼图等。

3. 失认症

是指在脑损害时，患者虽然无视觉、听觉、触觉及意识和智能等障碍，但不能通过某一感觉来辨认既往熟悉的客观事物，而通过其他感觉来辨认，如患者看到钢笔不能辨认，但可通过触摸来认识钢笔。临床上表现为视觉失认、听觉失认、触觉失认、体象障碍等。

（五）感觉障碍

感觉是外界各种刺激和信号作用于感受器后在人脑中的直接反映，是神经系统的基本功能。分为一般感觉和特殊感觉。前者包括浅感觉（如痛觉、温度觉、触觉）和深感觉（如运动觉、位置觉、振动觉）；后者包括视觉、听觉、嗅觉、味觉。

感觉通路的任何部位发生病变均可引起感觉障碍。临床上常见的感觉障碍有感觉减退或缺失、感觉异常、感觉过敏、感觉过度、感觉倒错和疼痛等。因病变部位不同其临床表现多种多样，可有末梢型、神经干型、神经根型、传导束型、交叉型、偏身型、单肢型等。

（六）瘫痪

瘫痪是指肌肉随意运动功能的减退或丧失，为神经系统的常见症状。是因运动神经元和（或）周围神经病变而导致的骨骼肌活动障碍。临床上按病变的部位将瘫痪分为下运动神经元性瘫痪（也称弛缓性瘫痪、周围性瘫痪、软瘫）和上运动神经元性瘫痪（也称痉挛性瘫痪、中枢性瘫痪、痉挛性瘫痪）。按瘫痪分布可分为单瘫、偏瘫、截瘫、交叉瘫、四肢瘫等。

（七）共济失调

共济失调是指因小脑、本体感觉和前庭功能障碍所引起的随意运动笨拙和不协调。按病变发生的部位分为小脑性、大脑性、感觉性和前庭性共济失调。

1. 小脑性共济失调

（1）姿势和步态改变：小脑蚓部病变引起躯干性共济失调，上蚓部受损向前倾倒，下蚓部受损向后倾倒，小脑半球病变时行走向患侧偏斜。

（2）随意运动障碍：可出现辨距不良和意向性震颤，上肢较重，动作越接近目标时震颤越明显。快速轮替运动异常、大写症也均为小脑半球损害所致。

（3）唇、舌、喉等发音肌共济失调：出现吟诗样或爆发性语言。

（4）眼球运动肌共济失调：出现粗大眼震、眼球来回摆动。

（5）肌张力减低：可导致膝腱反射呈钟摆样来回摆动多次，表现为当前臂抵抗外力收缩时，如突然撤去外力而出现回弹的现象。

2. 大脑性共济失调

症状轻，眼震少见。额叶性病变时，可见对侧肢体共济失调，常伴精神症状、强握反射、肌张力增高和病理征（+）等。

3. 感觉性共济失调

脊髓后索损害引起震动觉、关节位置觉缺失，不能辨别肢体位置及运动方向，闭目难立征（龙贝格征）（+）。

4. 前庭性共济失调

前庭病变以空间定向障碍和平衡障碍为主，患者站立不稳，行走时向病侧倾倒，改变头位症状加重，四肢共济运动多正常，常伴眩晕、呕吐和眼震等。

（八）不自主运动

不自主运动是指患者在意识清醒的状态下出现非意识支配的骨骼肌的不正常运动，其表现形式多种多样，一般为情绪激动时增强，睡眠后停止，病因较复杂。临床症状主要包括静止性震颤、舞蹈症、手足徐动症、偏身投掷运动、肌张力障碍、抽动—秽语综合征。

三、神经系统疾病的诊断

（一）病史

详细地问诊，掌握疾病的发生、发展及变化过程，对了解神经系统疾病的发生部位和确定病变的性质十分重要。

1. 现病史

是病史中最重要的部分，一个完整而准确的现病史可以为诊断提供充分的依据。神经系统疾病的发生、发展和临床表现都有较强的规律性，所以在采集病史时应重点注意以下几方面。①起病情况：对神经系统疾病的定性诊断有非常重要的作用，包括发病时间、地点、急缓、诱因以及患者发病时的处境等，如高血压脑出血一般在活动或情绪激动时发病，时间清楚，起病突然；脑梗死通常在安静状态下发病；癫痫可在任何场所发病；一氧化碳中毒有明显的环境因素；颅内感染一般有前驱感染史等。②疾病的发展变化情况：主要症状出现后是进行性加重，还是趋于稳定或逐渐缓解；如果多种症状同时出现，各症状之间有什么关系；患者发病后对抢救治疗的反应情况如何等，尤其是神经系统的常见症状要仔细询问。③要特别注意神经系统的阳性体征，是定位诊断的主要依据。

2. 既往史

神经系统的既往史要重点注意患者过去有无类似疾病发作史，有无外伤、感染、中毒、预防接种等病史，有无心肝肾等重要脏器病史。

3. 个人史

主要了解患者的生长发育情况、母亲在孕期的健康状况、出生是否顺利、主要经历、生活习惯、工作环境、手足习惯（右利手或左利手）等。另外，对女性患者应注意询问月经史和生育史。

4. 家族史

要重点询问家族中有无遗传病史。

（二）神经系统体格检查

神经系统体格检查是诊断疾病最基础的检查方法，也是临床医生的最基本技能，体检所获得的第一手资料，为疾病的诊断提供了可靠依据，是其他检查无法代替的。包括患者的意识、精神状态、脑膜刺激征、头颈部、躯干和四肢的检查，以及脑神经、感觉运动功能、神经反射、自主神经和语言功能的检查。

（三）实验室检查

1. 脑脊液检查

参考诊断学。

2. 神经影像学检查

（1）X线检查。

1）头颅X线片：主要检查颅骨有无异常、颅内有无钙化等，尤其对颅脑外伤的诊断具有重要的价值。

2）脊柱X线片：是最常用、最基本的检查方法，可观察脊柱的形态、骨质结构、椎间孔的大小、椎间隙有无改变、有无骨质增生、骨折、韧带钙化等。常规取正、侧位拍片，必要时加拍斜位片，如疑有颈椎的病变。

3）脊髓造影：主要了解脊髓有无受压、椎管有无狭窄等。

4）脊髓血管造影：主要用于脊髓血管畸形的诊断，但目前已被CT和MRI取代。

（2）CT检查：目前已广泛应用于临床，为疾病的诊断提供了非常有价值的依据，可用于颅内各种疾病的诊断，尤其是脑肿瘤和出血性脑血管病，并可通过CT强化提高诊断率。也可对某些疾病进行动态观察，如脑出血后了解血肿的吸收情况。

（3）CT血管造影（CTA）：静脉注射造影剂后再进行CT扫描，可清楚地显示血管的病变。

（4）MRI检查：MRI在T_1、T_2形成了不同信号强度的图像，对比明显、分辨率高，在神经系统疾病的诊断上显示了很大的优势，尤其适用于脑干和小脑疾病、脱髓鞘疾病、脑白质病变、脑肿瘤的诊断，鉴别陈旧性脑出血和脑梗死等。

（5）数字减影血管造影（DSA）：主要用于血管畸形和血管瘤的诊断。

3. 神经电生理检查

（1）脑电图（EEG）：有助于了解脑功能有无异常，对癫痫的诊断有着重要的价值，也可用于脑炎、脑肿瘤、中毒代谢性脑病等疾病的诊断，并作为判断脑死亡的诊断指标。

（2）肌电图（EMG）：记录肌肉在安静状态下、主动收缩时和周围神经受刺激后的电活动，用于周围神经病、肌肉病、神经—肌肉接头病变的诊断和鉴别诊断。

（3）诱发电位：是中枢神经系统受到人为的特定刺激后所产生的生物电活动，包括躯体感觉诱发电位（SEPs）、视觉诱发电位（VEP）和脑干听觉诱发电位（BAEP），主要用于多发性硬化等疾病的诊断。

4. 经颅多普勒（TCD）

用于检测颅内外大血管的病变，如狭窄、闭塞、畸形、动脉瘤、痉挛以及血流中微栓子监测等。

5. 放射性同位素

包括单光子发射计算机断层脑显像（SPECT）、正电子发射断层扫描（PET）、局部脑血流测定等，用于检查脑血流和脑代谢等。

6. 脑、神经和肌肉活检

用于病因的确诊。

7. 基因诊断

主要用于确诊神经系统的遗传病。

（四）诊断原则

神经系统疾病的诊断包括两方面，即定位诊断和定性诊断，前者确定病变的部位，后者确定病变的性质。

1. 定位诊断

是根据神经解剖学、生理学和病理学的知识，结合患者的临床表现，对疾病发生部位作出的诊断。

（1）定位诊断原则及注意事项。

1）尽量用一个局限性的病灶解释所有的临床表现，如果不合理或无法解释，再考虑多灶性或弥散性病变的可能。

2）要重视患者的首发症状，这些症状常具有定位价值，可提示病变的主要部位，也能为病因诊断提供重要的线索。

3）确定神经系统病损的水平，即是中枢性还是周围性，是神经系统的病变还是其他系统病变的并发症。

4）明确病变的分布。①局灶性：是指中枢或周围神经系统某一部位的损害，如面神经麻痹、一侧丘脑出血等。②多灶性：是指病损发生在神经系统两个或两个以上的部位，如多发性脑梗死。③播散性：是指病变广泛，侵犯脑、周围神经或肌肉两侧对称性结构，如周期性瘫痪。④系统性：指病变选择性损害某些功能系统或传导束，如运动神经元病。

（2）感觉障碍及定位。

1）浅感觉传导通路：浅感觉传导通路传导痛觉、温度觉和粗略触觉。感觉神经末梢的感受器受到刺激—冲动沿感觉神经到达后根脊神经节（第一级神经元）—在同侧上升1～2个脊髓节段后进入脊髓后角细胞（第二级神经元）—发出的纤维经白质前连合交叉至对侧脊髓外侧索，组成脊髓丘脑束—向上终止于丘脑的外侧核（第三级神经元），再发出纤维经内囊后肢，最后投射至大脑皮质中央后回的顶叶感觉中枢。

2）深感觉传导通路深感觉又称本体感觉，包括位置觉、运动觉和振动觉。深感觉传导通路除传导深感觉外，还传导浅感觉中的精细触觉。第一级神经元在后根脊神经节—发出的纤维组成薄束和楔束—在同侧上升至延髓的薄束核和楔束核（第二级神经元）—再发出纤维交叉至对侧丘脑的外侧核（第三级神经元），经内囊后肢，至大脑皮质中央后回的顶叶感觉中枢。

3）感觉障碍分类：按感觉障碍病变的性质可分为抑制性症状与刺激性症状。

抑制性症状如下。①感觉减退：是指较强刺激才有感觉或感觉不如正常清晰。②感觉缺失：是指对刺激完全不能感受。此两种感觉障碍多表现为四肢远端对称性损害，下肢较上肢明显，各种感觉均受累，可向近端发展。

刺激性症状如下。①感觉异常：是指在没有任何刺激情况下出现的不适感，如针刺感、麻木感、过电感、蚁走感、束带感等，常发生于手足远端。②疼痛：根据病变的部位和疼痛特点分类。局部疼痛：是由于神经炎性病变而引起的局部疼痛；放射痛：是由于神经干、神经根及中枢神经受到刺激后而引起的疼痛及压痛；扩散性疼痛：是指疼痛由一根神经分支扩散到另一神经分支支配区域产生的疼痛；牵涉性疼痛：其性质类似于扩散性疼痛，是由于内脏和皮肤的感觉传入纤维聚集到相同的脊髓后角神经元，所以当内脏发生病变时，其疼痛可扩散到相应的体表节段，如胆囊病变时引起的右肩背痛。③感觉过敏：是指轻微的刺激后而出现较强的感受。④感觉过度：是指由于感觉域增高，刺激后经较长时间，才出现的定位不明确的不适感，停止刺激后仍有感觉。⑤感觉倒错：是指对非疼痛刺激出现的疼痛感觉。

4）感觉障碍的临床表现如下。①末梢型表现为四肢末梢对称性感觉障碍，呈手套或袜套样分布，可出现感觉减退、消失、过敏、麻木、疼痛及各种异常感觉，由于自主神经也同时受累，所以，还可有肢端发凉、发绀、多汗等表现。②神经干型表现为神经干支配区域斑片状或条索状感觉障碍，伴有肌无力和肌萎缩。③神经根型表现为节段性分布的各种感觉障碍。后根病变：各种感觉障碍伴沿神经根分布的根性疼痛，前根受累时可有运动障碍，见于脊膜神经根炎。后角病变：一侧节段性分布的痛温觉障碍，而触觉和深感觉正常。脊髓中央灰质病变：双侧节段性分布的痛温觉障碍，而触觉和深感觉正常，出现双侧节段性分离性感觉障碍。④传导束型脊髓半切损害时，表现为病损平面以下患侧深感觉障碍及上运动神经元性瘫痪，对侧痛温觉障碍即脊髓半切综合征，也称布朗—塞卡综合征（Brown-Seguard syndrome），见于脊髓外伤、髓外肿瘤。脊髓横贯性损害时，表现为病损平面以下各种感觉障碍、截瘫或四肢瘫、大小便功能障碍，见于脊髓炎、脊髓压迫症。⑤交叉型患侧面部和对侧肢体痛温觉障碍，并伴有肢体瘫痪等表现，是脑干损害的特征，见于脑血管病、脑干肿瘤等。⑥偏身型病变对侧偏身型感觉障碍，包括面部，并伴有偏瘫、偏盲，称为三偏症，是内囊损害的特征。⑦单肢型病变对侧上肢或下肢感觉障碍，常有复合感觉障碍，是大脑皮质病变的特征。见于脑血管病、脑肿瘤。

（3）运动障碍及定位：参与骨骼肌运动的有锥体系和锥体外系。锥体系管理骨骼肌的随意运动，锥体外系主要调节肌张力、协调肌肉活动、维持体态姿势和进行习惯性动作等。

1）锥体系。①上运动神经元传导通路：上运动神经元起始于额叶中央前回等处皮质中的锥体细胞，其轴突集合成皮质核束（皮质脑干束）和皮质脊髓束，分别经内囊膝部和后肢下行至脑干，其中皮质核束在相应平面部分交叉，分别终止于脑干两侧的脑神经运动核。所以绝大部分脑神经运动核都接受双侧皮质核束的纤维，受双侧皮质运动中枢的支配，只有面神经核支配眼裂以下面肌的部分和舌下神经核接受对侧皮质核束的纤维，只受对侧皮质运动中枢的支配。皮质脊髓束大部分纤维在延髓锥体交叉处交叉至对侧，下行至各节脊髓的前角运动细胞。一部分没有交叉的纤维下行，在各节脊髓前连合交叉终止于对侧的前角运动细胞，但有少部分纤维始终不交叉。②下运动神经元传导通路：下运动神经元由脊髓前角运动细胞和脑神经运动核及其发出的轴突组成，这些轴突组成脊神经和脑神经，分布于躯干、四肢的骨骼肌以及面部的表情肌、咽喉部肌肉和胸锁乳突肌、斜方肌等，管理这些肌肉的随意运动。

瘫痪的定位。①单瘫：为单一肢体的瘫痪，病变位于大脑皮质运动区，见于脑血管病、脑肿瘤。②偏瘫：为一侧肢体的瘫痪，常有面瘫、舌瘫，病变部位在内囊。临床上将一侧内囊病变时出现的偏瘫、偏身感觉障碍及对侧同向偏盲称为"三偏症"，主要见于脑血管病。③截瘫：为病损平面以下双侧肢体的瘫痪，见于脊髓的横贯性病变。④交叉瘫：表现为病侧脑神经周围性瘫痪和对侧肢体中枢性瘫痪，是脑干受损的特征，多见于脑血管病。

2）锥体外系：调节上下运动神经元的运动功能，病损后表现为肌张力改变和不自主运动两大症状。

①苍白球、黑质损害：肌张力增高、运动减少和不自主地静止性震颤，见于帕金森病和帕金森综合征。②尾状核、壳核损害：肌张力减低、不自主运动增多，见于舞蹈症、扭转痉挛、手足徐动症。③小脑损害：最主要的症状为共济失调，可伴有肌张力减低、腱反射减弱，见于脑血管病、小脑萎缩等。

（4）不同部位神经损害后的临床特点。

1）肌肉疾病：肌肉病变常引起肌肉近端对称性无力，很少局限于一侧，无感觉障碍，肌肉形态一般正常，没有萎缩和肌束震颤，肌张力、腱反射正常或轻度降低。

2）神经肌肉接头疾病：易疲劳是神经肌肉接头疾病的临床特征。肌无力在活动时加重，休息后缓解，肢体近端明显，无感觉障碍，肌肉形态正常，无肌萎缩和肌束震颤，肌张力和腱反射均正常。

3）外周神经病：外周神经病引起的肌无力常为非对称性，肢体远端明显，伴有肌萎缩和肌束震颤，感觉障碍显著。其症状局限于一个特定区域，常引起对称性手套、袜套样无力、麻木、感觉异常。肌张力正常或减低，腱反射减弱，并有自主神经受累的表现。

4）神经根根性疼痛：是神经根病变的主要特征。疼痛常为尖锐性、烧灼样或电击样，向肢体远端放射或传导。常有不对称性无力，累及一组肌群，伴肌萎缩和肌束颤动，肌张力正常或降低，受累肌肉的腱反射减弱或消失，感觉消失，直腿抬高或颈部旋转常使疼痛加剧，有时类似外周神经病。

5）脊髓疾病：特点为存在感觉平面、病理征阳性、直肠膀胱功能障碍。表现为病损平面以下所有感觉减退甚至消失，肌无力远端重于近端，伸肌比屈肌明显，肌张力增高，腱反射亢进，阵挛阳性，巴宾斯基征阳性，浅反射消失，无明显的肌萎缩或肌束颤动。

6）脑干：脑干病变表现为一侧面部和对侧肢体的症状，即交叉性改变。

7）小脑疾病：可引起共济失调、笨拙及震颤，震颤以上肢明显，可有肌张力降低、腱反射减弱。

8）皮质和皮质下病变：皮质病变出现语言障碍、忽略或否认意识、痫性发作等，常累及面部和上肢。皮质下疾病出现初级感觉障碍，运动和感觉障碍常累及面部、上肢和下肢，并有视野缺损。

2. 定性诊断

即病因诊断，神经系统疾病的病因复杂，但不同疾病都有各自不同的特点及规律。所以，在诊断时要高度重视疾病的演变过程，同时结合详细的神经系统检查和针对性的实验室检查手段，最后得出正确的结论。

（1）感染性疾病：多数呈急性或亚急性起病，数日至数周内达高峰，少数呈暴发性起病，在数小时内达高峰。常伴有发热、畏寒、外周血白细胞增加等全身感染的症状和体征，神经系统的症状较为弥散，可有脑、脑神经和脊髓同时受损的表现，血和脑脊液检查可找到病原菌。

（2）血管性疾病：临床以脑血管病最多见。常起病急剧，发病后数分钟至数小时达高峰，常有头痛、头晕、呕吐、意识障碍、肢体偏瘫、失语等，患者多有高血压、糖尿病、高脂血症、动脉硬化等病史。但有动脉瘤和血管畸形的患者在发病前可无任何病史和症状。

（3）颅脑外伤：患者有外伤史，神经系统的症状和体征与外伤有关，X线、CT检查有外伤的证据如骨折、硬膜下血肿等。部分病例在外伤当时可无异常，经过数日后才出现神经系统的表现，如外伤后引起的继发性癫痫、慢性硬膜下血肿等，应引起注意。

（4）肿瘤：多数慢性起病，逐渐加重，出现头痛、呕吐、视盘水肿等颅高压的症状，头痛以晨起后明显，午后缓解，同时伴有神经系统局灶性症状和体征。

（5）营养和代谢障碍性疾病：常有引起营养和代谢障碍的原因，如偏食、酗酒、胃肠道手术、慢性腹泻等，或糖代谢紊乱等。

（6）中毒性疾病：患者常有毒物接触史和长期服药史，神经系统的表现以中毒性脑病为主，可急性或慢性起病。

（7）脱髓鞘疾病：常呈急性或亚急性起病，部分病例慢性起病，病灶弥散，临床表现常不典型，病程中表现为缓解与复发交替出现，进行性加重。

（8）遗传病：有家族史，多在儿童及青春期起病，少数成年后发病，缓慢进展，逐渐加重。基因检查有助于诊断。

（9）神经变性病：是神经系统较为常见的疾病，起病缓慢，进展也缓慢，主要累及某一系统。

（10）其他：如产伤、发育异常以及其他系统疾病伴发神经系统损害等。

四、神经系统疾病的防治原则

（一）神经系统疾病的预防

神经细胞死亡后不能再生，所以神经系统的疾病重在预防。首先，要预防脑血管病的发生，脑血管病是神经系统的常见病和多发病，目前已经成为引起患者死亡的重要原因之一，所以要对有中风危险因素的人群进行宣传教育，提倡戒烟、限酒、低盐饮食、控制高血压、调整血糖和血脂、治疗心律失常、保持情绪稳定等，培养良好的生活方式，以减少脑血管病的患病率和发病率。其次，要重视对环境因素如外伤、中毒、营养缺乏、传染病等引起神经系统疾病的预防；对于有神经系统遗传病的患者进行监控，降低遗传病的发病率；对孕妇要预防孕期感染和胎儿宫内缺氧，避免新生儿窒息和产伤、婴幼儿惊厥的发生。另外，对已经发生的疾病，要在最大程度上减少残疾，并注意预防复发。

（二）神经系统疾病的治疗

1. 治疗原则

根据神经系统疾病对治疗的反应，可将其归纳为以下几种情况。

（1）能治愈或基本治愈，如面神经炎、脑炎等。

（2）能控制或缓解，如重症肌无力、帕金森病等。

（3）无有效治疗方法，如运动神经元病、肿瘤、遗传病等。对能治愈的疾病，在治疗上要达到最满意的疗效，对不能治愈的疾病，要早发现，早诊断，早治疗，在最大程度上改善预后。因此，在治疗过程中，应将各种基础治疗、心理治疗和康复治疗等结合起来，及时合理地应用各种方法，进行综合治疗，使患者得到最大程度的康复，同时要注意个体化治疗。

2. 治疗方法

（1）基础治疗：常用的药物有维生素、抗生素、激素和液体。

（2）高压氧治疗：是指在超过 1 个绝对大气压的环境下给氧治疗，以提高血氧含量，增加血氧弥散和组织的氧含量，迅速改善或纠正组织缺氧，防止和减轻缺氧性损害的发生和发展，以达到治疗和抢救的目的，适用于急性或慢性缺氧疾病的治疗。

（3）血液疗法：包括血浆交换疗法、血液稀释疗法、紫外线照射充氧自血回输疗法、免疫球蛋白静脉注射等，适用于与自身免疫反应有关的疾病以及缺血性脑血管病的治疗。

（4）物理治疗：是应用电、磁、光、声、热等物理因子防治疾病的一种方法，是综合治疗的重要组成部分。

（5）康复治疗：1981 年，WHO 解释为"康复是指应用一切有关的措施，以减轻致残因素或条件造成的影响，并使残疾者回到社会中去"。随着社会的发展和医学的进步，医生和患者已经不能满足临床治愈的标准，治疗的最终目的是使患者的功能障碍得到全面康复，从而重返社会，提高生活质量。所以，康复治疗在神经系统疾病的治疗中起着非常重要的作用，并越来越受到重视。应在疾病的早期开始，并贯穿于全部的治疗过程。

第二节 面神经炎

面神经炎又称特发性面神经麻痹或贝耳麻痹，是茎乳孔内面神经的非特异性炎症，主要表现为周围性面瘫。

一、病因与发病机制

到目前为止，引起面神经炎的病因尚不十分清楚。多因局部受风着凉后或病毒感染导致局部神经的营养血管痉挛、肿胀、受压，造成面神经缺血而引起周围性面瘫。早期的病理变化为面神经水肿、脱髓鞘，严重者出现轴突的不同程度变性。

二、临床表现

（1）任何年龄均可发病，以 20 ～ 40 岁最为常见，男性多于女性，通常呈急性起病，症状于数小时或 1 ～ 3 天内达高峰。

（2）多为一侧受累，常于遭受风寒后发生，在晨间洗漱时无意中发现，有的病例可有下颌角、耳内或耳后疼痛。

（3）周围性面神经麻痹表现为面部肌肉运动障碍，患侧眼裂增大，眼睑不能闭合或闭合无力，额纹减少或消失，不能皱眉，面肌松弛，口角低垂，歪向健侧，说话"漏气"，患侧流涎，常有食物滞留于病侧齿颊。

（4）检查闭目时患侧眼球外方转动，露出白色巩膜，称贝耳现象。鼓腮漏气，不能吹口哨，示齿口角歪向健侧，患侧鼻唇沟变浅。部分病例舌前 2/3 味觉减退，泪腺分泌减少。

（5）有少数患者可有外耳道、耳廓外侧及耳后疱疹，称亨特面瘫，其恢复较一般面瘫差。

三、诊断与鉴别诊断

根据本病典型的临床表现，诊断一般不难。但要注意，首先鉴别是周围性面瘫还是中枢性面瘫，其次是与引起周围性面瘫的其他疾病进行鉴别。

1. 急性感染性多发性神经根神经炎（吉兰—巴雷综合征）

本病也可引起周围性面瘫，但常为双侧，同时还有四肢对称性软瘫和感觉障碍，脑脊液有典型的蛋白—细胞分离现象。

2. 颅脑病变

如颅后窝的肿瘤、脑膜炎等引起的周围性面瘫，多数起病缓慢，有原发病的表现及其他颅神经的病变。

3. 脑血管病

急性脑血管病，尤其是脑干病变引起的周围性面瘫，常伴有肢体的瘫痪，呈典型的交叉瘫，应加以鉴别。

4. 其他疾病

中耳炎、乳突炎、迷路炎等引起的周围性面瘫都有原发病的症状和体征。

四、治疗

1. 药物治疗

（1）激素治疗：急性期无胃溃疡、高血压、糖尿病等禁忌者可用。

（2）促进神经营养代谢和改善微循环的药物：维生素 B_1、维生素 B_{12}、加兰他敏等肌内注射，ATP、地巴唑、烟酸等口服。

（3）疱疹感染引起者可用抗病毒药物如阿昔洛韦，5 mg/kg，3 次 / 天，连服 7～10 天。

（4）对症治疗：保护角膜可应用眼罩、滴眼液、眼药膏等。

2. 中医治疗

（1）理疗：尽快早期进行，急性期在茎乳孔耳后区采用超短波透热疗法、红外线照射或局部热敷等，均有助于改善局部血液循环，消除面神经水肿。恢复期可用碘离子导入治疗。

（2）针灸：一般在发病 7～10 天后进行，可进行电针治疗，但不适用于已有面肌痉挛的患者。

3. 康复疗法

面肌自我功能训练，应尽早开始。可对着镜子做皱眉、举额、闭眼、露齿、鼓腮和吹口哨等动作，每日数次，每次数分钟，或局部按摩，每次 5～10 分钟，每日数次。

4. 手术治疗

对于病后 2 年面神经功能仍不能恢复者，可考虑手术治疗，重者进行整容手术。

第三节 急性感染性多发性神经根神经炎

急性感染性多发性神经根神经炎又称吉兰—巴雷综合征（GBS）或急性炎症性脱髓鞘性多发性神经根神经病（AIDP），是一种急性起病，以周围神经（包括脑神经）和神经根损害为主，伴有脑脊液中蛋白—细胞分离为特征的神经系统自身免疫性疾病。本病可发生于任何年龄，但以青壮年男性为多见。

一、病因与发病机制

本病的病因与发病机制目前尚未完全阐明，多数认为与病毒感染和疫苗接种有关，是感染引起的由免疫介导的迟发性超敏反应。最常见的感染因素为空肠弯曲菌和各种病毒。

二、临床表现

1. 前驱症状

约半数以上患者在发病前数日到数周内有呼吸道或消化道感染的症状，如咽痛、鼻塞、发热或呕吐、腹泻等，部分患者有带状疱疹、水痘、腮腺炎和病毒性肝炎等病史。

2. 起病形式

急性或亚急性起病，多数病例首先出现四肢或双下肢对称性无力，个别患者以感觉障碍为首发或伴有肌无力，症状进行性加重，1～2 周内达高峰，少部分病例在发病 3～4 周后仍有进展。

3. 症状和体征

（1）运动障碍：四肢和躯干肌瘫痪是本病最主要的临床症状。瘫痪一般先从下肢开始，逐渐向上波及双上肢、颅神经和躯干肌，可从一侧到另一侧。通常在 1～2 周内病情发展至高峰，表现为四肢对称性瘫痪，一般上肢重于下肢，近端重于远端，肌张力降低，腱反射减弱或消失，病理征阴性。如累及呼吸肌可引起呼吸肌麻痹而危及生命。

（2）感觉障碍：一般较轻，多从四肢末端开始，出现麻木感、针刺感、蚁走感、烧灼感等，也可有袜套样或手套样感觉减退、消失或过敏以及自发性疼痛，可伴肌肉酸痛、腓肠肌压痛等。偶见节段性或传导束性感觉障碍以及振动觉和位置觉障碍。少数病例可无感觉障碍。

（3）脑神经障碍：50% 以上的病例伴有脑神经障碍，多为双侧，以面神经受累最多见，表现为双侧周围性面瘫，其次是延髓麻痹，患者出现吞咽困难、饮水呛咳、声音嘶哑等。有些病例以脑神经障碍为首发症状，应引起注意。

（4）自主神经功能障碍：常表现为皮肤潮红、多汗、手足肿胀、肢端皮肤干燥，少数病例在发病初期即有短期尿潴留和便秘，严重者出现血压不稳（可高可低）、心动过速和心电图异常等。

4. 病程及预后

本病预后良好，具有自限性。多数病例在发病后 1～2 周最严重，病程第 4 周时开始恢复，恢复过程中病情可有波动，但无复发—缓解的交替现象。大部分 GBS 患者可完全恢复正常，少数遗留不同程度的后遗症。并发呼吸肌麻痹时死亡率增加。

三、实验室检查

1. 脑脊液检查

脑脊液中蛋白—细胞分离现象是本病最特征性的改变，即蛋白含量增高而细胞数正常或基本正常。一般在发病 1 周后蛋白开始升高，至第 3 周增高最明显，其程度与病情无平行关系，可持续数日乃至 1～2 年。

2. 神经电生理检查

是脱髓鞘病变的重要检查方法。80% 的 GBS 病例有神经传导速度的减慢或阻滞，可在发病后数周出现异常，但并不是所有神经都受影响。

3. 血常规

急性期外周血中白细胞和中性粒细胞可增高。

4. 心电图

部分病例可出现心电图异常，如心律失常。

四、诊断和鉴别诊断

1. 诊断要点

（1）在发病前多数病例有呼吸道或消化道感染史，急性或亚急性起病。

（2）迅速出现的四肢对称性弛缓性瘫痪，进行性加重，重者出现呼吸肌麻痹。

（3）末梢型感觉障碍，但不如运动障碍重。

（4）脑神经损害：如面瘫、吞咽困难等。

（5）自主神经改变。

（6）实验室检查：脑脊液中蛋白—细胞分离、神经电生理改变。

2. 鉴别诊断

（1）低钾型周期性瘫痪：本病可有家族史，肌无力易反复发作，无感觉障碍，发作时血清钾降低，心电图出现 U 波、T 波低平等，脑脊液正常，补钾治疗后迅速恢复。

（2）脊髓灰质炎：本病常出现一侧下肢瘫痪，无感觉障碍及脑神经受累，无锥体束征。脑脊液蛋白、细胞均增高。

（3）全身型重症肌无力：本病可出现四肢弛缓性瘫痪，但起病缓慢，病情波动，晨轻暮重，无感觉障碍，脑脊液正常，疲劳试验、新斯的明试验阳性。

五、治疗

主要治疗措施包括辅助呼吸、支持和对症治疗、预防并发症以及病因治疗。

1. 急性期治疗

（1）呼吸肌麻痹：呼吸肌麻痹是本病最致命的危险因素，所以保持呼吸道通畅，维持呼吸功能，防止呼吸道感染是治疗的关键，应及早给予人工辅助呼吸。当缺氧症状明显，肺活量降至 20 ～ 25 mL/kg 以下，血气分析 PaO_2 低于 70 mmHg 时，应及时给予气管插管，必要时行气管切开，清除呼吸道分泌物，防止肺部感染。同时要加强护理，给患者定时翻身拍背，促进呼吸道分泌物的排出，预防褥疮的发生。

（2）大剂量丙种球蛋白治疗：丙种球蛋白 0.4 g/（kg·d）加入生理盐水 500 mL 中静脉滴注，连用 5 天。此种方法目前已被列为 GBS 的一线治疗方法，临床应用已证实丙种球蛋白能明显缩短病程、改善预后，要及早应用。对免疫球蛋白过敏者禁用。

（3）血浆置换：可去除血浆中的致病因子，疗效较好，可作为 GBS 的一线治疗方法。但该方法操作复杂，费用昂贵，不易推广应用。主要禁忌证有严重感染、心律失常、心功能不全及凝血机制障碍等。

（4）激素治疗：既往糖皮质激素曾广泛应用于 GBS 的治疗，但近几年临床应用已经证实，糖皮质激素对 GBS 患者的疗效并不理想，且不良反应较大，多数学者不主张应用。但对于重症患者可酌情使用，一般用地塞米松 10 ～ 15 mg 或氢化可的松 200 ～ 300 mg 静脉滴注，1 次 / 天，7 ～ 10 天为一疗程，或用甲泼尼龙 500 mg 静脉滴注，1 次 / 天，连用 5 天。

（5）脱水及改善微循环：用 20% 甘露醇 250 mL 静脉滴注，2 次 / 天，7 ～ 10 天为一疗程，以减轻受损神经组织的水肿，改善血液循环和缺氧状态。同时可配合应用改善微循环的药物。

（6）神经营养剂应用：大剂量 B 族维生素、维生素 C 以及三磷腺苷、胞磷胆碱、辅酶 Q 等改善神经营养和代谢的药物，可与其他治疗方法联合应用。

（7）对症治疗。

1）选用有效的抗生素控制感染。

2）出现吞咽困难、进食呛咳时，不可强行进食，应及早给予鼻饲，并在进食时和进食后 30 分钟取坐位。

3）有心律失常者应用抗心律失常药物，如心动过速者给以 β 受体阻滞剂。

4）治疗尿潴留和便秘。

5）稳定患者情绪，及时对其进行鼓励和心理疏导，以配合治疗。

（8）如果病情允许应早期进行主动或被动的康复治疗，以促进瘫痪肢体的早日恢复。

2. 恢复期治疗

及早加强体育锻炼，针灸、按摩、理疗等。

第四节 短暂性脑缺血发作

短暂性脑缺血发作（TIA）是颈动脉系统或椎—基底动脉系统的短暂性血液供应不足，临床表现为突然发病、持续几分钟至几小时的局灶性神经功能缺失，24 小时以内症状、体征完全缓解，但可有反复发作。

大多数 TIA 仅持续 5 ～ 15 分钟，因此只导致轻微的脑部损伤，而不留神经功能缺损后遗。但当持续时间较长（＞ 1 h），尽管在 24 小时之内可以完全缓解，但影像学上可出现梗死灶。即所谓伴有一过性症状的脑梗死。

一、病因及发病机制

TIA 的病因尚不完全清楚。可能与多种病因及多种途径有关。

1. 微栓塞

栓子主要来源于大动脉粥样硬化斑块的脱落。部分栓子来源于心脏，尤其是心房颤动患者。少数可来源于其他部位，如肺静脉栓子等。微栓子阻塞小动脉后出现缺血症状，当栓子破碎或溶解移向远端时，血供恢复，症状消失。

2. 脑血管痉挛

血管痉挛在大、小血管均可发生，常由于严重的高血压、微栓子对附近小动脉床的刺激所致。

3. 血液成分、血流动力学改变

各种原因所致的高凝、高黏血症和血液病理状态，如严重贫血、真性红细胞增多症、血小板增多症、白血病、异常蛋白质血症等，以及低血压、心律失常、盗血综合征等所致的血流动力学改变等都可导致 TIA。

4. 其他

颈动脉受压、外伤、颅内动脉炎、颈椎病等可能与 TIA 的发生有一定关系。

二、临床表现

中老年人发病多见，男性多于女性。发作的特点是起病突然，历时短暂。常为某种神经功能的突然缺失，历时数分钟或数小时，并在 24 小时内完全恢复而无后遗症，可反复发作，每次发作的症状相对较恒定。发作次数多则一日数次，少则数周、数月甚至数年才发作 1 次。每个患者的局灶性神经功能缺失症状按一定的血管支配区而有所不同。

1. 颈内动脉系统 TIA

以偏侧肢体或单肢的发作性轻瘫为最常见。短暂的单眼失明是颈内动脉分支眼动脉缺血的特征性症状。如果短暂性的单眼失明或视觉障碍伴有发作性的对侧偏瘫则为失明侧颈动脉缺血的特征性表现。主侧颈动脉缺血可伴有失语。偏身感觉障碍、偏盲也可见于颈动脉缺血。

2. 椎—基底动脉系统 TIA

以发作性眩晕为最常见，一般不伴有明显的耳鸣。若有脑干、小脑受累的症状如复视、吞咽困难、构音障碍、交叉性或双侧肢体瘫痪和感觉障碍、共济失调等，则诊断较为明确。跌倒发作表现为两下肢突然失去张力而倒地，无意识障碍，常因突然转头或颈过伸而诱发，系下部脑干网状结构缺血所致。短暂性全面遗忘症（TGA）发作时突然记忆丧失，患者对此有自知力，持续数分钟至数小时，发作时对时间、地点定向障碍，但谈话、书写、计算能力保持，是一种累及边缘系统（颞叶海马回或穹隆）的短暂性缺血发作。大脑后动脉供血不足可表现为皮质性盲和视野缺损。

三、实验室检查

EEG、CT、MRI 检查大多正常，部分病例可见小的梗死灶或缺血灶。MRA 或 TCD 可见血管狭窄，动脉粥样斑块。血常规、生化检查、ECG、颈椎片等可发现相关致病因素。

四、诊断和鉴别诊断

1. 诊断要点

（1）典型的临床特点。

（2）颈内动脉系统 TIA 和椎—基底动脉系统 TIA 的临床特征。

（3）除外其他病变。但临床上多数患者就诊时，症状已消失，所以要认真仔细地询问病史，才能作出正确的诊断。

2. 鉴别诊断

（1）脑梗死急性发作期的 TIA 与脑梗死难以鉴别，如果症状体征持续发作而不缓解，应该考虑脑梗死。

（2）部分性癫痫每次发作时间短，以抽搐为主要表现，也可为感觉性发作，常自一处开始然后渐向周围扩展，脑电图检查异常，多继发于脑部病变，抗癫痫治疗有效。

（3）梅尼埃病与椎—基底动脉系统 TIA 的表现相似，但发作持续时间可长达数日，常伴耳鸣，多次发作后听力减退，无脑干病变的其他症状和体征。

（4）昏厥可有短暂的意识丧失，一般仅持续数秒，无神经系统定位体征。

五、治疗

1. 病因治疗

如调整血压、治疗心律失常、心肌病变，稳定心脏功能，纠正血液的异常等，避免颈部活动过度等诱因。

2. 药物治疗

（1）抗血小板治疗：减少微栓子的形成，对预防复发有一定疗效，如无溃疡病及出血性疾病可选用。

1）阿司匹林：为环氧化酶抑制剂，小剂量可抑制血小板内花生四烯酸转化为血栓烷 A_2（TXA_2，可促使血小板聚集和血管平滑肌收缩），从而抑制血小板的聚集。应用剂量存在着很大的个体差异，应因人而异，多主张用小剂量，每日 50～100 mg，晚餐后服用。

长期连续应用，疗效肯定。

2）双嘧达莫：可抑制磷酸二酯酶，从而使血小板内环磷酸腺苷作用增加，抑制血小板对二磷酸腺苷（ADP）诱发的聚集敏感性，剂量为 25.5 mg，每日 2～3 次。有人主张与阿司匹林合用，疗效较好，但剂量要小。

3）噻氯匹定：为 ADP 受体抑制剂，抗血小板作用强。国际推荐剂量为 0.25 g，2 次 / 天，国内用法为 0.25 g/d。适用于对阿司匹林不能耐受或疗效欠佳的患者。不良反应有出血、粒细胞减少和骨髓造血功能抑制。

（2）抗凝治疗：对频繁发作的 TIA 疗效较好，尤其是颈内动脉系统的 TIA 发作。常用药物有肝素 50～100 mg 加入 5% 葡萄糖注射液或生理盐水 500 mL 内，以每分 10～20 滴的速度静脉点滴，连用 7 天。必要时可用肝素 50 mg 静脉推注，然后 50 mg 静脉维持。肝素易引起出血，所以，在应用过程中要注意监测出凝血时间等指标。目前临床已广泛应用低分子肝素，较肝素安全，用法为 4000 U，2 次 / 天，腹壁皮下注射。也可用华法林 2～4 mg/d，口服。

（3）扩张脑血管治疗：目前主张早期应用钙离子阻滞剂，如尼莫地平 20～40 mg，3 次 / 天，氟桂利嗪 5～10 mg/d，晚上服用，脑益嗪 25～50 mg，3 次 / 天，口服。

（4）脑保护剂：参见脑梗死的治疗。

（5）其他：如中药活血化瘀、扩容治疗等（参见脑梗死的治疗）。

第五节 脑梗死

脑梗死（CI）是指由于脑部血液供应障碍引起的局部脑组织的缺血性坏死或脑软化。脑梗死的临床常见类型有脑血栓形成、脑栓塞、腔隙性梗死等。

一、脑血栓形成

是指在颅内外供应脑部的动脉壁病变基础上形成血栓，血管腔狭窄或闭塞，导致其供血范围内的脑组织缺血性坏死，而产生相应的神经系统症状和体征，是急性缺血性脑血管病中最常见的类型。据调查，其年发病率为 81/10 万，患病率为 419/10 万，致残率为 50%～70%。

（一）病因与发病机制

最常见的病因为脑动脉粥样硬化，常伴有高血压。其他病因有脑动脉炎、结缔组织病、先天性脑血管畸形、真性红细胞增多症、血液高凝状态、脑血管淀粉样变性、心脏病等。另外还可见于蛛网膜下隙出血、脑外伤后引起的血管痉挛等。个别病例病因不明。

动脉粥样硬化最常见的病变部位多在血管的分叉处或转弯处。这些斑块可导致血管腔狭窄、痉挛和血栓形成、脱落，使管腔闭塞。近年来研究发现，脑缺血、缺氧后钙离子的转运异常，大量自由基的产生以及梗死后引起的炎症反应等因素，均可促使神经细胞的死亡。

（二）临床表现

1. 临床特点

（1）本病多见于 50～60 岁有动脉粥样硬化者，多伴有高血压、冠心病或糖尿病，男性稍多于女性。

（2）部分患者发病前曾有短暂性脑缺血发作病史，或某些未加注意的前驱症状，如头昏、头痛等。

（3）常于睡眠中或安静状态下发病，大多数病例无明显的头痛和呕吐。

（4）发病可缓慢，但多数逐渐进展或呈阶段性进行。典型病例在 1～3 天内达到高峰，患者一般意识清楚，少数可有不同程度的意识障碍，生命体征一般无明显改变。

（5）有神经系统定位体征。

2. 临床类型

（1）按病情进展的速度分类。

1）完全型：是指在发病 6 小时内病情即达高峰，一般较重，可有昏迷。

2）快速进展型：是指发病后 48 小时内病情逐渐进展，呈阶梯式加重。

3）缓慢进展型：指在发病 2 周后临床症状仍然进展。常与全身或局部因素所致的脑灌注减少、侧支循环代偿欠佳、血栓向近心端逐渐扩展等因素有关。此型易与颅内肿瘤、硬膜下血肿等混淆。

4）可逆性缺血性神经功能缺损：指患者症状体征较轻，持续时间超过 24 小时，但在 3 周内完全恢复，不留后遗症。可能的机制为侧支循环迅速而充分地代偿，缺血尚未导致不可逆的神经细胞损害，形成的血栓不牢固，或血管痉挛及时被解除等。

（2）按影像学的改变分类。

1）大面积脑梗死：是由于较大的动脉或广泛性梗死而引起，往往伴有明显的脑水肿、颅高压，易发生出血性梗死。患者意识丧失，病情严重，常难与脑出血鉴别。

2）出血性脑梗死：是由于梗死区内的小动脉通透性增加，血液渗漏所致，多见于大面积脑梗死的病例。

3）多发性脑梗死：颅内出现两个或两个以上部位的梗死，是由于不同血管闭塞所致。

3. 不同动脉闭塞后的临床综合征

（1）颈内动脉系统。

1）颈内动脉闭塞后，其临床表现复杂多样。常见症状为对侧肢体不同程度及不同范围的瘫痪和（或）感觉障碍，优势半球受累时可有失语，少数严重病例可伴有颅内压增高和昏迷。如眼动脉供血受阻，则有一过性患侧视力丧失或患侧霍纳征，此为颈内动脉系统梗死的特征。检查可发现患侧颈动脉搏动减弱或消失、局部有收缩期杂音。

2）大脑中动脉皮层支供应大脑半球外侧面，主要包括额叶、顶叶、颞叶，深穿支（豆纹动脉）供应尾状核、豆状核、内囊前 3/5。①主干闭塞时引起三偏征，即病灶对侧中枢性面舌瘫和偏瘫、偏身感觉障碍以及偏盲，并有不同程度的意识障碍，优势半球受累时还可有失语，非优势半球受累时出现体象障碍。②皮层支闭塞出现相应部位功能缺损的症状以及偏瘫、偏身感觉障碍，以面部及上肢为重，优势半球受累可有失语，非优势半球受累可引起对侧感觉忽略等体象障碍。③深穿支闭塞时引起对侧上下肢同等程度的偏瘫、面瘫和舌瘫，对侧偏身感觉障碍及同向偏盲。

3）大脑前动脉皮层支供应大脑半球内侧面前部的皮质，深穿支供应内囊前肢和尾状核。

①皮质支闭塞时产生对侧下肢运动及感觉障碍，可伴有小便功能障碍（旁中央小叶受累），面部及上肢很少受累。②深穿支闭塞时常出现对侧中枢性面舌瘫及上肢瘫痪。③双侧大脑前动脉闭塞时可出现淡漠、欣快等精神症状，大小便失禁、强握等原始反射。

（2）椎—基底动脉系统。

1）椎—基底动脉。

①主干闭塞时出现脑干广泛性梗死，表现为眩晕、耳鸣、呕吐、构音障碍、吞咽困难、共济失调、瞳孔缩小、四肢瘫、肺水肿、消化道出血、中枢性高热以及昏迷等，常迅速死亡。②脑桥基底部梗死时可产生闭锁综合征，患者神志清楚，但由于四肢瘫痪、双侧面瘫及延髓麻痹，不能讲话，只能以眼球上下活动表达意思。③基底动脉个别分支闭塞，则视脑干梗死的部位而出现相应的交叉性瘫痪。④内听动脉闭塞可引起同侧听力减退、耳鸣及眩晕等。

2）小脑后下动脉引起延髓背外侧及小脑供血不足，表现复杂。

①突然眩晕、恶心、呕吐、眼球震颤。②病变侧霍纳征、小脑性共济失调。③交叉性感觉障碍：同侧面部及对侧半身痛温觉障碍。④吞咽困难、声音嘶哑，称为延髓背外侧综合征（瓦伦贝格综合征），是脑干梗死中最常见的类型。

3）大脑后动脉供应大脑半球后部、丘脑及脑干上部。

①主干闭塞表现为对侧偏盲、偏瘫和偏身感觉障碍，丘脑综合征，优势半球受累伴有失读。②皮层支闭塞表现为对侧同向偏盲或象限盲，优势半球受累可伴有失读、失认等，意识不受影响。③深穿支受累则表现为丘脑综合征，病侧小脑性共济失调、意向性震颤、不自主运动、对侧偏身感觉障碍、丘脑性疼痛等。

4）小脑梗死：常表现为眩晕、恶心、呕吐、眼震、共济失调、平衡障碍、肌张力降低等，可伴有脑干受压和颅高压的症状，严重者出现昏迷死亡。

（三）实验室检查

1. 头颅 CT 与 MRI

一般脑梗死在发病 24 小时内 CT 无明显变化，24～48 小时后可见低密度梗死区。如果梗死面积大，则占位效应明显。当梗死灶内并发出血时，CT 可出现高低混杂的改变。如果病灶较小或者是脑干和小脑的病变，CT 可不显示，这时需要做 MRI 检查进行确诊，MRI 能早期发现大面积梗死灶和微小病灶。

2. 腰椎穿刺检查

脑脊液多正常，可与脑出血进行鉴别。但出血性梗死的脑脊液中可见红细胞，一般出现在发病 24 小时后。大面积梗死时脑脊液压力可增高，细胞数和蛋白在发病数天后稍高于正常。

3. 其他检查

血、尿常规、血液流变学检查以及血糖、血脂、肝肾功能、心电图等检查，必要时可做钩端螺旋体凝溶试验。其他检查还有脑血管造影、脑超声波、脑电图、放射性同位素脑扫描、脑血流量测定、多普勒超声检查等。

（四）诊断

本病的临床特点，结合实验室检查尤其是头颅 CT 检查，确诊一般不难。但对于年轻患者应注意查找引起脑梗死的其他少见病因，如动脉炎。

（五）治疗

1. 急性期治疗

脑梗死早期的治疗原则为：①超早期溶栓治疗，及时改善缺血区的血液供应，尽早终止脑梗死的进展。②保护边缘地带即缺血性半暗带，以避免病情进一步加重。③预防和积极治疗缺血性脑水肿。④降低脑代谢、增加血氧的利用和供应，改善脑缺氧的状态。⑤综合治疗和个体化治疗相结合，防治各种并发症和并发症。总之，脑梗死的处理要争分夺秒，尤其是超早期，争取在治疗时间窗内进行溶栓治疗，以获最佳疗效。

（1）一般处理：卧床休息，加强皮肤、口腔、呼吸道及大小便的护理，防治各种并发症。注意水电解质平衡，发病 24 ～ 48 小时后仍不能自行进食者，应及时给予鼻饲流质饮食，并进行心电监护等。

（2）调整血压：应特别注意控制血压，使其维持在比患者病前平日的或患者年龄应有的稍高的水平，除非血压过高，一般不主张在急性期使用降压药，以免血压过低而导致脑血流量锐减，脑缺血加重，梗死面积扩大，使病情恶化。如血压过低，可加强补液或给予适量药物升高血压，以维持正常脑灌注。

（3）溶栓治疗：目的是溶解血栓，使血管再通，改善脑缺血。适用于超早期患者和进展性卒中。

（4）抗凝治疗：用于进展性非出血性梗死及溶栓治疗后短期应用，可防止血栓扩展、血管再闭塞，以限制梗死的进展，对完全性中风作用不大。抗凝治疗期间须监测凝血酶原时间和出凝血时间，并备有维生素 K、鱼精蛋白等对抗剂，以便有出血并发症时能及时处理。有出血倾向、溃疡病史、严重高血压、肝肾功能障碍和年龄过大者禁用。

（5）血液稀释疗法：是在不减少有效循环血容量的情况下，适当使用扩容剂或放血、补液等方法，以改变红细胞压积，降低血液黏稠度，降低血管阻力，增加脑血流量。常用低分子右旋糖酐或 706 羧甲淀粉 500 mL 静脉滴注，1 次 / 天，7 ～ 14 天为一疗程。但有颅内压增高及心功能不全者禁用。

（6）血管扩张剂：目前认为发病 3 周以后，血管自动调节反应已恢复正常者可用。

1）盐酸罂粟碱 30 ～ 90 mg 加入低分子右旋糖酐液 500 mL 中静脉滴注，1 次 / 天。

2）乙酮可可碱 200 ～ 250 mg 加入生理盐水 250 ～ 500 mL 中静脉滴注，1 次 / 天，或 100 ～ 200 mg，3 次 / 天，口服。

3）盐酸倍他啶注射液 500 mL 静脉滴注，1 次 / 天，或 10 mg，3 次 / 天，口服。

4）脑通片 5 mg，3 次 / 天，口服，烟酸 50 ～ 100 mg，3 次 / 天，口服。

（7）治疗脑水肿：梗死面积大或发病急骤时可产生脑水肿，加剧病灶区灌注不足而加重缺血缺氧，甚至导致脑组织移位而产生脑疝。脑水肿的高峰期一般在发病后 48 小时至 5 天，临床常用 20% 甘露醇 250 mL 快速静脉滴注，6 ～ 8 小时一次；也可用 10% 甘油 500 mL 静脉滴注，1 ～ 2 次 / 天；或白蛋白 50 mL、呋塞米 40 mg 静脉注射。在应用脱水药物时，需注意水电解质平衡。

（8）脑保护剂：如细胞色素 C、三磷腺苷、γ- 氨酪酸、维生素 E、纳洛酮、盐酸氟桂利嗪、尼莫地平、胞磷胆碱、脑活素等，特别适用于有意识障碍的患者。最近的研究资料表明，脑梗死急性期应用能量代谢药物，可增加脑细胞耗氧，加重脑缺氧和脑水肿。故主张在急性期过后使用这类药物。

（9）病因治疗：如调整血压、治疗糖尿病和高脂血症等。

（10）高压氧治疗：是用 2 个大气压的高压氧舱治疗 1.5 ～ 2 小时，1 次 / 天，10 次为一疗程，对部分患者有一定疗效。

（11）中医中药治疗：可用丹参、川芎、红花等活血化瘀、通经活络药物。

2. 恢复期治疗

主要目的是促进神经功能恢复。应及早给予瘫痪肢体的被动运动及按摩，防止关节挛缩及足下垂等。此外，可继续选用理疗如超声波疗法、针灸等，应用促进神经代谢药物及活血化瘀的中药等，坚持进行肢体功能锻炼。失语者应进行言语训练。并长期应用阿司匹林等抑制血小板聚集的药物，以防止再梗死。

二、脑栓塞

脑栓塞是指各种栓子随血流进入脑动脉而致血管腔闭塞，引起相应供血区脑组织缺血坏死及脑功能障碍。

（一）病因和发病机制

按栓子来源可分为三类。

1. 心源性

最常见，占脑栓塞的 60% ～ 75%。其中，风湿性心脏病尤其是二尖瓣狭窄合并心房颤动时，左心房壁血栓脱落是最常见的原因。细菌性心内膜炎时瓣膜上的炎性赘生物脱落、心肌梗死的附壁血栓、心房黏液瘤、二尖瓣脱垂、心脏导管、心脏手术等也可为栓子来源。

2. 非心源性

动脉粥样硬化斑块的脱落，肺静脉血栓，骨折或手术时脂肪栓和气栓，癌性栓子，寄生虫虫卵栓子，异物栓子，败血症，肺部感染性脓栓均可引起脑栓塞。

3. 来源不明

有些病例虽经仔细检查仍不能明确原因。

（二）临床表现

常因原发病和栓塞部位不同而表现不一，多具有以下特点。

（1）本病可发生于任何年龄，但以青壮年最多见。由风湿性心脏病引起者年龄较轻，由动脉粥样硬化、心肌梗死引起者多见于老年人。

（2）多在活动中发病，无前驱症状，突然起病是其主要特征，临床症状和体征在数秒或数分钟内发展到高峰，是所有脑血管疾病中发病最快者。多表现为完全性卒中，个别病例可逐渐进展，可能与血栓向近端延伸，梗死范围扩大或脑水肿加剧有关。

（3）常有不同程度的意识障碍，但持续时间比脑出血短，可有头痛、抽搐等，神经系统局灶症状，常因栓塞的血管不同而表现不一。大脑中动脉的栓塞最多见，常表现为偏瘫、失语、偏身感觉障碍、偏盲等。椎—基底动脉系统出现栓塞时，表现为眩晕、复视、吞咽困难、共济失调、交叉性瘫痪等。

（4）原发病的表现，如心源性脑栓塞，可有心脏病的症状和体征，脂肪栓塞多发生于长骨骨折或手术后，部分病例除脑部症状外，可有脑外器官栓塞的表现，如肺栓塞出现胸痛、气短、咯血、呼吸困难等，肠系膜动脉栓塞可有腹痛、便血，肾动脉栓塞出现腰痛、血尿等，其他如皮肤黏膜出血点、瘀斑等。

（三）实验室检查

1. 头颅 CT 和 MRI 检查

在发病 24 ~ 48 小时后即可见低密度梗死区，如果为出血性梗死，则在低密度区内出现高密度出血影，呈混杂密度改变。因多数脑栓塞患者易发生出血性梗死。所以，应定期复查头颅 CT，尤其是在发病 3 天内，以早期发现梗死灶内出血，及时调整治疗方案。

2. 脑脊液检查

可完全正常，也可有压力增高。出血性梗死者脑脊液中红细胞增高，感染性梗死者脑脊液中白细胞增高。脂肪栓塞时脑脊液中可有脂肪球。

3. 其他检查

心电图检查可了解有无心律失常、心肌梗死、风湿性心脏病等，可作为常规检查。胸部 X 线检查有助于了解肺部有无占位。超声心动图有助于显示二尖瓣的病变。颈动脉超声和脑血管造影检查可发现主动脉弓或颈部血管的斑块、狭窄及血流情况。

（四）诊断和鉴别诊断

1. 诊断要点

（1）有脑栓塞典型的临床特点，如突然起病、病情在数秒至数分钟内达高峰，迅速出现神经系统的局灶症状等。

（2）有栓子来源的原发病如心脏病、心房纤颤等。

（3）CT 或 MRI 有助于确诊。

2. 鉴别诊断

见急性脑血管病鉴别表。有抽搐者需与癫痫进行鉴别。

（五）治疗

脑栓塞的治疗包括两方面，即对脑部病变的治疗和对引起栓塞的原发病治疗，治疗原则与脑梗死相同。

1. 改善脑循环，缩小脑梗死面积

急性期可给予脱水治疗，防治脑水肿，适当选用脑保护剂。因脑栓塞容易并发出血，所以，在应用抗凝治疗时应特别慎重。如果头颅 CT 排除出血性梗死，可使用血小板聚集抑制剂及抗凝药物，避免新栓子形成及血栓逆向伸延。对于感染引起的栓塞，要给予有效的抗生素治疗，控制感染，防止炎症扩散。

2.病因治疗

治疗原发病，根除栓子来源，预防栓塞复发极其重要。对心房纤颤患者，及时纠正房颤，心脏瓣膜病患者选用外科手术治疗，应用抗生素治疗感染性心内膜炎等。

第六节 脑出血

脑出血是指非外伤性脑实质内血管破裂引起的出血，占全部脑卒中的 20% ~ 30%，急性期病死率为 30%~40%。发生的原因主要与脑血管的病变有关，即与高脂血症、糖尿病、高血压、血管的老化、吸烟等密切相关。脑出血的患者往往由于情绪激动、用力时突然发病，早期死亡率很高，幸存者中多数留有不同程度的运动障碍、认知障碍、言语吞咽障碍等后遗症。

一、病因和发病机制

高血压病是引起原发性脑出血的最常见原因，尤其是高血压和动脉硬化同时并存。研究发现，长期高血压和动脉硬化可使脑内小动脉或深穿支动脉壁缺氧，发生纤维素样坏死或脂质透明变性，微动脉瘤形成，这种微动脉瘤易发生在基底节区、丘脑、脑桥及小脑等部位。此外，脑内动脉外膜不发达，且无外弹力层，中层肌细胞少，管壁较薄，也是造成出血的重要原因。当情绪激动、剧烈运动等因素存在时，血压突然升高，血液自血管壁渗出或动脉瘤直接破裂，血液进入脑组织而形成血肿。

其他较少见的病因有：

（1）血管或血管壁异常，如先天性动脉瘤、脑血管畸形、脑梗死继发出血、脑动脉炎、淀粉样血管病或肿瘤侵袭血管壁破裂出血等。

（2）血液成分异常，如各种血液病、凝血因子异常、抗凝或溶栓治疗的并发症等。上述原因易引起继发性脑出血。

二、临床表现

1.临床特点

（1）发病年龄常在 50 ~ 70 岁，多数有高血压史，寒冷季节发病较多。

（2）常在体力活动或情绪激动时发病，多数无前驱症状，少数患者可有头昏、头痛、肢体麻木或活动不便、口齿不清等，可能与血压增高有关。

（3）起病突然，病情迅速进展，在数小时内发展至高峰，主要表现为头痛、喷射性呕吐、意识障碍以及肢体偏瘫、失语、大小便失禁等。

（4）发病时常有显著的血压升高，多数患者脑膜刺激征阳性，双侧瞳孔不等大，眼底可见动脉硬化、出血，常有心脏异常体征。

2.不同部位出血的临床表现

（1）基底节区（内囊）出血是高血压性脑出血最易发生的部位，占 70% ~ 80%，其中壳核出血最常见。根据出血量分为轻型和重型。

1）轻型：多属外侧型出血，出血量小，患者多突然头痛、呕吐，意识障碍轻或无，对侧肢体出现不同程度的中枢性偏瘫、偏身感觉障碍及偏盲，即三偏征，还可有中枢性面瘫和舌肌瘫痪。如优势半球出血，则出现失语。

2）重型：多属内侧型或混合型，起病急、昏迷深、呼吸呈鼾声、反复呕吐、双侧瞳孔不等大，一般为出血侧瞳孔扩大，部分病例两眼向出血侧凝视、对侧偏瘫、肌张力降低、巴宾斯基征阳性等。

（2）丘脑出血：发生率仅次于基底节区出血。该部位出血有两种不同的表现形式。

1）丘脑前部出血：早期意识障碍明显，多有对侧凝视麻痹，偏瘫、偏身感觉障碍相对较轻，易破入Ⅲ脑室，并发体温和呼吸异常、内脏功能紊乱及消化道出血等，病情较严重。

2）丘脑后部出血：患者无明显的意识障碍，偏瘫轻，偏身感觉障碍明显，出血量多时可破入Ⅲ脑室。

（3）脑叶出血：约占脑出血的10%，出血部位在大脑皮质下白质内，顶叶最常见，其次是颞叶、枕叶、额叶。以头痛、呕吐等颅内压增高症状及脑膜刺激征为主要表现，同时出现受损脑叶的局灶性定位症状，如额叶出血可有偏瘫、运动性失语、部分性癫痫等；颞叶出血精神症状明显，并有感觉性失语；枕叶病变出现视野缺损。

（4）脑桥出血：占脑出血的8%～10%。小量出血（出血量在5 mL以下），表现为患侧面神经和外展神经麻痹及对侧肢体偏瘫，即交叉性瘫痪，双眼凝视患侧，可无意识障碍，预后较好。大量出血多累及双侧，患者迅速进入昏迷，四肢瘫痪，双侧瞳孔极度缩小呈"针尖样"，出现中枢性高热，呼吸障碍明显，消化道出血，双侧病理征阳性，去大脑强直等，病情迅速恶化，多数在24～48小时内死亡。

（5）小脑出血：约占脑出血的10%。好发于一侧小脑半球的齿状核部位，多数表现为突然眩晕、频繁呕吐、后枕部疼痛、一侧肢体共济失调、眼震等，肢体无明显瘫痪是其临床特点，出血可进入蛛网膜下隙。少数呈亚急性起病，逐渐进展，类似小脑占位性病变。大量出血时可直接破入Ⅳ脑室，迅速出现进行性的颅内压增高，患者很快进入昏迷，多在48小时内因急性枕大孔疝而死亡。小脑出血也可波及脑干出现面神经麻痹。

（6）脑室出血：占脑出血的3%～5%。大多为脑实质出血破入脑室，原发性出血者少见。小量出血表现为头痛、呕吐、脑膜刺激征，一般无意识障碍和神经系统的局灶症状，类似蛛网膜下隙出血，预后较好。出血量大时患者常突然昏迷、频繁呕吐、针尖样瞳孔、四肢瘫痪等，可出现阵发性强直性痉挛或去大脑强直状态，生命征不稳定，预后极差，多迅速死亡。

三、实验室检查

1. 头颅 CT

应作为首选，发病后CT即可显示新鲜血肿，因脑出血发病后立即出现高密度影，并可显示血肿的部位、大小、形态，血肿周围组织水肿情况、脑组织移位及是否破入脑室等，并与脑梗死进行鉴别。但在出血1～2周后，随着血肿的液化和吸收，病灶区密度开始减低，最后可与周围脑实质密度相等或为低密度改变，这时与脑梗死不易鉴别。

2. MRI

可鉴别陈旧性出血和脑梗死，对脑干的病变优于 CT。

3. 脑脊液检查

多为血性脑脊液，压力增高，有诱发脑疝的危险。因 CT 在发病后可迅速确诊，故一般不做腰椎穿刺检查。只有在患者不能做 CT 检查，且无明显颅内压增高的征象时，方可进行。但疑诊小脑出血者，忌做腰椎穿刺。

4. 数字减影脑血管造影

用于血管瘤和血管畸形的检查，以确诊病因。对于年轻的脑出血患者，查明病因后，可预防复发。

5. 重症脑出血者

急性期可出现一过性外周血白细胞和中性粒细胞增高，血糖、尿素氮增高，心电图异常等。

四、诊断和鉴别诊断

1. 诊断

典型病例诊断一般不难。对于 50 岁以上的患者，既往有高血压病史，在体力活动或情绪激动时突然发病，进展迅速，早期有意识障碍及头痛、呕吐等颅内压增高症状，并有脑膜刺激征及偏瘫、失语等神经系统局灶的症状和体征，应首先考虑脑出血。结合头颅 CT 检查，即可确诊。

2. 鉴别诊断

（1）如果考虑为脑血管疾病，应与脑梗死及蛛网膜下隙出血等进行鉴别（见急性脑血管病鉴别表）。有时小量脑出血的临床表现类似脑梗死，鉴别很困难，此时，须做 CT 检查或腰椎穿刺进行确诊。如无 CT 设备而家属又拒绝做腰椎穿刺时，应暂按脑出血处理，同时要密切观察病情变化。

（2）有明显意识障碍者，应与可引起昏迷的全身性疾病如肝性脑病、尿毒症、糖尿病昏迷、低血糖、药物中毒、一氧化碳中毒等进行鉴别。此类疾病多无神经系统局灶性定位体征。

（3）有神经系统局灶定位体征者，应与其他颅内占位性病变、闭合性脑外伤，特别是硬膜下血肿、脑膜脑炎等进行鉴别。

五、治疗

1. 急性期治疗

急性期治疗原则为适当调整血压、防止进一步出血、降低颅内压、控制脑水肿、预防脑疝发生和防治并发症。

（1）内科保守治疗。

1）就地组织抢救，不宜长途运送及过多搬动，以免加重出血。

2）减少探视，保持环境安静，卧床休息，并将头位抬高30°，随时清除口腔内分泌物或呕吐物，保持呼吸道通畅，吸氧。严密监测体温、血压、脉搏、呼吸、神志、瞳孔等变化。加强褥疮护理，保持肢体功能位。对发病后 24 ～ 48 小时神志不清、不能进食者，如无呕吐及消化道出血，及时给予鼻饲，保证营养供给。

3）维持水电解质平衡：在发病的最初 1 ～ 2 天，补液量一定要严格控制，一般不超过 1500 mL，以后每日输液量控制在 1 600 ～ 2 200 mL，如有高热、多汗、呕吐、消化道出血等并发症，可适当调整入液量。补液以 5% 葡萄糖盐水、林格液加等量的 10% 葡萄糖注射液或生理盐水为宜。并记录 24 小时出入量，以维持水电解质平衡。

4）调整血压：脑出血后的高血压与颅内压增高有关，是脑血管自动调节的结果，随着颅内压的下降，血压也随之降低，一般在发病 1 周后逐渐降至正常。所以，在急性期通常不使用降压药物。如果收缩压 > 200 mmHg 或舒张压 > 120 mmHg，应进行适当调整，以防止进一步出血。但不宜使血压过低，否则可引起脑供血不足而加重病情。常用的降压药物有利舍平 0.5 ～ 1 mg，肌内注射；25% 硫酸镁 10 mL 深部肌内注射或卡托普利口服等。如果急性期血压过低，应将血压调至正常，必要时给予升压药物，以维持正常的脑灌注。

5）降低颅内压、控制脑水肿、防止脑疝形成：是急性期处理的一个重要环节，应立即使用脱水剂。常用 20% 甘露醇 250 mL，30 分钟内快速静脉滴注，6 ～ 8 小时一次；10% 甘油 500 mL 静脉滴注，1 ～ 2 次 / 天；也可将地塞米松 10 mg 加入脱水剂内静脉滴注；或用呋塞米 20 ～ 40 mg，50% 葡萄糖注射液 40 ～ 60 mL，静脉注射，6 ～ 8 小时重复一次。应用脱水剂时须注意水电解质和酸碱平衡，尤其是应注意补钾和监测心肾功能变化。

6）止血药：对高血压引起的脑出血无效，但如合并消化道出血或有凝血障碍时，建议使用。常用的药物有 6- 氨基己酸、对羧基苄胺（抗血纤溶芳酸）、氨甲环酸、卡巴克洛、酚磺乙胺等。

7）防治并发症及对症处理：重症患者应特别注意加强基础护理，定时翻身，保持皮肤干燥清洁，预防褥疮和肺部感染。对放置导尿管的患者，每 3 ～ 4 小时开放一次，并定期用 1：5000 高锰酸钾或 1：2000 呋喃西林液冲洗膀胱。如果患者昏迷时间较长或已发生肺部或泌尿系感染等，应给予有效的抗生素治疗，必要时做细菌学培养。对于中枢性高热，需进行物理降温或局部使用冰帽。并发消化道出血时，可给予西咪替丁及止血药，同时经胃管鼻饲云南白药、三七粉、氢氧化铝凝胶、冰盐水等做局部治疗。如果发生下肢静脉血栓，除抬高患肢、适当运动外，可酌情给以抗凝剂。

（2）手术治疗：目的在于清除血肿，解除脑疝，挽救生命和争取神经功能的恢复。凡一般情况尚好，生命体征稳定、心肾功能无明显障碍者，可考虑手术治疗。

2. 恢复期的治疗

主要是加强瘫痪肢体的被动与主动运动，配合针灸和物理治疗，以促进神经功能的全面恢复，对失语者积极进行言语训练。调整和稳定血压，给予适当的改善脑循环及代谢的药物等。

第七节 癫痫

癫痫是一组因反复发作的神经元异常放电所致的，以短暂性中枢神经系统功能失常为特征的慢性脑部疾病，具有突然发生、反复发作的特点。因病变累及神经元的部位和放电扩散范围不同，其临床表现多种多样，可表现为运动、感觉、意识、行为、自主神经等不同功能障碍，或几种同时存在，每次发作或每种发作称为痫性发作。据统计，我国约有癫痫患者 600 万，发病率为（50 ～ 70）/10 万，年患病率 5%，每年新增 65 万～ 70 万。其中约有 75% 的患者通过合理的抗癫痫药物治疗，获得满意疗效。

一、病因与发病机制

1. 病因

癫痫是一组疾病或综合征，其病因非常复杂，一般可分为原发性（特发性）和继发性（症状性）两大类。原发性癫痫可能与遗传因素有关，其脑部并无结构变化或代谢异常；继发性癫痫病因复杂，与脑外伤和代谢障碍等因素有关，遗传也起一定的作用。

（1）遗传性或先天性疾病：如染色体畸变、遗传性代谢障碍、脑畸形、先天性脑积水等。

（2）外伤产伤：是婴儿期症状性癫痫的常见病因。挫伤、出血和缺血可导致局部脑组织硬化，数年后形成癫痫病灶。成人闭合性脑外伤后的癫痫发病率约为 5%，严重者和开放性外伤者更高。

（3）感染：如各种脑炎、脑膜炎和脑脓肿等。脑血吸虫和脑囊虫等寄生虫病以及幼儿期各种原因引起的高热惊厥。

（4）各种中毒：如铅、汞、一氧化碳、乙醇等中毒，以及妊娠高血压综合征、尿毒症等全身性疾病。

（5）颅内肿瘤：如胶质瘤、脑膜瘤、星形细胞瘤等。

（6）脑血管病：如脑梗死、脑出血、蛛网膜下隙出血、脑血管畸形和高血压脑病等。

（7）营养代谢疾病：儿童期佝偻病、低血糖、非酮症性糖尿病昏迷、甲亢、甲状旁腺功能减退、维生素 B_6 缺乏症等均可产生痫性发作。

（8）变性疾病：结节性硬化、老年性痴呆也可有癫痫发作。

2. 发病机制

引起癫痫发作除上述各种原因外，还受环境因素的影响，如年龄、内分泌、睡眠等，而且有一定的诱因。常见诱因有缺乏睡眠、疲劳、饥饿、便秘、饮酒、激动以及各种一过性代谢紊乱和过敏反应等。有些患者仅在某种特定条件下发作，如闪光、音乐、惊吓、心算、阅读、书写、下棋、打牌、沐浴、刷牙、起步、外耳道刺激等，称为反射性癫痫。

研究发现，癫痫患者脑内有以下改变。①结构改变：如神经元坏死、缺失、结构紊乱、胶质增生和血供障碍等。②生化改变：如离子转运异常，抑制性神经递质 γ- 氨基丁酸（GABA）合成障碍，兴奋性神经递质释放增加。③神经元膜电位活动异常，导致神经元处于持续去极化状态，病灶中细胞群高频重复放电，频率可高达每秒数百次甚至上千次以上，而正常神经元的电活动只有 1 ～ 10 次 / 秒。由于患者脑内出现上述异常变化，导致神经元异常放电，而引起癫痫发作。

痫性活动起始于一个区域的大脑皮质并向周围扩散，引起单纯部分性发作；神经元的放电缓慢地向局部扩散，造成杰克逊癫痫；痫性活动由皮质通过下行投射纤维传到丘脑和中脑网状结构，则引起意识丧失，再由丘脑投射系统传至整个大脑皮质，产生全面性强直—阵挛发作；痫性活动在边缘系统播散时，表现为复杂部分发作（精神运动性发作）。

二、临床表现

1. 部分性发作神经元的异常

放电源于一侧大脑半球的某个部位，为成年期痫性发作的最常见类型。

（1）单纯部分性发作不伴意识障碍，发作持续时间短，一般不超过 1 分钟。

1）运动性发作：表现为一系列的局部重复性抽搐动作，多见于一侧口角、眼睑、手指或足趾，也可涉及一侧面部或一个肢体的远端。如果上述发作自一处开始后，按大脑皮质运动区的分布顺序缓慢移动，称为杰克逊癫痫，如自一侧拇指沿手指、腕部、肘部、肩部逐渐扩展，病灶在对侧大脑皮质运动区。在较为严重的发作后，局部肢体如果遗留暂时性的瘫痪或无力，称为托德瘫痪。发作如果持续数小时、数日，甚至数周，则称为持续性部分性癫痫。

2）感觉性发作：多发生在口角、舌、手指或足趾，表现为麻木感、针刺感、触电感、肢体动作感等。也可表现为特殊感觉如闪光、幻听、幻嗅焦臭味或旋转感、漂浮感、下沉感等。

3）自主神经性发作：发作时表现为自主神经功能障碍，如皮肤苍白或潮红、多汗、胃气上升感、呕吐、腹痛等。

4）精神性发作：表现为各种各样的精神异常、错觉、遗忘症等。

（2）复杂部分性发作也称精神运动性发作，常有意识障碍，表现为先出现单纯部分性发作，随后出现意识障碍、自动症（在意识模糊状态下出现的不自主动作，如吸吮、咀嚼、搓手、舔唇、脱衣、解扣等）和遗忘症，或发作一开始即有意识障碍。发作持续数分钟至半小时，约占成人痫性发作的 50% 以上。

2. 全面性发作神经元的异常

放电起源于双侧大脑半球，伴有意识障碍或以意识障碍为首发症状。

（1）失神发作以意识障碍为主。典型失神发作（也称小发作）表现为突然发生的意识障碍，患者停止当时的活动，呼之不应，两眼瞪视，持续 5 ～ 30 秒后立即清醒，对发作无任何记忆。可伴有眼睑、口角、上肢的颤抖，或头部、躯干、上肢的下坠以及某些肌肉强直性痉挛，或自主神经症状等。

（2）全面性强直—阵挛发作也称癫痫大发作，是最常见的癫痫类型，以意识丧失和全身抽搐为特征。发作可分三期。

1）强直期：患者发作前可有感觉、运动、精神症状等，之后突然意识丧失，摔倒在地，全身骨骼肌呈持续性收缩，上眼睑抬起，眼球上窜，喉部痉挛，发出叫声。此期持续 10 ～ 20 秒。

2）阵挛期：肌阵挛遍及全身，即进入阵挛期。每次痉挛都有短促的肌张力松弛，阵挛频率逐渐减慢，松弛期逐渐延长。本期持续 30 ～ 60 秒，最后一次强烈痉挛后，抽搐突然终止。上述两期均伴有自主神经症状、呼吸暂停、瞳孔散大、光反射消失等。

3）恢复期：阵挛期过后，即进入昏睡状态，可有大小便失禁、口吐白沫等。本期呼吸首先恢复，随后心率、血压、瞳孔等均恢复正常，意识逐渐清醒。清醒后患者自感头痛、全身酸痛、乏力等，但对发作全无记忆。整个发作过程历时 5 ~ 10 分钟。

3. 癫痫持续状态

是指一次癫痫发作持续 30 分钟以上或连续多次发作，发作间期意识不恢复的一种固定状态。常伴有高热、脱水、酸中毒、脑水肿等，严重者出现呼吸循环衰竭，甚至死亡。是神经科的常见急症之一。

三、实验室检查

1. 脑电图

首选，尤其是发作时的脑电图改变，诊断意义最大。约 80% 以上的患者可发现异常。癫痫大发作期主要表现为交替出现的棘慢波，棘波波幅高；失神小发作有非常典型的脑电图特征，表现为突发的、双侧同步出现的高波幅棘慢波；肌阵挛发作脑电图表现为较多的棘波、尖波、棘慢波、多棘慢波等异常波等；阵挛性发作脑电图可见快活动慢波，偶有多棘慢波。

2. CT 和 MRI

可鉴别颅内有无占位或其他器质性病变。

3. 其他

脑脊液、血常规、尿液、血糖、血钙等有助于其他病因的诊断。

四、诊断和鉴别诊断

1. 诊断

根据癫痫发作典型的临床特点，诊断不难。但一旦确诊癫痫，就意味着患者需要长期甚至终身的治疗。所以，在诊断癫痫时一定要慎重。一般可从以下几方面进行考虑。

（1）首先确定是否癫痫：临床上很多患者就诊时已经停止发作，所以，要认真仔细询问病史，并详细地了解患者发作时的表现，是否符合癫痫的特征，并进行系统的体格检查，再结合脑电图，作出初步诊断。

（2）结合发作时的临床特点，确定癫痫的类型。

（3）通过 CT、MRI 等实验室检查手段，确定癫痫的病因。

2. 鉴别诊断

（1）癔症：癔症发作有时表现为全身肌肉的不规则收缩，而且反复发生，类似强直—阵挛发作。但癔症发作多在受到精神刺激或有人在场时发生，患者情绪激动而无意识丧失，发作时间一般较长，可持续数十分钟至数小时，甚至数日，暗示治疗有效。

（2）昏厥：昏厥有短暂的意识障碍，一般仅持续数秒，发作多与体位、排尿、咳嗽、低血压等因素有关。

（3）短暂性脑缺血发作：见于中老年人，多有高血压、动脉硬化、糖尿病等病史，发作时可有神经系统定位性体征。

（4）其他：低血糖反应、低钙抽搐等均有血液检查异常。

五、治疗

1. 抗癫痫药治疗

对于癫痫患者的治疗，有 70% ~ 80% 疗效满意，25% 的患者为难治性癫痫。

（1）药物应用原则。

1）早期治疗：一旦确诊应及时给予抗癫痫药物治疗，用药越早越好，可防止脑组织损伤的进一步加重。但下列情况可暂缓给药：①首次发作，有明显的环境因素影响。②1年或数年发作一次。

2）药物的选择：药物的选择主要取决于痫性发作的类型，应首选疗效高、毒性小、价格低廉的药物。如失神小发作首选乙琥胺，其次是丙戊酸钠；肌阵挛发作首选丙戊酸钠，必要时可加服乙琥胺或氯硝西泮；大发作可选用卡马西平、苯妥英钠、丙戊酸钠、苯巴比妥；单纯或复杂部分性发作继发大发作首选苯妥英钠、卡马西平、苯巴比妥；复杂部分性发作首选卡马西平。

3）药物剂量：口服药应从小剂量开始，如用1～2周后不能控制，再逐渐加量，直到完全控制发作或出现不良反应。如果疗效不满意，需加用第二种药物或更换药物。更换药物时应在1周内逐渐减量，同时逐渐增加第二种药物的剂量，但不能突然停药，否则会使病情反跳。有影响发作的因素存在时，可暂时酌情加量，如发热、疲劳、睡眠不足和妇女经期等。

4）服用方法：大多数抗癫痫药有胃肠道的不良反应，所以每日的剂量一般分3次服用。苯妥英钠属于碱性药物，应在饭后服用。苯巴比妥半衰期长，可每日1次服用。对于夜间或清晨易发作的患者，可以在下午和入睡前集中用药。

5）合并用药问题：一般情况下，多数患者应用一种药物治疗，就能取得满意的疗效。如果单药治疗效果不满意，或为难治性癫痫和混合性发作的患者，常联合使用第二种药物，一般不超过3种。联合应用时要注意避免使用药理作用相同的药物，如扑痫酮和苯巴比妥，以及不良反应相似的药物如氯硝西泮和苯巴比妥等。

6）坚持长期服用：癫痫的治疗是一个长期过程，在治疗过程中，应遵医嘱用药，定时定量，定期随诊，不可自行调换或停药。

7）停药注意事项：何时停药，应根据患者病情的控制情况而定。①大发作和单纯部分性发作，在完全控制3～5年后，小发作在完全控制1年后，可以考虑终止治疗。但复杂部分性发作很少能完全控制，需长期治疗。②停药时必须缓慢减量，病程越长，剂量越大，用药越多，停药越需缓慢。③在停药过程中要注意脑电图的变化，如果脑电图的异常无改善或异常波增加，一般不主张停药。④整个停药过程一般在1年左右，若有复发，则重新治疗。

（2）常用的抗癫痫药及用法。

1）苯妥英钠：可选择性地抑制大脑皮层运动区的异常病灶，阻止神经元异常放电的扩散，控制抽搐发作，作用较强，主要用于癫痫大发作的治疗，也可用于精神运动性发作。用法：3～8 mg/（kg·d），分3次口服，1～2周后达稳定血药浓度，成人常给予0.1 g，3次/天，一般每日不超过600 mg。不良反应有胃肠道症状、精神症状、复视、齿龈增生、毛发增多、共济失调等。这些反应和用药剂量有关，减量或停药后逐渐消失。严重的不良反应有皮疹、白细胞减少、肝脏损害等，与药物剂量无关。苯妥英钠的治疗剂量与中毒剂量很接近，所以，在应用过程中应密切观察。

2）卡马西平：口服吸收慢，1～4天达有效血药浓度，在肝脏内代谢。精神运动性发作首选，对大发作和局限性小发作也有效。用法：从小剂量开始，逐渐加量至600～1200 mg/d，分3次口服。不良反应有眩晕、嗜睡、胃肠道症状、共济失调、皮疹、白细胞减少、肝脏损害等。

（3）癫痫持续状态的治疗：立即选用强有力的足量抗癫痫药及时控制发作；密切监护，防治并发症如高热、脑水肿、酸中毒、电解质紊乱、呼吸循环衰竭等；病因治疗；发作控制后，长期抗癫痫治疗。

1）一般治疗：首先做好患者防护，防止跌伤，解开衣领和腰带，保持呼吸道通畅，同时吸氧，必要时做气管切开；将压舌板塞入齿间，以防舌咬伤；在患者抽搐时不可按压患者的肢体，以免发生骨折或关节脱位，可在背后垫一软物，防止脊椎损伤；密切监护生命体征的变化，同时进行血糖、血钙、尿素氮及电解质、血气分析等检查。

2）控制发作。

①地西泮：是治疗癫痫持续状态的首选药。成人10～20 mg缓慢静脉注射，速度不超过每分钟2 mg，以免出现呼吸抑制，半小时后可重复使用，24小时用量不超过100 mg。也可用地西泮100～200 mg，溶于5%葡萄糖注射液或生理盐水500 mL中，于12小时内缓慢静脉滴注。儿童一次剂量为0.2～0.5 mg/kg，速度1 mg/min。出现呼吸抑制时，应停止注射。②苯妥英钠：无呼吸抑制作用，可迅速通过血脑屏障，但疗效慢，一般在用药20～30分钟时，才能控制发作。临床上为迅速控制发作，常和安定同时应用。成人15～18 mg/kg，儿童18 mg/kg，溶于5%葡萄糖注射液或生理盐水中缓慢静脉滴注，速度每分钟不超过1 mL。可引起心律失常和血压降低，对于有冠心病、心功能不全、心律失常及高龄患者应慎用或不用。

3）其他治疗：防治脑水肿、控制感染、处理高热、纠正酸中毒及电解质紊乱、加强支持疗法等。

4）抽搐：停止后，给患者长期的抗癫痫治疗。

2. 病因治疗

如改善脑缺血、治疗脑外伤和颅内感染、纠正中毒和代谢紊乱、手术切除脑肿瘤等。

3. 手术治疗

经过长期正规的抗癫痫药治疗无效的患者，可考虑手术治疗。

第八节 帕金森病

帕金森病（PD）是一种常见的神经系统变性疾病，老年人多见，平均发病年龄为60岁，40岁以下起病的青年帕金森病较少见。我国65岁以上人群PD的患病率大约是1.7%。大部分帕金森病患者为散发病例，仅有不到10%的患者有家族史。帕金森病最主要的病理改变是中脑黑质多巴胺（DA）能神经元的变性死亡，由此而引起纹状体DA含量显著性减少而致病。导致这一病理改变的确切病因目前仍不清楚，遗传因素、环境因素、年龄老化、氧化应激等均可能参与 PD 多巴胺能神经元的变性死亡过程。

一、病因和发病机制

目前尚不清楚，可能与年龄、环境、家族遗传、遗传易感性等因素有关。

1. 年龄因素

随着公众健康水平的提高和世界人口老龄化，帕金森病的患者数也在逐渐增加。据统计，在 65 岁以上的中老年人口中，我国约有 200 万以上的人患此病，约占中老年人口的 1%。

2. 环境因素

流行病学调查结果显示，帕金森病的患病率存在地区差异，提示环境中可能存在一些有毒有害物质，损伤了大脑的神经元，使其发生变性。

3. 家族遗传性

多数学者发现帕金森病的部分患者似乎有家族聚集的倾向，有帕金森病患者的家族其亲属的发病率高于正常人群，呈不完全外显率的常染色体显性遗传。少数家族性患病与基因突变有关。

4. 遗传易感性

虽然帕金森病的发生与年龄老化、环境因素和家族遗传有一定的关系，但并非所有老年人或暴露于同一环境的人，都会出现帕金森病。而且到目前为止，还没有在散发病例中找到明确的致病基因，说明帕金森病的病因可能与患者的易感性有关。

目前多数研究者认为，帕金森病的发生是多种因素共同作用的结果。正常情况下，黑质纹状体中多巴胺能神经元和胆碱能神经元的功能维持动态平衡，使人体的肌张力和运动协调功能保持正常。但一个对环境因素易感的个体，在接触到毒素后，因其解毒功能出现障碍，从而使黑质多巴胺能神经元受到损害，甚至变性坏死，多巴胺产生减少，并随着年龄的增长逐渐加重，最终导致多巴胺和乙酰胆碱这对神经递质的动态平衡失调，从而出现一系列的临床症状。

此外，由于脑炎、颅脑外伤、一氧化碳中毒、基底节钙化，锰、汞、氰化物、利舍平以及三环类抗抑郁药物等中毒，也可产生与帕金森病类似的临床症状，这些情况称为帕金森综合征。

二、临床表现

本病多发生于 60 岁以上的老年人，男性稍多于女性。起病隐袭，进展缓慢，逐渐加剧，最初的症状往往不被人所注意。发病率随年龄增加而增高，脑力劳动者高于非脑力劳动者。

三、实验室检查

1. 脑脊液和尿中的高香草酸（HVA）检查

HVA 是多巴胺的代谢产物，PD 患者脑脊液和尿中的 HVA 含量降低。

2. 功能显像检测

应用 PET 或 SPECT 与特定的放射性核素检测，可发现 PD 患者脑内 DAT（多巴胺转运载体）的功能明显降低，为 PD 的早期诊断提供依据。

3. 基因检测

对于有家族倾向的患者，有可能发现突变基因。

4. CT 或 MRI

除外其他能引起 PD 综合征的疾病。

四、诊断和鉴别诊断

1. 诊断

根据患者典型的临床症状，可作出诊断。但对未出现震颤的早期患者，诊断却有一定困难。如果一个 60 岁以上的老年人，出现原因不明的表情淡漠、行动迟缓、协调运动减少等症状，应注意可能为 PD 的早期表现。

2. 鉴别诊断

（1）帕金森综合征：患者往往有明确的病因，如一氧化碳中毒、脑炎、药物中毒、腔隙性脑梗死、颅脑外伤等。

（2）特发性震颤：部分患者有家族史，发病年龄早，饮酒或应用普萘洛尔治疗后显著减轻。

（3）抑郁症：无 PD 典型的临床表现，抗抑郁治疗有效。

五、治疗

1. 治疗原则

本病的病程长，常需终身服药。一般从小剂量开始，缓慢加量，以最合适剂量，达到最佳疗效，并注意治疗方案的个体化。对于症状轻微的早期 PD 患者，如果没有影响到功能，可以先不服用药物，以加强功能锻炼为主，必要时服用一些神经保护剂，如维生素 E、辅酶 Q_{10}、单胺氧化酶抑制剂等。

2. 常用药物及用法

（1）抗胆碱能药物：通过抑制乙酰胆碱的作用，纠正 DA 和乙酰胆碱的失调而缓解病情，对震颤的改善效果较好，用于早期和轻症患者。主要不良反应为口干、头晕、便秘、排尿困难、视力减退等。前列腺肥大、青光眼患者禁用。此类药可影响记忆和认知功能，所以对 70 岁以上 PD 患者应慎用。常用药物有：苯海索片 2 mg，2～3 次/天；丙环定 2.5 mg，3 次/天，可逐渐增加至 20 mg/d。

（2）金刚烷胺（吗啉胍）：多巴胺能增强剂，在脑内促进突触前神经末梢内 DA 释放或延缓 DA 代谢，增强黑质纹状体 DA 的活性，适用于早期和轻症患者，对晚期患者无效。与苯海索和左旋多巴合用可提高疗效，能缓解肌肉僵直和运动减少。用法：0.1 g，3 次/天，口服。不良反应有踝部水肿、幻视、幻听、失眠、心悸、口渴、食欲缺乏等。肾功能不良者慎用。

（3）美多巴：为左旋多巴与苄丝肼的复合制剂，是治疗 PD 最基本、最有效的药物，对于震颤和肌肉僵直、运动迟缓等症状均有较好的疗效。用药原则：小剂量开始，逐渐增加，用最小剂量维持最好疗效。用法：开始剂量为每次 1/4 片，2～3 次/天，然后视病情，每隔 3～7 天增加 1/4 片，至每次半片，3～4 次/天，最多不超过 1 片，3～4 次/天，维持治疗。该药长期应用会产生许多不良反应。

1）不良反应：用药早期可出现恶心、呕吐、腹痛、直立性低血压、心律失常、精神错乱等。远期并发症可有症状波动、运动障碍（舞蹈症、手足徐动症）等。

2）剂末现象：表现为药物的疗效持续时间缩短，药效减退，一日内运动症状波动明显。可增加每日服药次数，小剂量多次服用，或加用其他辅助药物，也可改用缓释剂。

3）"开—关"现象：是该类药物治疗晚期最棘手的并发症，表现为症状突然缓解与加重，波动明显，与给药时间无关系。可以减少药物剂量，加用多巴胺受体激动剂。

4）冻结现象：表现为起始运动短暂困难，如不能运动、不能进食、不能张口说话等，这种现象药物治疗效果不好，可进行运动训练。

（4）DA 受体激动剂：溴隐亭可直接激活多巴胺受体，疗效迅速，作用持续时间较长，一般与左旋多巴类药物联合应用，以增加疗效。从小剂量开始，治疗剂量 7.5 ～ 15 mg/d。不良反应包括头痛、失眠、鼻塞、复视、呕吐、腹泻等。

（5）单胺氧化酶 β 抑制剂：司来吉兰能阻断 DA 降解，增加脑内 DA 的含量，与维生素 E 合用，治疗早期患者，保护神经元，延缓疾病进展。用法：2.5 ～ 5 mg，2 次 / 天。不良反应有失眠、口干、体位性低血压等。

3. 手术治疗

对于药物治疗失败或不能耐受的患者，可采用立体定向手术治疗。但手术治疗只能缓解症状，且术后易复发，仍需药物治疗。

4. 康复治疗

如按摩、理疗、肢体功能锻炼等，可缓解肌肉僵直。

第五章 泌尿系统疾病

第一节 概述

泌尿系统由肾脏、输尿管、膀胱、尿道及有关的血管、神经等组成。主要功能是生成和排泄尿液，并以此排泄人体代谢废物，对维持机体内环境的稳定起重要作用。肾脏也是一个内分泌器官，主要作用是调节血压、红细胞生成和骨骼生长等。本篇讨论内科范畴内的常见肾脏疾病。

一、肾脏的基本结构

肾脏位于腹膜后脊柱两旁，左右各一个。左肾上腺平第11胸椎，下极与第2腰椎下缘齐平。右肾上方与肝脏相邻，位置比左肾低半个到一个锥体，右肾上腺平第12胸椎，下极平第3腰椎。中国成人肾脏的长、宽和厚度分别为 10.5～11.5 cm、5～7.2 cm 和 2～3 cm。男性一个肾脏重量为 100～140 g，女性略轻。

肾脏由肾单位、肾小球旁器、肾间质、血管和神经组成。肾单位是肾脏的结构和功能单位，每个肾脏由约 100 万个（80 万～110 万）肾单位组成。连接小管将肾单位与集合管连接起来。肾单位包括肾小体和肾小管两部分，肾小体由肾小球和肾小囊两部分组成。肾小球毛细血管壁由内皮细胞、基底膜和脏层上皮细胞（足细胞）构成，形成具有半透膜性质的滤过膜。内皮细胞呈扁平状覆盖于毛细血管壁腔侧，胞体布满小孔（窗孔）。内皮细胞具有抗凝、抗血栓，合成基底膜及血管活性物质等作用。肾小球基底膜（CBM）厚度为 310～373 nm，基底膜中层为致密层，富有带负电荷的涎酸蛋白，基底膜内外两层密度较稀，称疏松层，富含阴离子硫酸肝素。Ⅳ型胶原形成基底膜基本构架，其间充填着各种物质包括层粘连蛋白、纤连蛋白、巢蛋白、硫酸类肝素蛋白聚糖等。基底膜对维持正常肾小球结构、固定邻近细胞及构成滤过屏障起着重要作用。足细胞是终末分化细胞，通过稀疏的足突附着于基底膜上，而足突间裂隙孔由一层裂隙膜所封闭。研究显示足细胞有多种裂隙膜蛋白，包括 Nephron、podocin 等，这些蛋白质分子相互插入构成了肾小球滤过屏障的分子筛，是防止中、大分子量蛋白质漏出的重要分子屏障。这些裂隙膜蛋白的缺乏或改变可引起大量蛋白尿。肾小球毛细血管间有系膜组织，包括系膜细胞和基质，起支撑肾小球毛细血管丛、调节肾小球滤过率、修补基底膜、清除异物和基底膜代谢产物等作用。

肾小管分为近端小管、细段、远端小管以及连接小管（位于远端肾小管和集合管之间）四部分。其中，近端小管直部、细段和远端小管直部连接成"U"字形，称为髓袢或 Henle 袢。肾小管不同的节段由高度分化、形态和功能截然不同的各种上皮细胞构成，具有明显的极性。在管腔侧和基底膜侧分布着不同的转运蛋白，是水和溶质定向运转的结构和物质基础。

二、肾脏的生理功能

肾脏的生理功能主要是排泄代谢产物及调节水电解质和酸碱平衡，维持机体内环境稳定。

（一）肾小球滤过功能

是代谢产物排泄的主要方式，其中含氮类废物如尿素、肌酐等由肾小球滤过，一些有机酸如马尿酸、苯甲酸，各种胺类及尿酸等部分经肾小球滤过。

肾小球滤过率（GFR）主要取决于肾小球内毛细血管和肾小囊内的静水压、胶体渗透压、滤过膜面积以及滤过膜通透性等因素。

当平均动脉压在 80 ～ 160 mmHg 范围内波动时，由于肾血流量的自身调节机制，肾小球毛细血管压和 GFR 可保持相对恒定。这种自身调节具有重要的生理意义，一方面保证了机体在血流动力学变化时肾小球滤过仍能稳定地进行，体内代谢废物得以继续排出，另一方面保证了体液的平衡。

（二）肾小管重吸收和分泌功能

肾小球每日滤过的原尿可达 180 L，其中电解质成分与血浆相同。原尿中 99% 的水、全部的葡萄糖和氨基酸、大部分的电解质及碳酸氢根等被肾小管和集合管重吸收回血液，最后形成终尿约 1.5 L。

近端肾小管是重吸收的主要部位，滤过的葡萄糖、氨基酸全部被重吸收；Na^+ 通过 Na^+-K^+-ATP 酶主动重吸收，主要阴离子 HCO_3^- 和 Cl^- 随 Na^+ 一起转运。近端肾小管除具有重吸收功能外，还与有机酸排泄有关。有机酸到达肾小管周边的毛细血管时可被肾小管上皮细胞主动摄取，然后分泌到肾小管腔中随尿液排出。尿酸可从肾小球滤过，但多数在肾小管重吸收，继而又再分泌到肾小管腔中。除上述有机酸和尿酸外，药物特别是一些抗生素和造影剂，也以此方式排出。

髓袢在髓质渗透压梯度形成中起重要作用。水在髓袢降支细段可以自由穿透，而 Na^+ 和 Cl^- 却不能自由穿透，使管腔内的水分在经过内髓的高渗区时被迅速重吸收；而降支细段一旦折为升支细段，则水不能自由穿透，而 Na^+ 和 Cl^- 却能自由穿透，从而维持髓质区的高渗，故髓袢细段对尿液的浓缩功能至关重要。

远端肾小管，特别是连接小管是调节尿液最终成分的主要场所。这些小管上皮细胞可重吸收 Na^+，排出 K^+ 以及分泌 H^+ 和 NH_4^+，醛固酮可加强上述作用。

（三）肾脏的内分泌功能

肾脏具有重要的内分泌功能，能够合成、调节和分泌多种激素，参与血流动力学调节、红细胞生成及骨代谢等。肾脏分泌的激素包括血管活性肽和非血管活性激素。前者作用于肾脏本身，参与肾脏的生理功能，主要调节肾的血流动力学和水盐代谢，包括肾素、血管紧张素、前列腺素、激肽释放酶、激肽系统、内皮素、利钠肽以及类花生酸类物质；后者包括 1,25-（OH）$_2D_3$ 和促红细胞生成素等。

三、肾脏疾病的检查

（一）尿常规

常为诊断有无肾脏疾病的主要依据。

1. 蛋白尿

每日尿蛋白定量超过 150 mg，或尿蛋白 / 肌酐＞ 200 mg/g，或尿蛋白定性试验阳性称为蛋白尿。24 小时尿白蛋白排泄在 30 ～ 300 mg 称为微量白蛋白尿。产生蛋白尿的原因很多，一般可分为以下 4 类。

（1）生理性蛋白尿：无器质性病变，常见于以下两种情况：①功能性蛋白尿，见于剧烈运动、发热、紧张等应激状态所导致的一过性蛋白尿，多见于青少年，定性试验尿蛋白多不超过（+）。②体位性蛋白尿，常见于青春发育期青少年，于直立和脊柱前凸姿势时出现蛋白尿，卧位时尿蛋白消失，一般蛋白质排泄量＜ 1 g/d。

（2）肾小球性蛋白尿：肾小球滤过膜受损，通透性增高，血浆蛋白质滤出并超过肾小管重吸收能力所致的蛋白尿。如病变较轻，尿中出现以白蛋白为主的中小分子量蛋白质，称为选择性蛋白尿；当病变加重，尿中除排泄中小分子量蛋白质外，还排泄大分子量蛋白质（如 IgG 等），称为非选择性蛋白尿。

（3）肾小管性蛋白尿：当肾小管结构或功能受损时，肾小管对正常滤过的小分子量蛋白质（如 β_2 微球蛋白、溶菌酶等）重吸收障碍，导致蛋白质从尿中排出，称为肾小管性蛋白尿。

（4）溢出性蛋白尿：血中小分子量蛋白质，如多发性骨髓瘤轻链蛋白、血红蛋白、肌红蛋白等异常增多，从肾小球滤出，超过了肾小管重吸收阈值所致的蛋白尿。

2. 血尿

分为肉眼血尿和显微镜下血尿两种。新鲜尿离心沉渣检查每高倍视野红细胞超过 3 个，称为镜下血尿。尿外观呈洗肉水样、血样、酱油样或有血凝块时，称为肉眼血尿。

3. 管型尿

尿中管型的出现表示蛋白质或细胞成分在肾小管内凝固、聚集，其形成与尿蛋白的性质和浓度、尿液酸碱度以及尿量有密切关系，宜采集清晨尿标本做检查。肾小球或肾小管性疾病可引起管型尿，但在发热、运动后偶可见透明管型，此时不一定代表肾脏有病变。但若有细胞管型或较多的颗粒管型与蛋白尿同时出现，则临床意义较大。

4. 白细胞尿、脓尿和细菌尿

新鲜尿离心沉渣检查每个高倍镜视野白细胞超过 5 个，称为白细胞尿。因蜕变的白细胞称为脓细胞，故白细胞尿也称脓尿。清洁外阴后无菌技术下采集的中段尿标本，如涂片每个高倍镜视野均可见细菌，或培养菌落计数超过 10^5 个 /mL 时，称为细菌尿，是诊断尿路感染的重要证据。

（二）肾小球滤过率测定

单位时间内两肾生成原尿的量称为肾小球滤过率。GFR 尚不能直接测定，临床上只能用一些合适的内源性或外源性物质的清除率来间接反映 GFR。既往多采取留血、尿标本测定肌酐，计算内生肌酐清除率的方法来评估 GFR。正常值平均在（100±10）mL/（min·1.73 m^2），女性较男性略低。以上方法评估 GFR 烦琐，不适用于门诊长期随访患者。因此，目前多采用血清肌酐值代入公式，估计 GFR，其优点是不必留 24 小时尿。

（三）影像学检查

包括超声显像、静脉尿路造影、CT、MRI、肾血管造影、放射性核素检查等。

（四）肾活检

为了明确诊断、指导治疗或判断预后，无禁忌证时可行肾穿刺活检。肾活检对明确各种原发性肾小球疾病的组织病理学诊断很有帮助；对部分继发性肾小球疾病包括系统性红斑狼疮有无肾损害、肾脏病理学分型、活动性和慢性化病变的评估，以及对遗传性肾脏疾病，急性肾损伤和移植肾排斥的诊断及鉴别诊断均具有重要价值。

四、肾脏疾病常见综合征

肾脏及其他泌尿系统疾病经常会同时出现一组临床症状和体征，临床上称为综合征。识别患者属于哪一种综合征对疾病诊断很有帮助。

（一）肾病综合征

各种原因所致的大量蛋白尿（＞ 3.5 g/d），低白蛋白血症（＜ 30 g/L），明显水肿和（或）高脂血症的临床综合征。

（二）肾炎综合征

以血尿、蛋白尿、水肿和高血压为特点的综合征。按起病急缓和转归，可分为急性肾炎综合征、急进性肾炎综合征（肾功能急性进行性恶化，于数周至数月内发展为少尿或无尿的肾衰竭）和慢性肾炎综合征。

（三）无症状尿检异常

包括无症状性蛋白尿和（或）血尿，是指轻、中度蛋白尿和（或）血尿，不伴有水肿、高血压等明显症状。常见于多种原发性肾小球疾病（如肾小球轻微病变、IgA 肾病等）和肾小管间质病变。

（四）急性肾衰竭综合征

各种原因引起的血肌酐在 48 小时内绝对值升高≥ 26.4 μmol/L 或较基础值升高≥ 50% 或尿量＜ 0.5 mL/（kg·h），持续超过 6 小时，称为急性肾损伤（AKI）。急性肾衰竭是 AKI 的严重阶段，临床主要表现为少尿、无尿、含氮代谢产物在血中潴留、水电解质及酸碱平衡紊乱等。

（五）慢性肾衰竭综合征

慢性肾脏病（CKD）指肾脏损伤或肾小球滤过率＜ 60 mL/（min·1.73 m^2），时间＞ 3 个月。慢性肾衰竭是慢性肾脏病的严重阶段，临床主要表现为消化系症状、心血管并发症及贫血、肾性骨病等。

五、肾脏疾病的诊断

肾脏疾病的诊断应尽可能作出病因诊断、病理诊断、功能诊断和并发症诊断，以确切反映疾病的性质和程度，为选择治疗方案和判定预后提供依据。

（一）病因诊断

首先区别是原发性还是继发性肾脏疾病。原发性肾脏病包括免疫反应介导的肾炎、泌尿系统感染性疾病、肾血管疾病、肾结石、肾肿瘤及先天性肾病等；继发性肾脏病可继发于肿瘤、代谢、自身免疫等疾病，也可见于各种药物、毒物等对肾脏造成的损害。

（二）病理诊断

对肾炎、肾病综合征、急性肾损伤及原因不明的蛋白尿和（或）血尿，可通过肾穿刺活检明确病理类型、探讨发病机制、明确病因、指导治疗和评估预后。

（三）功能诊断

临床上对于诊断急性肾损伤和慢性肾脏病的患者，还要进行肾功能的分期诊断。

（四）并发症诊断

肾脏病特别是急、慢性肾衰竭可引起全身各个系统并发症，包括中枢神经、呼吸及循环系统等。

六、肾脏疾病防治原则

肾脏疾病依据其病因、发病机制、病变部位、病理诊断和功能诊断的不同，选择不同的治疗方案。其治疗原则包括去除诱因、一般治疗、针对病因和发病机制的治疗、并发症及并发症的治疗和肾脏替代治疗。

（一）一般治疗

包括避免劳累、去除感染等诱因，避免接触肾毒性药物或毒物，采取健康的生活方式（如戒烟、限制饮酒、适量运动和控制情绪等）以及合理的饮食。肾脏病饮食治疗方案涉及水、钠、钾、磷、蛋白质、脂类、糖类和嘌呤等多种物质摄入的调整和控制。

（二）针对病因和发病机制的治疗

1. 针对免疫发病机制的治疗

肾脏疾病尤其是原发性肾小球疾病和一些继发性肾小球疾病，如狼疮性肾炎和系统性血管炎等，其发病机制主要是异常的免疫反应，所以治疗常包括糖皮质激素及免疫抑制剂治疗。环磷酰胺和硫唑嘌呤较为常用，一些新型免疫抑制剂如环孢素 A、他克莫司和霉酚酸酯等也被用于免疫性肾病的治疗。血液净化治疗如血浆置换等有效清除体内自身抗体和抗原以及抗体复合物，可用于治疗重症免疫性肾病，尤其是重症狼疮性肾炎和系统性血管炎肾损害。

2. 针对非免疫发病机制的治疗

高血压、高脂血症、高血糖、高尿酸血症、肥胖、蛋白尿以及肾内高凝状态、肾素—血管紧张素系统激活、氧化应激等都是肾脏病发生和发展的促进因素，所以针对这些非免疫因素的治疗也是肾脏病治疗的重要组成部分。使用血管紧张素转换酶抑制剂或血管紧张素 II 受体阻滞剂，抑制肾内过度活跃的肾素—血管紧张素系统，既能够降低系统血压，又能够降低肾小球内压，减少尿蛋白排泄。因此，除了免疫抑制剂治疗外，肾素—血管紧张素系统阻滞剂是延缓肾脏病进展最重要的治疗措施之一。

（三）并发症及并发症的治疗

肾脏病患者常存在多种并发症，如各种代谢异常、高血压或者其他脏器疾病，如冠心病、心力衰竭和肝硬化等都可能加重肾脏病的进展，应该积极治疗。

肾脏病的并发症可涉及全身各个系统，如感染、凝血功能异常、肾性高血压、肾性贫血、肾性骨病、水电解质及酸碱平衡紊乱、急性左心衰竭、肺水肿和尿毒症脑病等，这些并发症不仅影响肾脏病患者的生活质量和生命，还可能进一步加重肾脏病，形成恶性循环，严重影响患者预后，也应该积极治疗。

（四）肾脏替代治疗

肾脏替代治疗是终末期肾衰竭患者唯一的有效治疗方法。最近提出了适时开始透析和一体化治疗的概念，以提高终末期肾衰竭患者的存活率和生活质量。

1. 透析治疗

（1）腹膜透析：包括连续性和间歇性腹膜透析两种。近年来由于腹膜透析连接系统的改进，包括自动腹膜透析机的应用，腹膜透析相关的感染并发症减少。其操作简便，安全有效以及保护残存肾功能较好的特点在肾脏替代治疗中起了重要作用。

（2）血液透析：通过扩散、对流及吸附清除体内积聚的毒性代谢产物，清除体内潴留的水分，纠正酸中毒，达到治疗目的。随着透析设备改进，透析治疗效果正不断改善。

2. 肾移植

肾移植如能成功，可以使患者恢复正常的肾功能，包括内分泌和代谢功能。肾移植后需要长期使用免疫抑制剂，以防止排斥反应。近年来随着新型免疫抑制剂的应用，肾移植的存活率明显改善。

第二节 急性肾小球肾炎

急性肾小球肾炎简称急性肾炎（AGN），是以急性肾炎综合征为主要临床表现的一组疾病。其特点为急性起病，患者出现血尿、蛋白尿、水肿和高血压，并可伴有一过性肾功能不全。多见于链球菌感染后，而其他细菌、病毒及寄生虫感染也可引起。本节主要介绍链球菌感染后急性肾小球肾炎。

一、病因和发病机制

本病常因 β- 溶血性链球菌"致肾炎菌株"（常见为 A 组 12 型和 49 型等）感染所致，常见于上呼吸道感染（多为扁桃体炎）、猩红热、皮肤感染（多为脓疱疮）等链球菌感染后。感染的严重程度与急性肾炎的发生和病变轻重并不完全一致。本病主要是由感染所诱发的免疫反应引起，目前认为链球菌的致病抗原系胞质成分（内链素）或分泌蛋白（外毒素 B 及其酶原前体），诱发免疫反应后可通过循环免疫复合物沉积于肾小球致病，或种植于肾小球的抗原与循环中的特异抗体相结合形成原位免疫复合物而致病。自身免疫反应也可能参与了发病机制。此外，补体异常活化也参与了致病机制，导致肾小球内皮及系膜细胞增生，并可吸引中性粒细胞及单核细胞浸润，导致肾脏病变。

二、临床表现和实验室检查

本病起病较急，临床表现轻重不一，轻者呈亚临床型（仅有尿常规及血清 C_3 异常），典型者呈急性肾炎综合征表现，重症者可发生急性肾衰竭。典型表现如下。

1. 潜伏期

多数患者有咽部、扁桃体或皮肤感染前驱症状，链球菌感染后 7 ～ 20 天出现肾炎的临床表现，呼吸道感染的潜伏期较皮肤感染短。肾炎的轻重与感染的严重程度无关。

2. 尿异常

几乎全部患者均有肾小球源性血尿，约 40% 的患者可有肉眼血尿，常为起病首发症状和就诊原因。可伴轻、中度蛋白尿，少数患者（＜ 20%）可呈肾病综合征范围的大量蛋白尿。尿沉渣除红细胞外，早期尚可见白细胞和上皮细胞，并可有颗粒管型和红细胞管型等。

3. 水肿

80% 以上的患者有水肿，常为起病的初发表现，典型表现为晨起眼睑水肿或伴有下肢轻度指压凹陷性水肿，少数严重者可波及全身。

4. 高血压

主要为水钠潴留、血容量增加引起，常与水肿程度一致，发生率约为 80%。利尿后血压可逐渐恢复正常。少数患者可出现严重高血压，甚至高血压脑病。

5. 肾功能异常

患者起病早期可因肾小球滤过率下降、水钠潴留而尿量减少，少数患者甚至出现少尿，肾小球功能可一过性受损，表现为轻度氮质血症。多于 1 ～ 2 周后尿量渐增，肾小球功能于利尿后数日可逐渐恢复正常。仅有极少数患者表现为急性肾衰竭。

6. 免疫学检查

异常起病初期血清 C_3 及总补体下降，于 8 周内逐渐恢复正常，对诊断本病意义很大。患者血清抗链球菌溶血素 "O" 滴度可升高，提示近期内曾有过链球菌感染。部分患者血循环免疫复合物（CIC）测定阳性。

三、并发症

1. 心力衰竭

以左心衰竭为主，见于半数以上患者，儿童及老年人发病率高。主要是水钠潴留、循环血量增加、心脏负荷过重引起。

2. 高血压脑病

较心力衰竭发生率低，儿童患者多见，表现为剧烈头痛、呕吐、嗜睡，重者发生抽搐，乃至昏迷，常因此掩盖急性肾炎本身的表现。

3. 急性肾衰竭

多数患者因少尿出现轻、中度氮质血症，尿量增多后肾功能逐渐恢复，少数患者持续少尿或无尿，血肌酐、尿素氮进行性升高，并出现高钾血症、水中毒及代谢性酸中毒，发展成为急性肾衰竭。

四、诊断和鉴别诊断

于链球菌感染后 1 ～ 3 周发生血尿、蛋白尿、水肿和高血压，甚至少尿及肾功能不全等急性肾炎综合征表现，伴血清 C_3 下降，病情在发病 8 周内逐渐减轻到完全恢复正常者，即可临床诊断为急性肾炎。若肾小球滤过率进行性下降或病情于 2 个月尚未见好转者应及时做肾活检，以明确诊断。

（一）以急性肾炎综合征起病的肾小球疾病

1. 其他病原体感染后的急性肾炎

许多细菌、病毒及寄生虫感染均可引起急性肾炎。目前较常见于多种病毒（如水痘—带状疱疹病毒、EB病毒、流感病毒等）感染，感染极期或感染后3～5天发病。病毒感染后急性肾炎多数临床表现较轻，常不伴血清补体降低，少有水肿和高血压，肾功能一般正常，临床过程自限。

2. 系膜毛细血管性肾小球肾炎

又称为膜增生性肾小球肾炎（MPCN）。临床上除表现急性肾炎综合征外，经常伴肾病综合征，病变持续无自愈倾向。50%～70%的患者有持续性低补体血症，8周内不恢复。

3. 系膜增生性肾小球肾炎

部分IgA肾病及非IgA系膜增生性肾小球肾炎患者有前驱感染，可呈现急性肾炎综合征，患者血清C_3一般正常，病情无自愈倾向。IgA肾病患者疾病潜伏期短，可在感染后数小时至数日内出现肉眼血尿，血尿可反复发作，部分患者血清IgA升高。

（二）急进性肾小球肾炎

起病过程与急性肾炎相似，但除急性肾炎综合征外，多早期出现少尿、无尿，肾功能急剧恶化。重症急性肾炎呈现急性肾衰竭者与该病鉴别困难时，应及时做肾活检以明确诊断。

（三）系统性疾病肾脏受累

系统性红斑狼疮肾炎及过敏性紫癜肾炎等可呈现急性肾炎综合征；此外，细菌性心内膜炎肾损害、原发性冷球蛋白血症肾损害、小血管炎肾损害等也可表现为急性肾炎综合征，部分也可以出现低补体血症，可根据其他系统受累的典型临床表现和实验室检查加以鉴别。

当临床诊断困难时，急性肾炎综合征患者需考虑进行肾活检以明确诊断、指导治疗。肾活检的指征为：

（1）少尿一周以上或进行性尿量减少伴肾功能恶化者。

（2）病程超过2个月而无好转趋势者。

（3）急性肾炎综合征伴肾病综合征者。

五、治疗

本病有一定的自限性，治疗以休息和对症治疗为主。少数并发急性肾衰竭者可用透析疗法协助治疗。本病不宜用激素及细胞毒性药物。

1. 一般治疗

急性期应卧床休息，待肉眼血尿消失、水肿消退及血压恢复正常后逐步增加活动量。饮食应富含维生素，水肿或高血压者应限制钠盐（＜3 g/d），肾功能正常者蛋白摄入量为1 g/（kg·d），氮质血症时限制蛋白质摄入0.5 g/（kg·d），并以优质动物蛋白为主。明显少尿的急性肾衰竭者需限制液体入量。

2. 治疗感染灶

反复发作的慢性扁桃体炎，待病情稳定后（尿蛋白少于 1+，尿沉渣红细胞少于 10 个 /HP）应考虑做扁桃体摘除，术前术后 2 周需注射青霉素。

3. 对症治疗

（1）利尿：经水、盐限制水肿仍明显者，可给氢氯噻嗪 25 mg，3 次 / 天，口服，疗效差时可用袢利尿剂，如呋塞米 20 ～ 100 mg/d，分次口服或静脉注射。

（2）降低血压：经利尿后血压仍高，可用 β 受体阻滞剂阿替洛尔 12.5 ～ 25 mg，口服，2 ～ 3 次 / 天，可配合钙离子阻滞剂如硝苯地平 5 ～ 10 mg，口服，1 次 / 天。无少尿和血钾不高者可使用血管紧张素转换酶抑制剂，如卡托普利 12.5 ～ 25 mg，口服，2 ～ 3 次 / 天。

（3）控制心力衰竭和急性肾衰竭，利尿和降压对心力衰竭有治疗作用，心力衰竭严重者可用毛花苷 C、硝普钠或酚妥拉明。合并急性肾衰竭者可进行血液透析治疗。由于本病有自愈倾向，肾功能多可逐渐恢复，一般不需要长期维持透析。

第三节 急进性肾小球肾炎

急进性肾小球肾炎（RPGN）是临床以急性肾炎综合征、肾功能急剧恶化、早期出现少尿性急性肾衰竭为特征，病理呈新月体肾小球肾炎的一组疾病。本病也称为新月体肾炎。

一、病因和发病机制

由多种原因所致的一组疾病，包括：①原发性急进性肾小球肾炎。②继发于全身性疾病（如系统性红斑狼疮肾炎）的急进性肾小球肾炎。③在原发性肾小球病（如系膜毛细血管性肾小球肾炎）的基础上形成广泛的新月体，即病理类型转化而来的新月体性肾小球肾炎。本节着重讨论原发性急进性肾小球肾炎（以下简称急进性肾炎）。

RPGN 根据免疫病理可分为三型，其病因及发病机制各不相同。

（1）Ⅰ型，又称抗肾小球基底膜（GBM）型肾小球肾炎，由于抗 GBM 抗体与 GBM 抗原相结合激活补体而致病。

（2）Ⅱ型，又称免疫复合物型，因肾小球内循环免疫复合物的沉积或原位免疫复合物形成，激活补体而致病。

（3）Ⅲ型，为少免疫复合物型，肾小球内无或仅微量免疫球蛋白沉积。现已证实，50% ～ 80% 的Ⅲ型患者为原发性小血管炎肾损害，肾脏可为首发，甚至唯一受累器官或与其他系统损害并存。原发性小血管炎患者血清抗中性粒细胞核质抗体常呈阳性。

RPGN 患者约半数以上有上呼吸道感染的前驱病史，其中少数为典型的链球菌感染，其他多为病毒感染，但感染与 RPGN 发病的关系尚未明确。接触某些有机化学溶剂、碳氢化合物如汽油，与 RPGN Ⅰ型发病有较密切的关系。某些药物如丙硫氧嘧啶（PTU）、肼苯达嗪等可引起 RPGN Ⅲ型。RPGN 的诱发因素包括吸烟、吸毒、接触碳氢化合物等。此外，遗传易感性在 RPGN 发病中也发挥着一定作用。

二、临床表现

我国以Ⅱ型多见，Ⅰ型好发于青、中年，Ⅱ型和Ⅲ型常见于中、老年患者，男性居多。

可有呼吸道前驱感染，起病多较急，病情急骤进展。临床表现为急性肾炎综合征，进行性少尿或无尿，肾功能于数周内进行性恶化发展致尿毒症。常伴有中度贫血。Ⅱ型患者常伴有肾病综合征，Ⅲ型患者可有不明原因的发热、乏力、关节痛或咯血等表现。

三、实验室检查

1. 尿改变

尿外观多呈肉眼血尿，尿蛋白常为中度，少数患者有大量蛋白尿。尿沉渣有大量变形红细胞、白细胞及各种管型。

2. 血液检查

血肌酐和血尿素氮升高，并有代谢性酸中毒及电解质紊乱。免疫学检查异常主要有抗肾小球基底膜抗体阳性（Ⅰ型），Anoa 阳性（Ⅲ型）。此外，Ⅱ型患者的血循环免疫复合物及冷球蛋白可呈阳性，并可伴血清补体 C_3 降低。

3. 超声检查

B 超检查示双肾增大。

四、诊断和鉴别诊断

凡急性肾炎综合征伴肾功能急剧恶化，无论是否已达到少尿性急性肾衰，应疑及本病并及时进行肾活检。若病理证实为新月体肾小球肾炎，根据临床及实验室检查能排除其他疾病，诊断可成立。

本病应与下列疾病鉴别。

1. 链球菌感染后急性肾炎

本病多见于儿童，发病前有链球菌感染史，血清 ASO 滴度升高，补体 C_3 降低，少尿持续时间短，肾衰竭多呈短暂性，病情发展有自限性，多数预后良好。

2. 继发性急进性肾炎

肺出血—肾炎综合征、系统性红斑狼疮肾炎、过敏性紫癜肾炎均可引起新月体肾小球肾炎，依据系统受累的临床表现和实验室特异检查可资鉴别。

3. 急性肾小管坏死

常有明确的肾缺血（如休克、脱水）或肾毒性药物或肾小管堵塞（如异型输血）等诱因，临床上以肾小管损害为主（尿钠增加、低比重尿、低渗透压尿），一般无急性肾炎综合征表现。

4. 梗阻性肾病

患者常突发或急骤出现无尿，但无急性肾炎综合征表现，B 超、膀胱镜检查或逆行尿路造影可证实尿路梗阻的存在。

五、治疗

包括针对急性免疫介导性炎症病变的强化治疗和针对肾脏病变后果（如水钠潴留、高血压、尿毒症及感染等）的对症治疗两方面。治疗方案的选择应根据免疫病理分型，Ⅰ型（抗肾基膜型）以血浆置换为宜，Ⅱ型（免疫复合物型）及Ⅲ型（非免疫介导型）首选甲泼尼龙冲击疗法。

1. 强化疗法

（1）强化血浆置换疗法：应用血浆置换机分离患者的血浆和血细胞，弃去血浆，以等量正常人的血浆（或血浆白蛋白）和患者血细胞重新输入体内。一般每天或隔天1次，每次置换血浆2～4 L，直至血清抗体或免疫复合物转阴，病情好转。一般需置换10次。该疗法需配合糖皮质激素（如泼尼松）及细胞毒药物（如环磷酰胺）。该疗法适用于各型急进性肾炎，但主要适用于Ⅰ型。

（2）甲泼尼龙冲击伴环磷酰胺治疗：为强化治疗之一。甲泼尼龙0.5～1.0 g溶于5%葡萄糖注射液中静脉滴注，每日或隔日1次，3次为一疗程。必要时可间隔3～5天进行下一疗程。一般不超过3个疗程。甲泼尼龙冲击也需辅以泼尼松及环磷酰胺常规口服治疗。该疗法主要适用于Ⅱ型及Ⅲ型。用甲泼尼龙冲击治疗时应注意继发感染和水钠潴留等不良反应。

2. 替代治疗

凡急性肾衰竭已达透析指征者，应及时透析。对强化治疗的晚期病例或肾功能已无法逆转者，需要长期维持透析。肾移植应在病情静止半年至一年（Ⅰ型患者需血中抗肾小球基底膜抗体须转阴）后进行。

第四节 慢性肾小球肾炎

慢性肾小球肾炎简称慢性肾炎，指蛋白尿、血尿、高血压、水肿为基本临床表现，起病方式各有不同，病情迁延，病变缓慢进展，可有不同程度的肾功能减退，最终将发展为慢性肾衰竭的一组肾小球病。由于本组疾病的病理类型及病期不同，主要临床表现可各不相同，疾病表现呈多样化。

一、病因和发病机制

绝大多数慢性肾炎的确切病因尚不清楚，起病即属慢性。慢性肾炎的病因、发病机制和病理类型不尽相同，但起始因素多为免疫介导炎症，其次是非免疫非炎症因素（如高血压肾小动脉硬化、大量蛋白尿和高脂血症等）。

二、临床表现和实验室检查

慢性肾炎可发生于任何年龄，但以青中年为主，男性多见。多数起病缓慢、隐匿。本病临床表现差异较大，轻重不一，常有以下表现。

1. 全身症状

早期患者可有乏力、疲倦、腰部疼痛、食欲缺乏、精神差以及失眠健忘等。部分患者可无明显临床症状。

2. 水肿

水肿可有可无，程度不一。主要由低蛋白血症、肾小球滤过率下降所致，继发性醛固酮增多和心功能不全可加剧水肿。

3. 高血压

部分患者血压（尤其是舒张压）持续性中等以上程度升高，患者可有眼底出血、渗血，甚至视盘水肿，若血压控制不良，肾功能恶化较快，预后较差。

4. 肾功能不全

肾功能正常或轻度受损（内生肌酐清除率下降，血肌酐与尿素氮在正常范围或仅轻度升高），可有肾小管功能不全的表现，如夜尿多、尿比重和尿渗透压降低等。当遇到应激状态时（如感染、创伤及应用肾毒性药物等），处于代偿阶段的肾功能急剧恶化，发展为慢性肾衰竭。多数慢性肾炎患者肾功能呈慢性渐进性损害。

5. 尿异常

尿蛋白（1 ~ 3）g/24 h，偶有大量蛋白尿。尿沉渣镜检红细胞可增多，可见多种管型，尿比重多在 1.020 以下。

三、诊断和鉴别诊断

凡尿常规异常（蛋白尿、血尿、管型尿）、水肿及高血压病史达一年以上，无论有无肾功能损害均应考虑此病，在除外继发性肾小球肾炎及遗传性肾小球肾炎后，临床可诊断为慢性肾炎。慢性肾炎主要与下列疾病鉴别。

1. 继发性肾小球肾炎

如狼疮性肾炎、过敏性紫癜肾炎、痛风与糖尿病肾病等，依据相应的系统表现和特异性实验室检查，一般不难鉴别。

2. 奥尔波特综合征

常起病于青少年（多在 10 岁前），患者有眼（球形晶状体等）、耳（神经性耳聋）、肾（血尿、轻中度蛋白尿及进行性肾功能损害）异常，并有阳性家族史（多为性连锁显性遗传）。

3. 原发性高血压肾损害（良性肾小动脉硬化症）

易与慢性肾炎高血压相混淆，本病多发于 40 岁以上，无肾炎病史，先有数年高血压，其后再有肾损害，临床上远端肾小管功能损害（如夜尿增多、尿浓缩功能下降）较肾小球功能损害早，尿改变轻微（轻度蛋白尿、镜下血尿及管型），常有高血压的其他靶器官（心、脑）并发症。

4. 急性肾小球肾炎

应与慢性肾炎急性发作鉴别，急性肾炎感染后 1 ~ 3 周发病，多无贫血、低蛋白血症和持续性肾功能不全，血清 C_3 的动态变化有助于鉴别，此外疾病的转归不同，慢性肾炎无自愈倾向，呈慢性进展，可资鉴别。

四、治疗

慢性肾炎的治疗应以延缓肾功能进行性恶化、改善临床症状及防治严重并发症为主要目的，而不以消除尿蛋白及尿红细胞为目标，因此一般不宜给糖皮质激素及细胞毒性药物。

可采用下列综合治疗措施。

1. 一般治疗

凡有水肿、高血压、肾功能不全或血尿、蛋白尿严重者，应卧床休息，病情稳定后可从事较轻工作，并避免受寒与感冒，不使用对肾有毒性的药物。水肿与高血压时应限制盐摄入（1～3 g/d），限量优质蛋白饮食 [0.5～0.8 g/（kg·d）]。

2. 积极控制高血压

高血压是加速肾小球硬化、促进肾功能恶化的重要因素，有效控制血压可延缓肾衰竭进展。

（1）降压标准：若尿蛋白＞1 g/d，血压应控制在 125/75 mmHg 以下；若尿蛋白＜1 g/d，血压控制可放宽到 130/80 mmHg 以下。

（2）高血压患者应限盐，＜3 g/d。

（3）选择能延缓肾功能恶化、具有肾脏保护作用的降压药物。

常用的降压药物可选用：

1）噻嗪类利尿剂，如氢氯噻嗪 12.5～50 mg/d，1 次或分次口服。

2）血管紧张素转换酶抑制剂（ACEI），如依那普利 5～10 mg，2 次/天，贝那普利 5～20 mg，1 次/天。

3）血管紧张素 II 受体阻滞剂（ARB），如氯沙坦，50～100 mg，1 次/天。

4）β 受体阻滞剂，如阿替洛尔 12.5～25 mg，2 次/天。

5）钙通道阻滞剂（CCB），如氨氯地平 5 mg，1 次/天。

6）血管扩张剂，肼屈嗪 10～25 mg，3 次/天。顽固性高血压可选用不同类型降压药联合应用。

3. 对症治疗

对血液处于高凝状态的人，可用抗凝、抗血小板聚集药，如低分子肝素、双嘧达莫及小剂量阿司匹林等。高脂血症者应用降脂药。

第五节 肾病综合征

肾病综合征是多种肾小球疾病引起的一组症状与体征，并非一独立疾病。临床特点如下。①尿蛋白＞3.5 g/d。②血浆白蛋白＜30 g/L。③水肿。④血脂升高。

其中①②两项为诊断所必需。

一、病因

肾病综合征可分为原发性及继发性两大类，可由多种不同病理类型的肾小球疾病所引起（表 5-1）。

表 5-1 肾病综合征的分类和常见病因

分类	儿童	青少年	中老年
原发性	微小病变型肾病	系膜增生性肾小球肾炎	膜性肾病
		微小病变型肾病	
		局灶节段性肾小球硬化	
		系膜毛细血管性肾小球肾炎	
继发性	过敏性紫癜肾炎	系统性红斑狼疮肾炎	糖尿病肾病
	乙型肝炎病毒相关性肾炎	过敏性紫癜肾炎	肾淀粉样变性
	系统性红斑狼疮肾炎	乙型肝炎病毒相关性肾炎	骨髓瘤性肾病

二、临床表现

1. 前驱症状

常因受凉、劳累、上呼吸道感染等疾病，急缓不一，隐匿起病者不少见。

2. 水肿

为突出表现，呈全身性，下垂部位明显，重者可合并腹腔、胸腔甚至心包腔积液。水肿皮肤指压凹陷明显者，体重可增加 10kg 以上。常伴有少尿，持续少尿可发生心力衰竭。

3. 其他

多数患者血压正常，少数有轻中度高血压，偶有血容量不足的表现，如低血压、口渴等。另外多数患者有全身乏力、精神差、食欲缺乏、面色苍白、消瘦等表现。

三、诊断和鉴别诊断

诊断包括三个方面。①确诊肾病综合征。②确认病因，需除外继发性病因和遗传性疾病，才能诊断为原发性肾病综合征，最好进行肾活检，作出病理诊断。③判断有无并发症。

需要进行鉴别的继发性肾病综合征有以下几种。

1. 过敏性紫癜肾炎

好发于青少年，有典型的皮肤紫癜，可伴关节痛、腹痛及黑便，可有蛋白尿及血尿，反复发作易迁延为肾病综合征。通过病史及细致查体鉴别诊断不难。

2. 系统性红斑狼疮肾炎

好发于中青年女性，临床表现为多系统损害，免疫学检查可查出多种自身抗体，一般不难明确诊断。

3. 糖尿病肾病

好发于中老年人，患糖尿病 10 年以上可引起肾病综合征。糖尿病病史及特征性眼底改变有助于鉴别诊断。

4. 遗传性肾炎（奥尔波特综合征）

为少见遗传性肾病，常呈家族性发病，肾病综合征伴神经性耳聋以及眼晶状体、色素膜、视网膜病变和进行性肾功能衰竭为特征。

四、治疗

1. 一般治疗

严重水肿、低蛋白血症者需卧床休息，并限制水盐摄入，盐摄入 2～3 g/d。给予正常量 1.0 g/（kg·d）的优质蛋白（富含非必需氨基酸的动物蛋白）饮食。热量要保证充分，每日每千克体重不少于 126 kJ。为减轻高脂血症，应少进富含饱和脂肪酸（动物油脂）的饮食，而多吃富含多聚不饱和脂肪酸（植物油、鱼油）及富含可溶性纤维（如燕麦、米糠及豆类）的饮食。

2. 对症治疗

（1）利尿消肿。

1）噻嗪类利尿剂：常用氢氯噻嗪 25 mg，3 次/天，口服，长期服用应防止低钾、低钠血症。

2）保钾利尿剂：适用于有低钾血症的患者，常与噻嗪类利尿剂合用。常用氨苯蝶啶 50 mg，3 次/天，或醛固酮阻滞剂螺内酯 20 mg，3 次/天。长期服用应防止高钾血症，对肾功能不全者应慎用。

3）袢利尿剂：常用呋塞米 20～120 mg/d，或布美他尼 1～5 mg/d（同等剂量时作用较呋塞米强 40 倍），分次口服或静脉注射。应用袢利尿剂时需防止低钠血症及低钾、低氯性碱中毒发生。

4）提高血浆胶体渗透压：血浆和白蛋白均可提高血浆胶体渗透压，减少血管内水分向组织渗透，促进组织中水分回吸收并利尿。低分子右旋糖酐和羟乙基淀粉有扩容和暂时性提高血浆胶体渗透压的作用，经肾小球滤过后在肾小管内形成高渗状态，起到利尿作用。此类渗透性利尿剂，可使血容量增加并易导致肾小管损伤，故心、肾功能不全者慎用。

（2）减少尿蛋白：持续大量蛋白尿可导致肾小球高滤过，加重肾小管—间质损伤，促进肾小球硬化，减少尿蛋白可以有效延缓肾功能的恶化。血管紧张素转换酶抑制剂（ACEI）（如贝那普利 5～20 mg，1 次/天，或卡托普利 6.25 mg 开始，渐增至每次 25 mg，3 次/天），血管紧张素 Ⅱ 受体阻滞剂（如氯沙坦 50～100 mg，1 次/天）；长效二氢吡啶类钙通道阻滞剂（如氨氯地平 5 mg，1 次/天）或利尿剂等，均可通过控制高血压而不同程度地减少尿蛋白。

3. 主要治疗抑制免疫与炎症反应

（1）糖皮质激素：可通过抑制炎症反应、抑制免疫反应、抑制醛固酮和抗利尿激素分泌，影响肾小球基底膜通透性等综合作用而发挥其利尿、消除尿蛋白的作用。

使用原则是：

1）起始足量：常用药物为泼尼松 1.0 mg/（kg·d），口服 8 周，必要时可延长至 12 周。

2）缓慢减药：足量治疗后每 1～2 周减原用量的 1/10，当减至 20 mg/d 左右时症状易复发，应更加缓慢减量。

3）长期维持：最后以最小有效剂量 10 mg/d 作为维持量，再服半年、一年或更长。水肿严重、有肝功能损害或泼尼松疗效不佳时，可更换泼尼松龙口服或静脉注射。长期应用激素的患者易出现感染、骨质疏松、类固醇糖尿病等不良反应，少数病例可发生股骨头无菌性坏死，需加强监测。根据对激素治疗的反应，可将其分为"激素敏感型"（用药 8 周后症状缓解）、"激素依赖型"（激素减药到一定程度即复发）、"激素抵抗型"（激素治疗无效）三类。

（2）细胞毒性药物：此类药物可用于"激素依赖型"和"激素抵抗型"的患者，协同激素治疗。若无激素禁忌，一般不作为首选或单独治疗用药。

1）环磷酰胺：是临床最常用的免疫抑制剂，使用方法是 200 mg 药物加入生理盐水 20 mL 内，隔日静脉注射或 2 mg/（kg·d），分 1 次口服，总量达 6 ～ 8 g 后停药。不良反应为恶心呕吐、白细胞减少、肝功能损害、脱发、性腺损伤和出血性膀胱炎等，与激素联合应用可减轻或避免发生。

2）环孢素：已作为二线药物用于治疗激素及细胞毒性药物无效的难治性肾病综合征，其主要通过选择性抑制 T 辅助细胞及细胞毒性效应而起作用。常用量为 5 mg/（kg·d），分 2 次口服，疗程为 3 ～ 6 个月。长期使用有肝肾毒性、多毛、牙龈增生，并可引起血压增高、高尿酸血症等。

3）吗替麦考酚酯：是一种独特新型的免疫抑制剂，适用于激素或细胞毒性药物无效的患者，一般用量为 1.5 ～ 2.0 g/d，不良反应相对较少。

4）其他：盐酸氮芥、苯丁酸氮芥、硫唑嘌呤、噻替哌等，均曾用于本病的治疗，但不良反应较多，现已较少应用。

4. 中医药治疗

单纯中医药治疗本病疗效较慢，一般主张与激素及细胞毒性药物联合应用。雷公藤根或其提取物雷公藤多甙口服，有减少尿蛋白作用，常与激素合用。单味黄芪口服或静脉滴注也有减少尿蛋白的作用。另外，在服用激素或撤减激素期间可使用知柏地黄丸、六味地黄丸、金匮肾气丸等。

第六节 肾盂肾炎

肾盂肾炎是指肾盂、肾盏和肾实质因受病原体的直接侵袭而引起的非特异性炎症病变。本病的临床特点主要有发热、腰痛、膀胱刺激征、菌尿等，根据病程分为急性和慢性。

一、病因和发病机制

1. 致病菌

最多见的是肠道革兰阴性杆菌。其中以大肠埃希菌最常见，占尿路感染的 70% 以上，其他依次是变形杆菌、克雷伯杆菌、产气杆菌、沙雷杆菌、产碱杆菌、粪链球菌、铜绿假单胞菌和葡萄球菌。临床上初发尿路感染的致病菌多为大肠埃希菌，铜绿假单胞菌感染常发生于尿路器械检查之后，变形杆菌、克雷伯杆菌感染常见于尿路结石病患者。混合感染多见于长期应用抗生素、长期留置导尿管的患者。

2. 感染途径

（1）上行感染：是最常见的感染途径，即细菌沿尿道上行至膀胱、输尿管乃至肾脏引起感染。致病菌多为大肠埃希菌，这些菌来自粪便污染，正常人尿道口及其周围有此类菌寄居，当机体抵抗力低下或尿道黏膜受刺激后，细菌黏附于尿道黏膜上行而致病。常见诱因有尿路器械检查、性生活、导尿、月经期等。女性尿道短而宽，距离肛门、阴道近，故易发生尿路感染。

（2）血行感染：少见，不到3%。细菌从体内感染灶（如扁桃体炎、鼻窦炎、龋齿、皮肤化脓感染灶等）侵入血流，到达肾脏引起肾盂肾炎，称为血行感染。多发生于原来已有严重尿路梗阻者或机体免疫力极差者。致病菌多为大肠埃希菌和金黄色葡萄球菌。

（3）淋巴道感染：极其少见，下腹部、盆腔器官和肾周淋巴管有交通支，细菌经淋巴管进入肾脏而致病。

（4）直接感染：很少见，外伤或肾、尿路附近的器官与组织感染，细菌直接蔓延到肾引起肾盂肾炎。

3. 机体易感因素

人体对细菌入侵尿路有防御能力，包括尿流不断冲洗、尿液中高浓度尿素和酸性环境，以及膀胱黏膜分泌的有机酸和抗体等，虽然细菌常可侵入膀胱，但并不都会引起尿路感染。但当机体防御机制被损害后即发生尿路感染，常见机体易感因素有以下几方面。

（1）尿路梗阻：是最主要的易感因素。

梗阻常见病因如下。

1）肾外梗阻：尿道狭窄、尿路结石、前列腺增生、肿瘤或妊娠子宫压迫等。

2）肾内梗阻：尿酸结晶、微小结石、晚期肾实质病变引起的肾小管集合系统引流不畅等。

（2）膀胱输尿管反流：健康人输尿管膀胱结合处具有单向瓣功能，膀胱充盈或排尿时阻止尿液上行，若此瓣功能丧失，当膀胱内压力升高或排尿时，尿液反流入肾盂并导致感染。

（3）泌尿系统畸形和结构异常：如多囊肾、马蹄肾等。

（4）机体抵抗力低下：如糖尿病、慢性肾实质病变、营养不良、晚期癌症患者及长期使用免疫抑制剂的患者，易发生尿路感染。

（5）其他易感因素：包括尿道内或尿道口周围有炎症病灶（如妇科炎症、细菌性前列腺炎等）、妊娠与分娩、医源性因素等。据统计，1次导尿和保留导尿1天、3～4天，尿路感染的发生率分别是1%～3%、50%、90%以上，膀胱镜检查也易导致尿路感染。

二、临床表现

1. 急性肾盂肾炎

（1）全身表现：多数起病急骤。畏寒、发热，体温升高达38～40℃，伴有头痛、疲乏无力、食欲下降、恶心呕吐，可有腹痛、腹胀、腹泻。

（2）泌尿系统症状：有尿频、尿急、尿痛等膀胱刺激症状，还可有腰痛、肾区叩痛及肋脊角压痛。严重者尿外观浑浊，呈脓尿、血尿。

部分患者表现不典型，无明显膀胱刺激征，而表现为高热或胃肠功能紊乱、血尿，高龄或体弱者呈隐匿表现。

2. 慢性肾盂肾炎

急性肾盂肾炎持续不愈或反复发作，病程半年以上可转变为慢性。慢性肾盂肾炎典型患者先有急性肾盂肾炎反复发作史，其后逐渐出现疲乏、低热、食欲减退、腰酸痛，轻度尿频、尿急，有时尿浑浊，后期出现肾小管功能障碍，如夜尿多、尿比重低，可继发肾小管性酸中毒，晚期可发展为尿毒症。

慢性肾盂肾炎非典型表现，可无急性病史，常见形式有四个方面。

（1）无症状性菌尿：一般无尿路刺激征，偶有低热，易疲乏，伴腰酸痛，连续两次尿细菌检查阳性。

（2）低热型：以长期低热为主要表现，伴乏力、腰酸、体重下降，有脓尿、菌尿，无尿路刺激征。

（3）高血压型：尿路刺激症状不明显，主要表现为头痛、头晕、乏力、记忆力减退等高血压症状，血压呈中度升高，尿细菌阳性。

（4）血尿型：以肉眼或镜下血尿为主要表现，常伴腰痛和尿路刺激征，血尿可自行缓解，但尿细菌阳性。

三、实验室检查

1. 尿常规

外观多无异常，脓尿可呈米汤样浑浊。尿蛋白常为微量或阴性，尿沉渣白细胞＞5个/HP，如发现白细胞管型，有助于肾盂肾炎的诊断。尿红细胞可增加，镜下血尿常见，少数为肉眼血尿。

2. 尿细菌检查

应在用抗生素之前或停药5天之后留取清晨中段尿做标本，并在1小时内送检。取标本前应充分清洗外阴，消毒尿道口，防止出现假阳性。

（1）尿涂片镜检：细菌采用未经沉淀的清洁中段尿一滴，涂片做革兰染色，油镜下，若平均每个视野＞1个细菌，即为有意义的细菌尿。可根据致病菌选用恰当的抗生素。

（2）尿细菌定量培养：临床意义为：尿细菌含量＞10^5/mL，为有意义的菌尿；$10^4 \sim 10^5$/mL为可疑阳性，需复查；如为＜10^4/mL则可能是污染，如果2次中段尿培养均为10^5/mL，且为同一菌种，则有诊断意义。

3. 尿化学检查

常用尿亚硝酸盐还原试验，原理是细菌消耗尿中的硝酸盐产生亚硝酸盐，假阴性多是由于肠球菌感染。

4. 尿细胞计数判断

标准是：1小时尿沉渣白细胞＞30万个为阳性，＜20万个为阴性，介于两者之间应结合临床判断。本检查常用于尿常规无明显异常，多次尿培养无阳性结果，而又疑为慢性肾盂肾炎者。

5. 其他检查

（1）血常规：急性肾盂肾炎血白细胞升高，并有中性粒细胞核左移。慢性期可出现贫血。

（2）肾功能检查：急性肾盂肾炎偶可发生肾浓缩功能障碍，但治疗后可恢复。慢性肾盂肾炎可出现肾浓缩功能障碍，晚期出现慢性肾衰竭。

（3）影像学检查：可做 X 线和超声检查，对了解肾大小、形态、肾盂肾盏变化以及有无结石、梗阻和膀胱输尿管反流有重要意义。

四、诊断和鉴别诊断

1. 急性肾盂肾炎的诊断

根据全身症状、泌尿系统表现、尿中白细胞增多、菌尿等可作出诊断。表现不典型者需多次查尿，参考多项实验室检查结果确诊。

2. 慢性肾盂肾炎的诊断

急性肾盂肾炎反复发作，病史半年以上，临床上有肾小管功能不全的表现，影像学检查证实肾盂肾盏变形、缩窄及双肾不对称缩小，外形凹凸不平，可诊断为慢性肾盂肾炎。

慢性肾盂肾炎需与下列疾病鉴别。

（1）肾结核：本病膀胱刺激征显著而持久，一般抗生素治疗无效，晨尿培养结核杆菌阳性，尿沉渣可找到结核杆菌，而普通细菌培养为阴性。结核杆菌素试验阳性，血清结核杆菌抗体测定阳性。部分患者可有肺、附睾等肾外结核。

（2）慢性肾炎：慢性肾炎多有较长时间的水肿、高血压病史，尿蛋白较多，肾小球滤过功能较肾小管功能损害早而突出，肾盂肾盏无变形，双肾缩小对称一致。

（3）尿道综合征：又称无菌性尿频排尿困难综合征，多发生于青壮年女性，有尿路刺激症状，尿细菌培养阴性，尿常规检查白细胞可轻度增加，其发生可能与尿路局部损伤、刺激及病毒、支原体感染有关。

五、治疗

1. 急性肾盂肾炎的治疗

（1）一般治疗：发热及全身中毒症状明显，或有明显血尿及尿路刺激症状者，应卧床休息，进食富含热量和维生素的饮食，高热脱水时应静脉补液，多饮水，勤排尿，以保证尿路冲洗作用。

（2）抗生素的应用：为主要治疗，在留取尿细菌培养标本后，首先选用对革兰阴性杆菌有效、在血中浓度高或在尿中浓度也高的抗生素治疗。轻症患者尽可能单一给药，口服有效抗生素 2 周；严重感染宜采用肌内注射或静脉给予抗生素，可两种抗生素联合应用；已有肾功能不全者，则避免应用肾毒性抗生素。

抗生素用至症状消失，尿常规转阴和尿培养连续 3 次阴性后 3～5 天为止。急性肾盂肾炎一般疗程为 10～14 天，疗程结束后 5～7 天查尿细菌，如仍为阳性，应换药再治疗 2 周，如连续 2 周，每周 2 次尿细菌检查为阴性，6 周后再复查 1 次仍为阴性，则为临床治愈。

2. 慢性肾盂肾炎的治疗

抗生素的应用与急性肾盂肾炎基本相同，但疗程应延长，选择抗生素最好根据尿培养和药敏试验结果，两种药物联合应用，2～3 周为一疗程，结束后一周查尿，若尿细菌仍为阳性，另选一组抗生素应用，疗程相同。也可两种抗生素轮流使用，直至尿细菌阴性，总疗程 2～4 个月。若第一疗程结束尿细菌已阴性可停药定期复查。经治疗后症状消失，尿细菌转阴后在 6 周内症状再现，尿检查为真性细菌尿，且与上次同属一菌种为复发，频繁复发用长程抑菌疗法，即于每晚睡前排尿后口服一种较大剂量的抗生素（如诺氟沙星），坚持用药半年至一年。为防止细菌产生耐药可定期交替使用抗生素。

第七节 慢性肾衰竭

慢性肾衰竭（CRF）为各种慢性肾脏病持续进展的共同结局。它是以代谢产物潴留、水电解质及酸碱代谢失衡和全身各系统症状为表现的一种临床综合征。

我国慢性肾衰竭发病率约为 100/ 百万人口，男女发病率分别占 55% 和 45%，高发年龄为 40～50 岁。

一、病因与发病机制

（一）病因

慢性肾脏病的防治已成为世界各国所面临的重要公共卫生问题，近年来慢性肾脏病的患病率有明显上升趋势。流行病学调查数据显示，2011 年美国成人慢性肾脏病患病率已高达 15.1%，终末期肾病（ESRD）患病率为 1 738/ 百万人口。我国目前慢性肾脏病患病率为 10.8%。

慢性肾脏病与慢性肾衰竭病因主要有糖尿病肾病、高血压肾小动脉硬化、原发性与继发性肾小球肾炎、肾小管间质疾病（慢性间质性肾炎、慢性肾盂肾炎、尿酸性肾病、梗阻性肾病等）、肾血管疾病、遗传性肾病（多囊肾病、遗传性肾炎）等。在发达国家，糖尿病肾病、高血压肾小动脉硬化是主要病因；包括中国在内的发展中国家，这两种病因仍位居原发性肾小球肾炎之后，但近年也有明显增高趋势，尤其在老年人群。

（二）慢性肾衰竭的发病机制

1. 慢性肾衰竭进展的机制

尚未完全阐明，目前认为进展的机制可能与以下因素有关。

（1）肾单位高滤过：研究认为慢性肾衰竭时残余肾单位肾小球出现高灌注和高滤过状态是导致肾小球硬化和残余肾单位进一步丧失的重要原因。高灌注和高滤过刺激肾小球系膜细胞增生和基质增加；损伤内皮细胞和增加血小板集聚；导致微动脉瘤形成；引起炎性细胞浸润、系膜细胞凋亡增加等，因而肾小球硬化不断发展，肾单位进行性丧失。

（2）肾单位高代谢：慢性肾衰竭时残余肾单位肾小管高代谢状况，是肾小管萎缩、间质纤维化和肾单位进行性损害的重要原因之一。高代谢引起肾小管氧消耗增加和氧自由基增多，小管内液 Fe^{2+} 的生成和代谢性酸中毒引起补体旁路途径激活和膜攻击复合物（C5 b-9）的形成，均可造成肾小管—间质损伤。

（3）肾组织上皮细胞表型转化的作用：在某些生长因子（如 TCF-β_1）或炎症因子的诱导下，肾小管上皮细胞、肾小球上皮细胞（如包曼囊上皮细胞或足细胞）、肾间质成纤维细胞等均可转分化为肌成纤维细胞在肾间质纤维化、局灶节段性或球性肾小球硬化过程中起重要作用。

（4）细胞因子和生长因子的作用：慢性肾衰竭肾组织内一些细胞因子和生长因子（如 Ttf-β_1、白细胞介素 -1、单个核细胞趋化蛋白 -1、血管紧张素 II、内皮素 -1 等）参与了肾小球和肾小管间质的损伤过程，并对细胞外基质（ECM）的产生起重要的促进作用。某些降解细胞外基质的蛋白酶如基质金属蛋白酶（MMP）表达下调，金属蛋白酶组织抑制物（TIMP）、纤溶酶原激活抑制物（PAI-I）等表达上调，在肾小球硬化和肾间质纤维化过程中也起重要作用。

（5）其他：在多种慢性肾病动物模型中，均发现肾脏固有细胞凋亡增多与肾小球硬化、小管萎缩、间质纤维化有密切关系，提示细胞凋亡可能在慢性肾衰竭进展中起某种作用。此外，醛固酮增多也参与肾小球硬化和间质纤维化的过程。

2. 尿毒症症状的发生机制

虽然血清尿素氮和肌酐水平被用于评价肾小球滤过功能，但这两种分子本身与尿毒症症状和体征无关。尿毒症症状及体内各器官系统损害的原因主要有：①肾脏排泄和代谢功能下降，导致水电解质和酸碱平衡失调，如水钠潴留，高血压，代谢性酸中毒等。②尿毒症毒素的毒性作用。③肾脏的内分泌功能障碍，如促红细胞生成素（EPO）分泌减少可引起肾性贫血、骨化三醇 $[1,25-(OH)_2D_3]$ 产生不足可致肾性骨病。另外，持续炎症状态、营养素（如必需氨基酸、水溶性维生素、微量元素等）的缺乏也可引起或加重尿毒症的症状。

尿毒症毒素是由于功能肾单位减少，不能充分排泄体内代谢废物或降解某些激素、肽类等而在体内蓄积并引起各种症状和体征的物质。尿毒症毒素可分为小分子物质（分子量 < 500 Da）、中分子物质（分子量 $500 \sim 5000$ Da）和大分子物质（分子量 > 5000 Da）三类，其中小分子物质以尿素氮最多，其他如胍类（如甲基胍、琥珀胍酸等）、各种胺类、酚类等均可在体内蓄积，引起临床症状。中分子物质的蓄积与慢性肾衰竭远期并发症相关，如尿毒症脑病、内分泌紊乱、细胞免疫功能低下等。甲状旁腺激素（PTH）是最常见的中分子物质，可引起肾性骨营养不良、软组织钙化等。大分子物质如核糖核酸酶、β_2 微球蛋白、维生素 A 等也具有某些毒性。此外，晚期糖基化终产物、终末氧化蛋白产物和氨甲酰化蛋白质、氨甲酰化氨基酸等，也是潜在的尿毒症毒素。

二、临床表现

肾衰竭的早期，除血肌酐升高外，可无临床症状，而仅表现为基础疾病的症状，到了病情发展到残余肾单位不能调节适应机体最低要求时，肾衰症状才会逐渐表现出来。

1. 水电解质和酸碱平衡失调

（1）水钠平衡失调：肾衰竭时常有轻度水钠潴留，如果摄入过量的钠和水，易引起体液过多，而发生水肿、高血压和心力衰竭。水肿时常有低钠血症（稀释性低钠血症），透析患者也常有轻度低钠血症。肾衰竭很少发生高钠血症。肾衰竭时肾调节水钠的功能已很差，当有体液丧失时（如呕吐、腹泻等），患者易发生血容量不足，导致脱水、直立性低血压和引起肾功能恶化，可使无症状的早期肾衰竭患者，出现明显的尿毒症症状。补液使血容量恢复正常，肾功能会恢复至以前水平，尿毒症症状消失（可逆性尿毒症）。

（2）钾的平衡失调：肾衰竭早期时肾小管和肠道的排钾都增加，故患者的血钾多正常，直至尿毒症时才会发生高钾血症，如尿量 > 500 mL，一般不会发生。

高钾血症主要见于：①应用抑制排钾的药物：如螺内酯、氨苯蝶啶、ACEI 等。②摄入钾增加（包括含钾的药物）或输库存血。③代谢性酸中毒：高钾血症可出现嗜睡、严重心律失常，有些患者可无症状而突然出现心搏骤停，部分患者有肌无力或麻痹。心电图是监测高钾血症的快速而准确的方法。肾衰时低钾血症者罕见，主要见于肾小管间质疾病患者。

（3）磷和钙的平衡失调：血磷浓度由肠道对磷的吸收及肾的排泄来调节。当"健存"肾单位减少，排磷随之减少，血磷浓度随之升高。血磷与血钙结合成磷酸钙沉积于组织，使血钙降低。此外，血磷浓度高会抑制近曲小管产生骨化三醇，骨化三醇是维持血钙正常的主要因素，其不足会使血钙浓度降低，低钙促使甲状旁腺分泌甲状旁腺激素（PTH），PTH 使肾小管对磷重吸收减少，于是尿磷排出增加，血磷浓度降低。由于存在此种调节机制，故在肾衰竭的早期，血磷仍能维持正常范围，但若 PTH 持续升高，可出现高钙血症。因而及早防止血磷浓度升高，有利于防止继发性甲状旁腺功能亢进症（简称继发性甲旁亢）。高磷血症、低钙血症只在肾衰竭的中、晚期（GFR < 20 mL/min）时才能检验出来，且通常不会引起临床症状。

（4）代谢性酸中毒：是本病常见的表现，其严重程度与肾衰程度一致。肾衰竭时酸性代谢产物（如磷酸、硫酸等）潴留，肾小管重吸收碳酸氢盐减少，合成氨、排泄氢离子的功能减退，血 HCO_3^- 浓度下降。多数患者能耐受轻度慢性酸中毒，但如二氧化碳结合力 < 13.5 mmol/L，则可有较明显症状，如食欲缺乏、呕吐、虚弱无力、呼吸深长，严重者可昏迷、心力衰竭和（或）血压下降。

（5）高镁血症：当 GFR < 20 mL/min 时，由于肾排镁减少，常有轻度高镁血症。患者常无症状，但不宜使用含镁的药物，如含镁的抗酸药、泻药等。

2. 各系统症状

（1）心血管系统表现：心血管疾病是肾衰竭最常见的死因。

1）高血压：大部分患者有不同程度的高血压，个别可为恶性高血压。高血压会加重肾损害，并引起动脉硬化、左心室肥大和心力衰竭。

2）心力衰竭：是常见死亡原因之一，其原因主要与水钠潴留及高血压有关，但也有部分病例可能与尿毒症心肌病有关。在尿毒症时常有心肌病表现，如心脏扩大、持续性心动过速、奔马律、心律失常等，经透析后上述心脏改变可恢复正常。尿毒症心肌病的病因可能与代谢废物的潴留和贫血等因素有关。

3）动脉粥样硬化：冠心病是主要死亡原因之一。脑动脉和全身周围动脉也同样发生动脉粥样硬化，主要是由高脂血症和高血压所致。

4）心包炎：可分为尿毒症性或透析相关性心包炎。前者已少见，后者可见于透析不充分者。表现为心前区剧痛，心包积液多为血性。当有可疑的心包压塞征时，应立即做超声心动图。

（2）胃肠道表现：是肾衰竭患者最早出现和最突出的症状。表现为食欲缺乏、口中有尿味和恶心、呕吐。限制蛋白饮食能减少胃肠道症状。患者常因厌食而致热量摄入不足，体重下降。透析能很快缓解上述症状。消化道出血在尿毒症患者中也很常见，多是由于胃黏膜糜烂或消化性溃疡，尤以前者为最常见。透析患者病毒性肝炎（乙型、丙型）的发病率较高，在肾移植后，这些患者发生慢性肝炎和肝硬化较常见。

（3）血液系统表现。

1）贫血：为正细胞正常色素性贫血。贫血的原因有肾产生红细胞生成素（EPO）减少、铁的摄入减少、血液透析过程失血或频繁抽血化验、肾衰竭时红细胞生存时间缩短、叶酸缺乏、体内缺乏蛋白质、尿毒症毒素对骨髓的抑制等。

2）出血倾向：表现为皮肤瘀斑、鼻出血、月经过多、外伤后严重出血、消化道出血等。出血倾向是由于出血时间延长，血小板第3因子的活力下降，血小板聚集和黏附能力异常等引起凝血障碍所致。

（4）精神、神经表现：疲乏、失眠、注意力不集中是肾衰竭的早期症状之一。其后会出现性格改变、抑郁、记忆力减退、判断错误，并可有神经肌肉兴奋性增加，如肌肉颤动、痉挛和呃逆等。尿毒症时常有精神异常，对外界反应淡漠、谵妄、惊厥、幻觉、昏迷等。本病常有周围神经病变，感觉神经较运动神经显著，尤以下肢远端为甚，患者可诉肢体麻木，有时为烧灼感或疼痛感、不宁腿综合征（双下肢难以名状的不适）、深反射迟钝或消失、肌肉无力、感觉障碍，但最常见的是肢端袜套样分布的感觉丧失。有些神经肌肉系统症状在透析后可消失或改善。长期血透患者有些会发生透析性痴呆，与透析用水铝含量过多而致铝中毒有关。

（5）呼吸系统表现：酸中毒时呼吸深而长。体液过多可引起肺水肿。尿毒症毒素可引起"尿毒症肺炎"，表现为肺充血、水肿，由于肺泡毛细血管渗透性增加，肺部 X 线检查出现"蝴蝶翼"征。透析可迅速改善上述症状。

（6）皮肤表现：尿毒症患者面部肤色常较深且萎黄，有轻度水肿感，称为尿毒症面容。尿素随汗液排出沉积于皮肤，或继发性甲旁亢钙沉积于皮肤，导致皮肤顽固性瘙痒，透析常不能改善。

（7）肾性骨营养不良症（简称肾性骨病）：是指尿毒症时骨骼改变的总称。常见的有：纤维囊性骨炎、肾性骨软化症、骨质疏松症和肾性骨硬化症。肾性骨病可引起骨痛、行走不便和自发性骨折。早期诊断要依靠骨活检。肾性骨病各型多混合存在，其病因为继发性甲旁亢、骨化三醇缺乏、营养不良、铝中毒及代谢性酸中毒。

（8）内分泌失调：肾衰竭时内分泌功能出现紊乱。血浆肾素可正常或升高、骨化三醇降低、红细胞生成素降低。肾是多种激素的降解场所，如胰岛素、胰升糖素及甲状旁腺激素等，肾衰时其作用延长。本病常导致性功能障碍。女患者的雌激素水平降低，性欲差，肾衰竭晚期可闭经、不孕。透析后多可恢复月经来潮。男患者出现性欲缺乏和阳痿，透析后可部分改善。

（9）易于并发感染：尿毒症患者易并发严重感染，以肺部感染为最常见，发热不明显，其易于感染与机体免疫功能低下、白细胞功能异常有关。透析患者可发生动静脉瘘或腹膜入口感染、肝炎病毒感染。

（10）代谢失调及其他。

1）体温过低：本病基础代谢率常下降，体温常低于正常人约1℃，故在估计发热程度时要注意。体温与血肌酐升高成负相关。透析后体温可恢复正常。

2）碳水化合物代谢异常：患者空腹血糖正常或轻度升高，糖耐量减少，通常不需处理，糖尿病患者在肾衰竭时胰岛素的用量会减少，因为肾衰竭时胰岛素降解减少。

3）高尿酸血症：当 GRF ＜ 20 mL/min 时，则有持续性高尿酸血症，但发生痛风性关节炎者少见。

4）脂代谢异常：尿毒症患者常有高甘油三酯血症，血浆高密度脂蛋白水平降低，极低及低密度脂蛋白升高，而胆固醇水平正常。

三、诊断

慢性肾衰竭诊断通常不难，过去病史不明的，有时需和急性肾衰竭鉴别。贫血、尿毒症面容、高磷血症、低钙血症、血 PTH 浓度升高、双肾缩小，支持本病的诊断。必要时可做肾活检。应尽可能地查出引起慢性肾衰竭的基础疾病。

1. 基础疾病的诊断

早期肾衰竭的基础疾病诊断较易，主要依靠肾影像学检查和肾活检。晚期肾衰竭则较难，但仍很重要，因有些基础疾病仍有治疗价值，如狼疮肾炎、肾结核、缺血性肾病、止痛药肾病和高钙血症肾病等。

2. 寻找促使肾衰竭恶化的因素

肾有强大的贮备能力，当肾功能只有正常肾功能的 25% ～ 50% 时，通常患者仍可无肾衰竭症状。但在此时如稍加重其损害，则患者即可迅速出现肾衰竭症状。

促使肾功能恶化的因素如下。① 血容量不足：常见于有水钠丢失的患者。②感染：常见的是呼吸道感染、尿路感染；败血症伴低血压时对肾衰影响尤大。③尿路梗阻，最常见的是尿路结石。④心力衰竭和严重心律失常。⑤肾毒性药物，如使用氨基糖苷类抗生素等。⑥急性应激状态，如严重创伤、大手术。⑦高血压，如恶性高血压或高血压的降压过快过剧。⑧高钙血症、高磷血症或转移性钙化。

3. 确定慢性肾衰竭的程度

依据病史、症状、体征，参照慢性肾衰分期标准，可作出分期诊断。

四、治疗

慢性肾衰竭不同分期的治疗方法不完全一致。肾功能代偿期应积极治疗原发病，防止肾功能进一步恶化；肾功能失代偿期除积极治疗原发病外，应防止或去除加重肾衰的诱因，保护残存肾单位，肾功能衰竭期应限制蛋白质摄入，纠正水电解质、酸碱失衡及对症处理；尿毒症为肾衰竭终末期，必须透析或肾移植。

1. 治疗基础疾病和使慢性肾衰竭恶化的因素

有些引起肾衰竭的基础疾病在治疗后有可逆性，如狼疮肾炎的尿毒症。此外，纠正某些使肾衰竭加重的因素，也可使肾功能获得改善，如治疗心力衰竭、停止肾毒性药物的使用、纠正水钠缺失、及时控制感染、解除尿路梗阻等。

2. 延缓慢性肾衰竭的发展应在肾衰竭早期进行。

（1）饮食治疗：饮食控制可以缓解尿毒症症状，延缓"健存"肾单位的破坏速度。

1）限制蛋白饮食：减少摄入蛋白质能使血尿素氮（BUN）水平下降，尿毒症症状减轻，还有利于降低血磷和减轻酸中毒，在高热量的前提下，每天给予 0.6 g/kg 的蛋白质，大多数患者可以满足机体的基本需要，而不至于发生蛋白质营养不良。一般认为，GFR 降至 50 mL/min 以下时，便需进行蛋白质限制，其中 50% ～ 60% 必须是富含必需氨基酸的蛋白质（即高生物价优质蛋白，如鸡蛋、鱼、瘦肉和牛奶等），应少食富含植物蛋白的食物（如花生及其制品等），因其含非必需氨基酸多。为了限制植物蛋白摄入，可部分采用小麦淀粉（澄面）作为主食，以代替大米、面粉。本疗法适于早期患者，肾衰竭进入终末期已有严重并发症，低蛋白饮食不作为主要治疗措施。

2）高热量摄入：摄入足量的碳水化合物和脂肪，以供给人体足够的热量，这样就能减少蛋白质分解，可使低蛋白饮食的氮得到充分的利用，减少体内蛋白质的消耗。热量每日至少需要 125.6 kJ/kg，消瘦或肥胖者酌情予以加减。为了能摄入足够的热量，可多食用植物油和食糖。如觉饥饿，可食甜薯、芋头、马铃薯、苹果、马蹄粉、淮山药粉、莲藕粉等。食物应富含 B 族维生素、维生素 C 和叶酸。

3）其他。

①钠的摄入：除有水肿、高血压和少尿者要限制食盐外，一般不宜严格限制。因为在 GFR < 10 mL/min 前，患者通常能排出多余的钠，但在钠缺乏时，却不能相应地减少钠的排泄。②钾的摄入：只要尿量每日超过 1000 mL，一般无须限制饮食中的钾。③给予低磷饮食，每日不超过 600 mg。④饮水：有尿少、水肿、心力衰竭者，应严格控制进水量。但对尿量 > 1000 mL 而又无水肿者，则不宜限制水的摄入。用上述饮食治疗方案，大多数患者尿毒症症状可获得改善。对已开始透析患者，应改为透析的饮食方案。

（2）必需氨基酸的应用：如果 GFR 降至 10 mL/min，而患者由于种种原因不能施行透析，由于食欲缺乏导致摄入蛋白质过少（每日为 20 g 左右），如超过 3 周，则会发生蛋白质营养不良症，必须加用必需氨基酸（EAA）或必需氨基酸及其 α- 酮酸混合制剂，才可使尿毒症患者维持较好的营养状态。α- 酮酸在体内与氨结合成相应的 EAA，EAA 在合成蛋白过程中，可以利用一部分尿素，故可减少血中的尿素氮水平，改善尿毒症症状。α- 酮酸的优点是本身不含氮，不会引起体内代谢废物增多，但价格昂贵。EAA 的适应证为肾衰晚期患者，一般用量为每日 0.1 ～ 0.2 g/kg，分 3 次口服。

（3）控制全身性和（或）肾小球内高压力：高血压不仅会促使肾小球硬化，而且能增加心血管并发症，故必须控制，首选血管紧张素 II 抑制剂，包括 ACEI 和血管紧张素 II 受体拮抗剂（ARB）。若无高血压，宜使用 ACEI 或（及）ARB，因其扩张出球小动脉作用强于入球小动脉，故能直接地降低肾小球内高压力。此外，它还能减少蛋白尿和抑制肾组织细胞炎症反应和硬化的过程，故能延缓肾功能减退。可选用依那普利，在无高血压患者，可每日服 10 mg，逐渐增加剂量至 20 mg；如不能耐受 ACEI，可改用 ARB，如氯沙坦 50 mg，1 次 / 天。使用血管紧张素 II 抑制剂越早，时间越长，疗效越明显。在血肌酐 > 350 μmol/L 者，应慎用上述药物。

（4）其他高脂血症的治疗：与一般高脂血症者相同，应积极治疗。高尿酸血症通常不需治疗，但如有痛风，则予以别嘌呤醇 0.1 g，口服，1～2 次 / 天。

（5）中医药疗法：在西医治疗基础上，辨证论治地加用中药，有一定疗效。研究表明大黄能延缓肾衰竭的进展。

3. 药物的使用

需经肾排泄的药物，肾衰竭时会在体内潴留，增加其不良反应。因此，应根据药物代谢与排泄途径、内生肌酐清除率及透析对其影响等因素，而决定药物使用的剂量。

4. 追踪随访

患者必须定期随访以便对病情发展进行监护。所有的患者至少需每 3 个月就诊一次，就诊时必须询问病史、体检，同时做必要的实验室检查如血常规、尿常规、血尿素氮、肌酐浓度以及电解质等。

5. 替代治疗

透析疗法可替代肾的排泄功能，但不能代替内分泌和代谢功能。血液透析（简称血透）和腹膜透析（简称腹透）的疗效相近，但各有其优缺点，在临床应用上可互为补充。当血肌酐高于 707 μmol/L，且患者开始出现尿毒症临床表现，经治疗不能缓解时，便应做透析治疗。通常应先做透析再考虑肾移植。

第六章 内分泌及代谢性疾病

第一节 概述

一、内分泌系统疾病

为了适应不断改变着的内外界环境并保持机体内环境的相对稳定，人体必须依赖于神经、内分泌和免疫系统的相互配合和调控，使各器官系统的活动协调一致，共同担负起机体的代谢、生长、发育、生殖、运动、衰老和病态等生命现象。内分泌系统除其固有的内分泌腺（垂体、甲状腺、甲状旁腺、肾上腺、性腺和胰岛）外，尚有分布在心血管、胃肠、肾、脂肪组织、脑（尤其下丘脑）部位的内分泌组织和细胞。它们所分泌的激素，可通过血液传递（内分泌），也可通过细胞外液局部或邻近传递（旁分泌），乃至所分泌的物质直接作用于自身细胞（自分泌）发挥调控作用，更有细胞内的化学物质直接作用在自身细胞称为胞内分泌。内分泌系统辅助神经系统将体液性信息物质传递到全身各靶细胞，发挥其对细胞的生物作用。激素要在细胞发挥作用必须具有识别微量激素的受体，并在与激素结合后，改变受体的立体构象，进而通过第二信使在细胞内进行信号放大和转导，促进蛋白合成和酶促反应，表达其生物学活性。

对内分泌学的认识，经历了三个阶段。

（1）腺体内分泌学研究：将内分泌腺切除，观察切除前、后的生理生化改变以及激素补充后的恢复情况，丰富了对各个内分泌腺的认识。

（2）组织内分泌学研究：激素的提纯及其抗体制备，进行放射免疫测定，奠定了微量激素检测较特异而敏感的方法，由此又推动了微量检测技术的发展。免疫荧光染色技术利用抗体与细胞表面或内部分子（抗原）特异结合，对定位研究有重要意义，如胰岛 B 细胞分泌颗粒的胞吐的研究。

（3）分子内分泌学研究：目前内分泌学的研究已从细胞水平进入分子水平，通过激素与其受体的基因克隆、表达、转录和翻译的调控以及基因点突变、基因缺失、敲除和插入研究，探讨激素作用机制及对细胞代谢、增生、分化、凋亡的调节效应等。研究人员运用基因工程技术合成激素及其类似物，已广泛应用于临床，造福人类。

（一）激素分类

已知的激素和化学介质达 150 种，根据其化学特性可将激素分为四类。

1. 肽类激素

蛋白质和肽类激素都是由多肽组成，经基因转录，翻译出蛋白质和肽类激素前体，经裂解和（或）加工形成具有活性的物质而发挥作用。如前甲状旁腺素原可转变为甲状旁腺素原，再转变为甲状旁腺素；类似转变见于胰岛素，它是由一条长链多肽经蛋白酶水解而成。激素原如阿片—黑素—促皮质素原（POMC）在不同细胞可降解为多种激素。降钙素基因在不同组织中表达的 mRNA 不同，可翻译出不同的肽，如在神经细胞内转变为降钙素基因相关肽（CGRP），而在甲状腺透明细胞内转变为降钙素。

2. 氨基酸类激素

甲状腺素（T_4）和小部分三碘甲腺原氨酸（T_3）是在甲状腺球蛋白分子中经酪氨酸碘化和偶联而成，T_4、T_3 在甲状腺滤泡细胞内经多个步骤而合成并贮存于滤泡胶质，然后再由滤泡上皮细胞所释放。

3. 胺类激素

如肾上腺素、去甲肾上腺素、多巴胺可由酪氨酸转化而来，需要多个酶的参与。5-羟色胺（血清素）则来自色氨酸，经过脱羧和羟化而成。褪黑素也来自色氨酸。

4. 类固醇激素

核心为环戊烷多氢菲，肾上腺和性腺可将胆固醇经过多个酶（如碳链裂解酶、羟化酶、脱氢酶、异构酶等）的参与和作用，转变成为糖皮质激素（皮质醇）、盐皮质激素（醛固酮）、雄性激素（脱氢表雄酮、雄烯二酮、睾酮）。睾丸主要产生睾酮和二氢睾酮，卵巢主要产生雌二醇和黄体酮。维生素 D_3 由皮肤 7- 脱氢胆固醇在紫外线和一定温度下合成，然后需经肝 25 羟化，再经肾 1α 羟化，形成活性 1,25- 二羟维生素 D3[1,25-$(OH)_2D_3$]。

（二）激素降解与转换

激素通过血液、淋巴液和细胞外液而转运到靶细胞部位发挥作用，并经肝肾和靶细胞代谢降解而灭活。血液中水溶性的肽类激素的半衰期仅 3～7 分钟，而非水溶性激素（如甲状腺激素、类固醇激素）则与转运蛋白结合，半衰期可延长。激素浓度和转运蛋白结合量、亲和性均可影响其结合型和游离型激素的比值。游离型激素可进入细胞内发挥其生物作用并参与激素合成的反馈调节。

血浆激素浓度（PL）依赖于激素分泌率（SR）及其代谢率和排出率，即代谢清除率（MCR），PL=SR/MCR。肽类激素经蛋白酶水解；甲状腺激素经脱碘、脱氨基、解除偶联而降解；而类固醇激素经还原、羟化并转变为与葡萄糖醛酸结合的水溶性物质由胆汁和尿中排出。激素的分泌、在血中与蛋白结合及其最终降解，使激素水平保持动态平衡，而其中最主要决定因素是激素的生成和分泌率。

（三）内分泌系统的调节

1. 神经系统与内分泌系统的相互调节

内分泌系统直接由下丘脑所调控，下丘脑含有重要的神经核，具有神经分泌细胞的功能，可以合成、释放激素，通过垂体门静脉系统进入腺垂体，调节腺垂体细胞对激素的合成和分泌。下丘脑视上核及脑室旁核分别分泌血管加压素（抗利尿激素）和催产素，经过神经轴突进入神经垂体，贮存并由此向血液释放激素。通过腺垂体所分泌的激素对靶腺如肾上腺、甲状腺和性腺进行调控，也可直接对靶器官、靶细胞进行调节。下丘脑是联系神经系统和内分泌系统的枢纽，也受中枢神经系统其他各部位的调控。神经细胞具有传导神经冲动的能力，它们也可分泌各种神经递质，如去甲肾上腺素、乙酰胆碱、5- 羟色胺、多巴胺、γ- 氨基丁酸等。

内分泌系统对中枢神经系统（包括下丘脑在内）也有直接的调节作用，一种激素可作用于多个部位，而多种激素也可作用于同一器官组织（包括神经组织），发挥不同的作用。

2. 内分泌系统的反馈调节

下丘脑、垂体与靶腺（甲状腺、肾上腺皮质和性腺）之间存在反馈调节，如 CRH 通过垂体门静脉而刺激垂体促肾上腺皮质激素分泌细胞分泌 ACTH，而 ACTH 水平增加又可兴奋肾上腺皮质束状带分泌皮质醇，使血液皮质醇浓度升高，而升高的皮质醇浓度反过来可作用在下丘脑，抑制 CRH 分泌，并在垂体部位抑制 ACTH 的分泌，从而减少肾上腺分泌皮质醇，维持三者之间的动态平衡。这种通过先兴奋后抑制达到相互制约保持平衡的机制，称为负反馈。但在月经周期中除了有负反馈调节，还有正反馈调节，如促卵泡素刺激卵巢使卵泡生长，通过分泌雌二醇，它不仅促使卵泡素分泌增加，而且还可促进黄体生成素及其受体数量增加，以便达到共同兴奋，促进排卵和黄体形成，这是一种相互促进，为完成一定生理功能所必需。反馈控制是内分泌系统的主要调节机制，使相处较远的腺体之间相互联系，彼此配合，保持机体内环境的稳定性，并克服各种病理状态。反馈调节现象也见于内分泌腺和体液代谢物质之间，如胰岛 β 细胞的胰岛素分泌与血糖浓度之间成正相关，血糖升高可刺激胰岛素分泌，而血糖过低可抑制胰岛素分泌。应激时，血管加压素可促使 ACTH、GH 和 PRL 分泌增加，而全身性疾病时则可抑制下丘脑—垂体—甲状腺系统，减少甲状腺激素的分泌，产生低 T_3、低 T_4 综合征。

3. 免疫系统和内分泌功能

内分泌、免疫和神经三个系统之间可通过相同的肽类激素和共有的受体相互作用，形成一个完整的调节环路。神经内分泌系统对机体免疫有调节作用，淋巴细胞膜表面有多种神经递质及激素的受体，表明神经内分泌系统通过其递质或激素与淋巴细胞膜表面受体结合介导免疫系统的调节。如糖皮质激素、性激素、前列腺素 E 等可抑制免疫应答，而生长素、甲状腺激素和胰岛素能促进免疫应答。乙酰胆碱、肾上腺素、去甲肾上腺素、多巴胺、内啡肽以及 5- 羟色胺等神经递质对免疫应答的影响因免疫细胞的种类不同而作用各异。ACTH 既可由垂体产生，又可由淋巴细胞产生。ACTH 既可刺激肾上腺皮质产生和释放糖皮质激素，又可作用于免疫系统，抑制抗体的生成。内啡肽与淋巴细胞的相应受体结合，增强淋巴细胞的有丝分裂和非杀伤活性，促进单核细胞和中性粒细胞的趋化性，抑制抗体的产生。下丘脑分泌的 CRH 不仅作用于脑垂体细胞，调节 ACTH 及内啡肽的分泌，也作用于免疫细胞，影响肾上腺皮质功能和免疫功能。

免疫系统在接受神经内分泌系统调节的同时，也有反向调节作用。近年发现，神经内分泌细胞膜上有免疫反应产物如白细胞介素（IL-1、IL-2、IL-3、IL-6 等）、胸腺素等细胞因子的受体，免疫系统也可通过细胞因子对神经内分泌系统的功能产生影响。如，在下丘脑神经元上有 IL-1 受体，IL-1 通过其受体作用于下丘脑 CRH 神经元，促进 CRH 分泌。将 IL-1 注入侧脑室可增强动物慢波睡眠，抑制动物摄食活动。IL-2 可通过增强基因表达影响细胞的增生和分化，促进 PRL、TSH、ACTH、LH、FSH 和 GH 等激素的释放。

内分泌系统不但调控正常的免疫反应，在自身免疫反应的发生、发展中也起作用。内分泌系统常见的自身免疫病有桥本甲状腺炎、Graves 病、1 型糖尿病、艾迪生病等。多数自身免疫病好发于育龄女性，肾上腺皮质激素治疗有效，也说明内分泌激素与自身免疫病的发病有关。

（四）内分泌系统的疾病

内分泌系统疾病相当常见，可由多种原因引起病理和病理生理改变，表现为功能亢进、功能减退或功能正常。根据其病变发生在下丘脑、垂体或周围靶腺而分为原发性和继发性。内分泌腺或靶组织对激素的敏感性或应答反应降低也可导致疾病。非内分泌组织恶性肿瘤可异常产生过多激素。此外，接受药物或激素治疗也可导致医源性内分泌系统疾病。

1. 激素产生过多

（1）内分泌腺肿瘤：如各种垂体肿瘤（包括 ACTH 腺瘤、GH 腺瘤、PRL 腺瘤等）、甲状腺腺瘤、甲状旁腺腺瘤、胰岛素瘤、醛固酮腺瘤、嗜铬细胞瘤等。

（2）多发性内分泌腺瘤 1 型、2A 型、2B 型。

（3）异位内分泌综合征：由非内分泌组织肿瘤分泌过多激素或类激素所致。

（4）激素代谢异常：如严重肝病患者血中雌激素水平增加，雄烯二酮在周围组织转变为雌二醇增多。

（5）自身免疫：如 Graves 病的甲状腺刺激性抗体（Tab）刺激甲状腺细胞表面 TSH 受体，引起的甲状腺功能亢进。

（6）基因的异常导致激素合成和释放调节的异常及激素分泌过量，如糖皮质激素可抑制的醛固酮增多症是由于染色体互换异常所致。

（7）外源激素过量摄入。

2. 激素产生减少

（1）内分泌腺破坏：可因自身免疫病（1 型糖尿病、桥本甲状腺炎、艾迪生病等）、肿瘤压迫、感染、放射损伤、手术切除或者损伤等。

（2）内分泌腺激素合成缺陷，如由于 *KAL* 基因突变导致的低促性腺激素性性腺功能减退症、甲状旁腺细胞钙敏受体激活性突变造成的甲状旁腺功能减退症。

（3）发生在激素、激素受体、转录因子、酶及离子通路的基因突变均可导致激素缺乏。

（4）内分泌腺以外的疾病，如肾脏破坏性病变，不能对 25- 羟维生素 D_3 进行 1α 羟化而转变为具有活性的 $1,25\text{-}(OH)_2D_3$，也不能合成红细胞生成素。

3. 激素在靶组织抵抗

激素受体突变或者受体后信号传导系统障碍，导致激素在靶组织不能实现生物学作用。临床大多表现为功能减退或正常，但血中激素水平异常增高。如生长激素受体的突变造成的拉伦侏儒症，*Csa* 基因突变造成的假性甲状旁腺功能减退症 1α 型的甲状旁腺功能减退，2 型糖尿病的胰岛素抵抗受来自脂肪细胞信号的影响。

（五）内分泌疾病诊断原则

完整的内分泌疾病的诊断应包括功能诊断、定位诊断和病因诊断三个方面。一些典型的患者具有特殊的面容（如甲状腺功能亢进症、甲状腺功能减退症、肢端肥大症、库欣综合征等）和病理性特征（如甲状腺肿大、眼部特征、黑棘皮病、异常毛发分布、生殖器幼稚等），对于诊断可提供一定的线索，但是对于轻症不典型患者，因缺乏症状和（或）体征，早期识别并非易事，必须配合实验室检查，才能早期诊断、早期防治。

1. 功能诊断

（1）临床表现：典型症状和体征对诊断内分泌疾病有重要参考价值，而有些表现与内分泌疾病关系比较密切，如闭经、月经过少、性欲和性功能改变、毛发改变、生长障碍或过度、体重减轻或增加、头痛、视力减退、精神兴奋、抑郁、软弱无力、皮肤色素改变、紫纹、多饮、多尿、多血质、贫血、消化道症状（食欲减退、呕吐、腹痛、便秘、腹泻）等。应注意从非特异性临床表现中寻找内分泌功能紊乱和内分泌疾病的诊断线索。

（2）实验室检查及其资料分析。

1）代谢紊乱证据：各种激素可以影响不同的物质代谢，包括糖、脂质、蛋白质、电解质和酸碱平衡，可测定基础状态下血糖、血脂谱、血钠、钾、钙、磷、碳酸氢根等。

2）激素血液浓度测定：血液激素浓度是内分泌腺功能的直接证据。第一代的放射免疫测定法（RIA）已经逐渐淘汰；第二代免疫放射法（IRMA）的敏感性和特异性提高了10倍；第三代是免疫化学发光法（ICMA），以酶标记代替同位素标记，敏感度进一步提高至 $10 \sim 12$ g 的超微量水平。放射受体测定法是以激素特异性受体代替抗体进行的。一般采取空腹静脉血液标本测定。少数激素呈脉冲性分泌，需要限定特殊的采血时间。如血浆皮质醇浓度需要采取早晨 8 时和下午 4 时的标本。尿液中的激素代谢产物也可以反映激素的水平，如 17- 羟皮质类固醇反映肾上腺分泌皮质醇的情况，香草基杏仁酸（VMA）反映儿茶酚胺的水平。通常收集 24 小时尿标本，优点是间接反映全天的激素产生量，避免单点采血带来的误差。

3）动态功能测定主要有下列两类：①兴奋试验：多适用于分泌功能减退的情况，可估计激素的贮备功能，应用促激素试验探测靶腺的反应，如 ACTH、TSH、hCG、TRH、GnRH、CRH 刺激试验，胰岛素低血糖兴奋试验，胰高血糖素兴奋试验，左旋多巴、精氨酸兴奋试验等。②抑制试验：多适用于分泌功能亢进的情况，观察其正常反馈调节是否消失，有无自主性激素分泌过多，是否有功能性肿瘤存在，如地塞米松抑制试验。因为检测指标不同，葡萄糖耐量试验可作为兴奋试验（胰岛素、C 肽）又可作为抑制试验（GH）。可乐定抑制试验观察儿茶酚胺（CA）分泌情况。

2. 定位诊断

包括病变性质和病变部位的确定，现有多种检查方法可帮助明确微小病变。

（1）影像学检查：蝶鞍 X 线片、分层摄影、CT、MRI、PET、B 超，属非侵袭性内分泌腺检测法，可鉴定下丘脑—垂体、甲状腺、性腺疾病、肾上腺肿瘤、胰岛肿瘤等。临床上常无症状，影像学检查发现的内分泌腺肿瘤称为意外瘤，如肾上腺意外瘤。

（2）放射性核素检查：标记内分泌肿瘤细胞摄取的特殊物质，定位肿瘤的存在。如甲状腺扫描（^{131}I、^{123}I、^{99v}Tc）；肾上腺皮质扫描采用 ^{131}I- 胆固醇等。

（3）细胞学检查：细针穿刺细胞病理活检，免疫细胞化学技术，精液检查，激素受体检测。如甲状腺细针穿刺细胞学检查（FNAC）。

（4）静脉导管检查：静脉导管插入内分泌腺静脉流出端，采取血液标本，测定激素的浓度，以明确该腺体是否有过量激素产生。如岩下窦静脉取血测定垂体激素，对于判断库欣病有诊断价值。

3. 病因诊断

（1）自身抗体检测：甲状腺球蛋白抗体（Cab）、甲状腺过氧化物酶抗体（TPOAb）、促甲状腺激素受体抗体（Grab）、胰岛素抗体（IAA）、胰岛细胞抗体（ICA）、谷氨酸脱羧酶抗体（GADAb）、抗肾上腺抗体等。抗体测定有助于明确内分泌疾病的性质以及自身免疫病的发病机制，甚至可作为早期诊断和长期随访的依据。

（2）染色体检查：有无畸变、缺失、增多等。

（3）HLA 鉴定。

二、营养、代谢性疾病

新陈代谢指在生命机体中所进行的众多化学变化的总和，是人体生命活动的基础。通过新陈代谢，机体与环境之间不断进行物质交换和转化，同时体内物质又不断进行分解、利用与更新，为个体的生存、劳动、生长、发育、生殖和维持内环境恒定提供物质和能量。新陈代谢包括合成代谢和分解代谢两个过程。合成代谢是营养物质进入人体内，参与众多化学反应，合成为较大的分子并转化为自身物质，是需要能量的反应过程，其中三大营养物质以糖原、蛋白质和脂肪的形式在体内合成和储存；分解代谢是体内的糖原、蛋白质和脂肪等大分子物质分解为小分子物质的降解反应，是产生能量的变化过程。中间代谢指营养物质进入机体后在体内合成和分解代谢过程中的一系列化学反应。营养物质不足、过多或比例不当，都能引起营养疾病。中间代谢某一环节出现障碍，则引起代谢性疾病。营养性疾病和代谢性疾病关系密切，往往并存，彼此影响。如维生素 D 缺乏症属营养性疾病，但常表现为钙、磷代谢失常；糖尿病为代谢性疾病，常伴蛋白质和能量缺乏。

（一）营养和代谢的生理

1. 营养物质的供应和摄取

人类通过摄取食物以维持生存和健康，保证生长发育和各种活动。这些来自外界以食物形式摄入的物质就是营养素。

中国营养学会《中国居民膳食营养素参考摄入量》对营养素分类如下。

（1）宏量营养素：包括糖类、蛋白质和脂肪，它们在消化时分别产生葡萄糖及其他单糖、肽和氨基酸、脂肪酸和甘油。宏量营养素是可以互相转换的能源，脂肪产热 37.7 kJ/g（9 kcal/g），碳水化合物和蛋白质产热 16.7 kJ/g（4 kcal/g）。

（2）微量营养素：是维持人体健康所必需，消耗甚微，许多微量元素有催化作用。

（3）维生素：分为脂溶性和水溶性。

（4）其他膳食成分：膳食纤维、水等。

人体所需要的营养物质其中一些必须由外界供给，主要来自食物，另一些可在体内合成。食物的营养价值指食物中所含营养素和热能是否能满足人体需要。营养价值高低决定于其所含营养素的种类是否齐全、数量多少、各种营养素之间比例是否合适，是否容易被人体消化吸收等。同一种食物的营养价值还因贮存、加工和烹调方法不同而异。必需营养物质需要量指正常情况下维持机体正常组织结构与生理功能，并可防止因缺乏而出现相应生理、生化或病理变化所需的最少量。为维持体重稳定，能量的供给和消耗必须平衡。每日所需能量为基础能量消耗、特殊功能活动和体力活动等所消耗能量的总和。基础能量消耗可因性别、年龄、身高和体重而异。特殊功能活动指消化、吸收所消耗的能量，可因生长、发育、妊娠、哺乳等特殊生理需要而增加。体力活动所需能量因活动强度而异，轻、中、重体力活动所需能量分别为基础能量的 30%、50%、100% 或 100% 以上。生物效价为 80 以上的蛋白质，成人每日每千克理想体重需 1 g 左右。蛋白质生物效价的顺序依次为：动物制品、豆类、谷类、根类等。牛奶与鸡蛋蛋白质的生物效价为 93，牛肉为 76，麦片和米为 65，玉米为 50。如供应的食物中蛋白质的生物效价较低，则每日所需蛋白质的量应增加。脂肪所供应的能量不宜超过总能量的 30%。在供应的脂肪中，饱和脂肪、多价不饱和脂肪与单价不饱和脂肪的比例应为 1∶1∶1，每日胆固醇摄入量宜在 300 mg 以下。每日所需总能量除由蛋白质和脂肪所供应外，余下的由糖类供应。

2. 营养物质的消化、吸收、代谢和排泄

食物进入胃肠道在消化液、酶等作用下，转变为单糖、氨基酸、短链和中链脂肪酸、甘油，与水、盐、维生素等一起被吸收入血，中性脂肪酸和多数长链脂肪酸则经淋巴入血，到达肝和周围组织被利用，合成物质或提供能量。机体自身的物质也随时被分解提供能量或合成新的物质。各种营养物质的中间代谢受基因控制，在酶、激素和神经内分泌水平进行调节。代谢底物的质和量，辅助因子、体液组成、离子浓度等反应环境，以及中间和最终产物的质和量等对调节中间代谢也起一定作用。中间代谢所产生的物质，除被机体储存或重新利用外，最后以水、二氧化碳、含氮物质或其他代谢产物的形式，经肺、肾、肠、皮肤、黏膜等排出体外。

（二）营养性疾病和代谢性疾病的病因和发病机制

1. 营养性疾病

机体对各种营养物质均有一定的需要量、允许量和耐受量，因此营养病可因一种或多种营养物质不足、过多或比例不当而引起，其病因和发病机制可分为以下两类。

（1）原发性营养失调：摄取营养物质不足、过多或比例不当引起。如摄取蛋白质不足引起蛋白质缺乏症，能量摄取超过消耗引起肥胖症。

（2）继发性营养失调器质性或功能性疾病所致。

1）进食障碍：如口、咽、食管疾病所致的摄食困难，精神因素所致的摄食过少、过多或偏食。

2）消化、吸收障碍：消化道疾病或某些药物如新霉素、考来烯胺等所致。

3）物质合成障碍：如肝硬化失代偿期白蛋白合成障碍引起的低白蛋白血症。

4）机体对营养需求的改变：如发热、甲状腺功能亢进症、肿瘤、慢性消耗性疾病、大手术后以及生长发育、妊娠等生理性因素，使机体需要营养物质增加，如供应不足可致营养缺乏。中年以后，体力活动减少，如摄食量不相应降低，能量过多可致肥胖。

5）排泄失常：如多尿可致失水，腹泻可致失钾，长期大量蛋白尿可致低白蛋白血症。

2. 代谢性疾病

指中间代谢某个环节障碍所引起的疾病。

（1）遗传性代谢病（先天性代谢缺陷）：基因突变引起蛋白质结构和功能紊乱，特异酶催化反应消失、降低或（偶然地）升高，导致细胞和器官功能异常。

（2）获得性代谢病：可由环境因素引起，或遗传因素和环境因素相互作用所致。不合适的食物、药物、理化因素、创伤、感染、器官疾病、精神疾病等是造成代谢障碍的常见原因，如常见的水电解质和酸碱平衡紊乱，大手术后的氮代谢负平衡，慢性肾衰竭时的钙、磷代谢障碍等。血脂异常常见于甲状腺功能减退症、肾病综合征、胆道梗阻等。肥胖和糖尿病显然是遗传因素和环境因素共同作用的结果。

此外，有些遗传性代谢病以环境因素为其发病诱因，如苯丙酮尿症是由于苯丙氨酸羟化酶缺乏引起的，如能在出生后 3 周内确诊，限制摄入含苯丙氨酸的食物，则可以不出现智力障碍。

（三）营养性疾病和代谢性疾病的分类

1. 营养性疾病

一般按某一营养物质的不足或过多分类。

（1）蛋白质营养障碍：蛋白质和氨基酸不足，如蛋白质—能量营养不良症、蛋白质缺乏症、赖氨酸缺乏症；氨基酸过多，如肝硬化肝功能失代偿期酪氨酸、甲硫氨酸过多可诱发肝性脑病。

（2）糖类营养障碍：糖类摄取过多易引起肥胖症，摄取不足伴有能量不足时常致消瘦。

（3）脂类营养障碍：脂类摄取过多易引起肥胖症或血脂异常，摄取过少易引起脂溶性维生素缺乏。

（4）维生素营养障碍：各种维生素缺乏症或过多症。

（5）水、钠营养障碍：水、钠不足或过多。

（6）无机元素营养障碍：微量元素不足或过多。

（7）复合营养障碍多种营养物质障碍的不同组合。

2. 代谢性疾病

一般按中间代谢的主要途径分类。

（1）蛋白质代谢障碍。

1）继发于器官疾病：如严重肝病时的低白蛋白血症，淀粉样变性的免疫球蛋白代谢障碍。

2）先天性代谢缺陷：如白化病、血红蛋白病、先天性氨基酸代谢异常等。

（2）糖代谢障碍。

1）各种原因所致的糖尿病及糖耐量减少以及低血糖症等。

2）先天性代谢缺陷：如果糖不耐受症、半乳糖血症、糖原贮积症等。

（3）脂类代谢障碍：主要表现为血脂或脂蛋白异常。可为原发性代谢紊乱或继发于糖尿病、甲状腺功能减退症等。

（4）水电解质代谢障碍：多为获得性，也可见于先天性肾上腺皮质增生症等。

（5）无机元素代谢障碍：如铜代谢异常所致的肝豆状核变性，铁代谢异常所致的含铁血黄素沉着症等。

（6）其他代谢障碍：如嘌呤代谢障碍所致的痛风，卟啉代谢障碍所致的血卟啉病等。

（四）营养性疾病和代谢性疾病的临床特点

多与营养物质的供应情况、饮食习惯、生活条件与环境因素、消化功能、生理或病理附加因素等有关。先天性代谢病常有家族史、环境诱发因素以及发病年龄和性别特点等，如痛风主要见于男性，苯丙酮尿症在新生儿期即可检出。营养性疾病和代谢性疾病早期常先有生化、生理改变，逐渐出现病理变化。早期治疗可能使病理变化逆转。可引起多个器官、系统的病理变化，但以某些器官或系统受累的临床表现较为突出。长期营养和代谢障碍影响个体的生长、发育、衰老过程，甚至影响下一代。

（五）营养性疾病和代谢性疾病的诊断原则

要求尽可能了解疾病的病因和诱因、发病机制的主要环节、发展阶段和具体病情。营养性疾病和代谢性疾病常具有特殊的症状和体征，是提供诊断的首要线索，须进行详细的病史询问和体格检查。实验室检查是确诊依据，对临床前期患者更有价值，如有些无症状的糖尿病患者可通过筛查血糖而确诊。除常规检查外，可根据病史线索进行有关特殊检查。对一些不明原因的症状和体征应进行随访观察。

1. 病史

询问症状的发生、发展和相互关系，并从现病史和个人史中了解发病因素、病理特点、每日进食情况等。必要时做详细的家系调查。

2. 体格检查

需注意发育和营养状态、体形和骨骼、神经精神状态、智力、毛发、皮肤、视力和听力、舌、齿、肝、脾以及四肢等。

3. 实验室检查

（1）血、尿、便和各项生化检查以及激素、物质代谢的正常或异常产物等。

（2）溶血及凝血检查，如血红蛋白电泳、凝血因子检查等，主要用于遗传性血液病的鉴别诊断。

（3）代谢试验如糖耐量试验，氮平衡试验，水、钠、钾、钙、磷平衡试验等。

（4）影像学检查：骨密度测定、CT 和 MRI 等。

（5）组织病理和细胞学检查以及细胞染色体、酶系检查等。

（6）血氨基酸分析诊断氨基酸异常所引起的先天性代谢病。

（7）基因诊断诊断遗传性代谢病。

在诊断营养性疾病时，如同一群体在同一时期内发现相同的病例，则提示可能有相当数量的临床前期患者。代谢性疾病（如糖尿病、痛风等）常与种族、遗传、体质等因素有关，诊断一个病例常可追查发现另一些病例。对某些特殊类型的糖尿病，如青少年发病的成人型糖尿病（MODY）和线粒体基因突变糖尿病，可在其家族成员出现生化紊乱和临床症状前发现基因异常。一些遗传性代谢病，在症状出现前已有生化改变。应对这些疾病进行临床前期诊断，包括有计划地调查、检出杂合子携带者等。

（六）营养性疾病和代谢性疾病的防治原则

1. 病因和诱因的防治

对营养性疾病和以环境因素为主引起的代谢性疾病，多数能进行病因防治。中国营养学会《中国居民膳食指南》指导推广平衡饮食、合理摄取营养和促进健康。以先天性代谢缺陷为主的代谢性疾病，一般只能针对诱因和发病机制进行治疗，但目前基因治疗已显示出一定前景。此外，有报道用肝、脾、骨髓等移植以治疗肝豆状核变性、免疫球蛋白缺乏症和其他免疫缺陷等。

2. 临床前期和早期防治

早期诊断和采取防治措施可避免不可逆的形态和功能改变，使病情不致恶化，甚至终身不出现症状，如苯丙酮尿症、半乳糖血症。糖尿病如在早期使病情得到良好控制，可避免出现严重并发症。葡萄糖耐量减少患者经饮食、运动干预后可减少糖尿病的发生。

3. 针对发病机制的治疗

（1）避开和限制环境因素：如葡萄糖 -6- 磷酸脱氢酶缺乏症患者应避免进食蚕豆和对乙酰氨基酚、阿司匹林、磺胺、伯氨喹等药物；苯丙酮尿症患者限制进食含苯丙氨酸的食物等。

（2）替代治疗：如对蛋白缺乏症患者补充蛋白质，对血友病患者给予抗血友病球蛋白等。有些代谢病是由于作为酶反应辅助因子的维生素合成不足，或由于酶缺陷以致与维生素辅酶因子的亲和力降低所致，补充相应维生素可纠正代谢异常。如胱硫醚 β- 合成酶缺乏所致的高胱氨酸尿症，须给予低蛋氨酸饮食，并试用大剂量维生素 B_6 及叶酸。

（3）调整治疗：如用皮质醇治疗先天性肾上腺皮质增生症；用别嘌醇抑制尿酸生成以治疗痛风；用青霉胺促进肝豆状核变性患者铜排出等。

4. 遗传咨询和生育指导

对已生育过遗传性代谢病患儿、具有 X 连锁隐性遗传病家族史或某些遗传性代谢病高发区的孕妇进行产前羊水检查，对防治遗传性代谢病有重要价值。

中医学对营养性疾病和代谢性疾病早有记载。如对脚气病和糖尿病的病因、发病机制、临床表现、预防和治疗等均有论述，并提出很有实用价值的食饵疗法，不少沿用至今。目前原发性营养缺乏病已少见，但继发性营养缺乏病仍较为常见。

第二节 腺垂体功能减退症

腺垂体功能减退症指腺垂体激素分泌减少，可以是单种激素减少，也可为多种垂体激素同时缺乏。腺垂体功能减退可原发于垂体病变，也可继发于下丘脑病变，表现为甲状腺、肾上腺、性腺等靶腺功能减退和（或）鞍区占位性病变。临床症状变化较大，可长期延误诊断，但补充所缺乏的激素治疗后症状可迅速缓解。成年人腺垂体功能减退症又称西蒙病，生育后妇女因产后腺垂体缺血性坏死所致者称为席汉综合征，儿童期发生腺垂体功能减退可因生长发育障碍而导致垂体性矮小症。

一、病因

产后垂体坏死（希恩综合征）为本病最常见的病因。腺垂体在妊娠后期增生肥大，当分娩中或分娩后发生大出血，引起低血压，使垂体腺小动脉痉挛，垂体前叶发生缺血性坏死。当腺体坏死＞50%时，即出现临床症状。

另一较常见的病因是垂体及垂体周围的肿瘤，特别是嫌色细胞瘤和颅咽管瘤。医源性的垂体功能低下多为外科手术或放疗损伤垂体与下丘脑所致。孤立性的个别垂体激素缺乏由下丘脑的缺陷所致，使释放激素缺乏，其中以促性腺激素（Gn）或生长激素（GH）最为常见。

二、临床表现

临床表现各异，无特异性，往往取决于原发疾病、腺垂体破坏程度、各种垂体激素减退速度以及相应靶腺萎缩程度。据估计，50%以上的腺垂体组织破坏后才有临床症状，75%以上破坏时症状明显，破坏达95%以上时，临床症状比较严重。Gn、GH和PRL缺乏为最早表现；TSH缺乏次之；然后可伴有ACTH缺乏。席汉综合征患者往往因围生期大出血休克而有全垂体功能减退症，即全部垂体激素均缺乏；垂体及鞍旁肿瘤引起者则除有垂体功能减退外，还伴占位性病变的体征。腺垂体功能减退主要表现为各靶腺（性腺、甲状腺、肾上腺）功能减退。

（一）性腺（卵巢、睾丸）功能减退

女性有产后大出血、休克、昏迷病史，产后无乳，闭经，性欲减退，不育，阴道分泌物减少，外阴、子宫和阴道萎缩，阴道炎，性交痛，毛发脱落尤以阴毛、腋毛为甚。成年男子性欲减退、阳痿、睾丸松软缩小、胡须稀少、无男性气质、肌力减弱、皮脂分泌减少、骨质疏松。

本病诊断须根据病史、症状和体检，结合实验室和影像学检查全面分析，排除其他影响因素和疾病后才能明确，并与下列疾病相鉴别。

（二）甲状腺功能减退

与原发性甲状腺功能减退症相似，但通常无甲状腺肿。

（三）肾上腺功能减退

与原发性慢性肾上腺皮质功能减退症相似，不同的是本病由于缺乏黑素细胞刺激素，故有皮肤色素减退、面色苍白、乳晕色素浅淡，而原发性慢性肾上腺功能减退症则皮肤色素加深。

需要注意的是垂体功能减退性危象（简称垂体危象），在全垂体功能减退症基础上，各种应激如感染、败血症、腹泻、呕吐、失水、饥饿、寒冷、急性心肌梗死、脑血管意外、手术、外伤、麻醉及使用镇静药、安眠药、降糖药等均可诱发垂体危象。

临床表现：①高热型（＞40℃）。②低温型（＜30℃）。③低血糖型。④低血压、循环衰竭型。⑤水中毒型。⑥混合型。各种类型可伴有相应的症状，突出表现为消化系统、循环系统和神经精神方面的症状，如高热、循环衰竭、休克、恶心、呕吐、头痛、神志不清、谵妄、抽搐、昏迷等严重垂危状态。

三、实验室检查

1. 一般检查

（1）糖代谢：空腹血糖偏低，易出现低血糖症。

（2）电解质代谢：血清钠、氯可偏低，血钾大多正常。

（3）水代谢：水负荷试验阳性。

（4）颅脑 CT、蝶鞍 X 线照片或 MRI：能发现丘脑—垂体有关器质性病变，蝶鞍大小及骨质破坏情况。

2. 内分泌功能检查

（1）腺垂体功能测定：TSH、ACTH、Gn[包括尿促卵泡素（FSH）和黄体生成素（LH）]、PRL 及 GH 血浆水平降低。如需了解腺垂体储备功能或鉴别下丘脑功能者，可做有关兴奋试验，如 TRH 兴奋试验、GnRH 兴奋试验等。

（2）靶腺功能测定。

1）性腺功能：血雌激素、黄体酮、睾酮水平低下，阴道黏膜涂片呈角化细胞减少，基础体温测量呈不排卵曲线。

2）甲状腺功能：基础代谢率降低，大多数在 -20% 以下。血清总 T_4（TT_4）、游离 T_4（FT_4）和总 T_3（TT_3）、游离 T_3（FT_3）正常或稍低，伴 TSH 降低。

3）肾上腺皮质功能：24 小时尿游离皮质醇，24 小时尿 17 羟皮质类固醇（17-OHCS）低于正常。ACTH 兴奋试验，呈延迟反应，提示腺垂体病变。

四、诊断和鉴别诊断

根据病史、症状、体征及垂体与靶细胞的激素测定，并选择适当的功能试验，可确定本病的诊断。

本病需与原发性性腺、甲状腺、肾上腺皮质功能减退症、精神性厌食等疾病相鉴别。

五、治疗

1. 一般治疗

患者应生活规律，注意保暖，预防感冒，避免精神刺激及过劳。宜吃高维生素、高热量、高蛋白的食物。禁用或慎用止痛剂、安眠药、中枢神经抑制剂及降糖药物等。

2. 病因治疗

应积极寻找引起垂体功能减退的原因，以便早期有效的治疗，如颅内肿瘤宜手术切除、放疗（如伽马刀治疗）和化疗（如溴隐亭）。对不可恢复的垂体功能减退的患者，应采用激素替代疗法。

3. 激素替代疗法

（1）ACTH 缺乏：肾上腺皮质激素替代治疗应先于甲状腺激素治疗，以免代谢率提高而诱发肾上腺危象。氢化可的松：上午 20 mg，下午 10 mg。泼尼松：上午 5 mg，下午 2.5 mg。可根据病情轻重及应激（感染、手术、外伤）等情况调整剂量。

（2）TSH 缺乏：L- 甲状腺激素 100 μg/d，开始 50 μg/d，逐渐增量，或用甲状腺素片 40 ～ 80 mg/d 口服。关注心率变化，避免用药过量。

（3）Gn 缺乏：女性患者可用己烯雌酚 0.5 ～ 1.0 mg 口服，1 次 / 天，每月服 20 天，于服药第 16 天起，每日加肌内注射黄体酮 10 mg，1 次 / 天，共 5 天，停药后 3 ～ 5 天可有月经，并可维持第二性征与性功能，也可较好地调节精神与体力。第二疗程可于月经停止后，再按上法重复治疗。

男性患者可予丙酸睾酮 200 mg 肌内注射，3 周一次；或庚酸睾酮 25 mg，肌内注射，2 ～ 3 周一次，有利于改善男性性功能，但应注意加重前列腺肿瘤发生的可能。

4. 垂体危象的处理

（1）纠正低血糖：先静脉注射 50% 葡萄糖注射液 40 ～ 60 mL，以抢救低血糖，继以 10% 葡萄糖盐水静脉滴注。

（2）氢化可的松：氢化可的松 100 mg 加入液体中静脉滴注，100 ～ 300 mg/d。

（3）补液：如失水或低血容量者宜补充平衡盐或 5% 葡萄糖盐水，其量视病情而定。

（4）抗感染与抗休克：有感染者，酌情使用抗生素。休克者，适当选用升压药。

（5）禁用或慎用镇静剂与麻醉剂：巴比妥类安眠剂、氯丙嗪等中枢神经抑制剂及各种降糖药物应禁用，以防诱发昏迷。

第三节 亚急性甲状腺炎

亚急性甲状腺炎又称亚急性肉芽肿性甲状腺炎、（假）巨细胞甲状腺炎、非感染性甲状腺炎、移行性甲状腺炎、病毒性甲状腺炎，DeQuervain 甲状腺炎，肉芽肿性甲状腺炎甲状腺解剖解构图或巨细胞性甲状腺炎等，1904 年由 DeQuervain 首先报道。本病近年来逐渐增多，临床变化复杂，可有误诊及漏诊，且易复发，但多数患者可得到痊愈。本病可因季节或病毒流行而有人群发病的特点。

一、病因

尚未完全阐明，一般认为和病毒感染有关。证据有：发病前患者常有上呼吸道感染史，发病常随季节变动，且具有一定的流行性。

患者血中有病毒抗体存在（抗体的效价高度和病期相一致），最常见的是柯萨奇病毒抗体，其次是腺病毒抗体、流感病毒抗体、腮腺炎病毒抗体等。虽然已有报道，从亚急性甲状腺炎患者的甲状腺组织中分离出腮腺炎病毒，但亚急性甲状腺炎的原因是病毒的确实证据尚未找到。

另外，中国人、日本人的亚急性甲状腺炎与 HLA-Bw35 基因有关联，提示对病毒的易感染性具有遗传因素，但也有患者与上述基因无关。

二、临床表现

起病前 1 ～ 3 周常有病毒感染的症状和体征，如畏寒、发热、乏力和食欲缺乏。特征性表现为甲状腺部位疼痛和压痛，可放射至下颌、耳后或颈部，吞咽时加重。可出现一过性心悸、神经过敏等甲状腺毒症症状，一般不超过 2 周。甲状腺轻度肿大，可位于一侧，可触及结节，质地较硬，触压痛明显，一段时间可消失，以后又可复发。部分患者可出现一过性甲状腺功能减退，但症状较轻。

本病病程一般为 2 ～ 3 个月，少数患者可迁延 1 ～ 2 年，大多均完全恢复。

三、实验室检查

急性期由于甲状腺滤泡大量破坏，T_3、T_4升高。TSH 分泌受抑制，甲状腺摄取 ^{131}I 率明显降低，呈现"分离现象"。甲状腺彩色多普勒超声可呈弥散性或局灶性低回声区，恢复期超声显示血运增加等回声区。病程中可出现一过性甲状腺功能减低期，继后功能逐渐恢复正常。白细胞计数轻度至中度增高，红细胞沉降率明显增快，甲状腺核素扫描呈现图像残缺和显影不均一。甲状腺自身抗体（Gab、TPOAb）阴性。甲状腺活检可见特征性多核巨细胞或肉芽肿样改变。

四、诊断和鉴别诊断

有典型全身症状、甲状腺肿大和疼痛，发病前有病毒感染病史，结合实验室检查即可诊断。鉴别诊断：

（1）有时早期患者的主要症状为咽部疼痛，可误诊为上呼吸道感染或咽炎等，当出现甲状腺局部症状时才得以诊断。

（2）有时甲状腺腺瘤内出血，也可出现甲状腺部位疼痛，但是甲状腺摄碘率不降低，红细胞沉降率不增快。

（3）少数慢性淋巴细胞性甲状腺炎，起病较急，可有局部疼痛与压痛，易与本病易混淆，但慢性淋巴细胞性甲状腺炎常呈弥散性甲状腺肿大，Gab 和 TPOAb 常明显增高，红细胞沉降率升高不如亚急性甲状腺炎明显。

（4）甲状腺癌有时可有局部疼痛与压痛，甲状腺穿刺活组织检查有助于诊断。

（5）极少数患者可在本病发病前、后或同时合并 Graves 病，Grab 测定水平增高。甲状腺穿刺活组织检查同时存在多核巨细胞肉芽肿、甲状腺滤泡增生及放射状黏液丝，甲状腺摄 ^{131}I 率检查增强和高峰前移有助于诊断。

五、治疗

轻症患者不需特殊处理，可适当休息，并用吲哚美辛 25 mg，3 次/天，口服，疗程一般在 2 周左右。症状较重者，可给泼尼松 20～40 mg/d，口服，症状缓解 1～2 周后可逐渐减量，疗程一般为 1～2 个月，如停药后复发，再次治疗仍有效。有甲状腺毒症者可服用普萘洛尔。如患者出现一过性甲状腺功能减退，可适当补充左甲状腺素替代治疗。

第四节 糖尿病

糖尿病（DM）是一组由多病因引起的以慢性高血糖为特征的代谢性疾病，是由于胰岛素分泌和（或）作用缺陷所引起。长期碳水化合物以及脂肪、蛋白质代谢紊乱可引起多系统损害，导致眼、肾、神经、心脏、血管等组织器官慢性进行性病变、功能减退及衰竭；病情严重或应激时可发生急性严重代谢紊乱，如糖尿病酮症酸中毒（DKA）、高渗高血糖综合征。

中医学对糖尿病已有认识，认为其属"消渴"证的范畴，早在公元前 2 世纪，《黄帝内经》已有论述。

糖尿病是由遗传和环境因素的复合病因引起的临床综合征，但目前其病因和发病机制仍未完全阐明。

糖尿病是常见病、多发病，是严重威胁人类健康的世界性公共卫生问题。目前在世界范围内，糖尿病患病率、发病率和糖尿病患者数量急剧上升。近 30 年来，随着我国经济的高速发展、生活方式西方化和人口老龄化，肥胖率上升，我国糖尿病患病率也呈快速增长趋势：现成年人糖尿病患病率达 9.7%，而糖尿病前期的比例更高达 15.5%。更为严重的是，我国约有 60% 的糖尿病患者未被诊断，而已接受治疗者，糖尿病的控制状况也很不理想。另外，儿童和青少年 2 型糖尿病的患病率显著增加，目前已成为超重儿童的关键健康问题。为此，我国卫生部早于 1995 年制定了国家《糖尿病防治纲要》以指导我国糖尿病的防治工作。

一、病因

老年糖尿病的发病存在三方面因素：遗传、环境因素和生理性老化引起胰岛素抵抗和胰岛素作用不足。

1. 遗传基因

研究结果表明，中国人糖尿病遗传方式以多基因遗传为主。

2. 环境因素

促使有遗传基础的老年人发生糖尿病后天发病因素很多。

3. 胰岛素原因素

人体逐渐衰老时，其总胰岛素量虽有一定水平，但其中胰岛素原相对增多。人类胰岛素原抑制肝葡萄糖生产作用的活性只有胰岛素的 1/10，在相同的基础状态下，年轻人的胰岛素原总分泌数和老年人相同，但在葡萄糖负荷后，血液循环中可测知的胰岛素原老年人为 22%，而青年人只有 15%，胰岛素原较多，也可能是老年人糖尿病增多的原因之一。

4. 基础代谢因素

人在逐渐衰老的过程中，基础代谢率逐渐下降，参与人体活动的各级组织尤其是肌肉代谢下降，机体对葡萄糖的利用能力下降。

5. 人体组织改变因素

人体逐渐衰老过程中，即使不超重，由于体力活动减少，身体组织即肌肉与脂肪之比也在改变，脂肪相对增加则会使胰岛素敏感性下降。

二、临床表现

1 型糖尿病多数发病急，代谢紊乱症状也较典型；2 型糖尿病多数起病隐匿，常难确定日期，早期或轻症者常无明显症状，当出现各种并发症或伴发症时才引起注意。另有一部分人群仅于健康检查时才发现有高血糖。

1. 多尿

血糖升高后因渗透性利尿引起多尿，小便次数增多，昼夜可达二十余次，总量可达 5 ~ 10 L/d，尿量与血糖、酮尿成正比，重者可引起脱水。

2. 烦渴、多饮

由于小便过多，体内水分丢失及血浆渗透压升高等引起烦渴，排尿越多，饮水越多。

3. 易饥多食

由于机体摄入的葡萄糖大量随尿丢失而未被利用，使患者处于半饥饿状态，能量缺乏，引起食欲亢进。若患者食欲突然减退，应警惕酮症酸中毒的可能。

4. 消瘦、乏力

虽然不少患者起病时身体肥胖，但机体不能充分利用葡萄糖，使脂肪和蛋白质分解增加，消耗过多，呈负氮平衡，机体逐渐消瘦，体重减轻。又因血糖不能完全氧化，使能量释放减少，同时组织失水、电解质失调，而感全身乏力。

5. 其他

（1）皮肤瘙痒，多见于女性外阴部，由于尿糖并发局部湿疹或真菌感染所致。少数可因皮肤干燥而致全身瘙痒。

（2）有时出现四肢酸麻、腰背酸痛、月经失调等。

6. 并发症

（1）急性并发症。

1）糖尿病酮症酸中毒和高渗性非酮症糖尿病昏迷。

2）感染：常发生疖痈、手、足或体癣、肺结核、胆囊炎、牙周炎、泌尿系统感染、真菌性阴道炎等。

（2）慢性并发症。

1）大血管病变：包括大、中动脉粥样硬化，其发生早、进展快。主要侵犯主动脉、冠状动脉、大脑动脉、肾动脉和肢体外周动脉，可引起冠心病、缺血性或出血性脑血管病、肾动脉硬化、肢体动脉硬化等。

2）微血管病变：即微小动脉和微小静脉之间的血管，是糖尿病微血管病变的典型改变。主要表现在视网膜、肾、神经、心肌组织，而糖尿病肾病和视网膜病尤为重要。①糖尿病性肾脏病变：毛细血管间肾小球硬化症是糖尿病主要的微血管病变之一，肾损害晚期，可引起肾功能不全。②糖尿病性视网膜病变：是糖尿病微血管病变的重要表现，是失明的主要原因之一。③神经病变：多发性周围神经病变，动眼神经（Ⅲ）、外展神经（Ⅵ）麻痹及自主神经病变等。④其他：糖尿病性心血管病变和心肌代谢紊乱可引起广泛性心肌坏死等损害，称为糖尿病性心肌病。可诱发心力衰竭、心律失常、心源性休克和猝死。

3）眼的其他病变：白内障、青光眼、屈光改变及虹膜睫状体病变等。

4）皮肤、肌肉、关节病变：皮肤小血管扩张，面色红润，皮下出血和瘀斑，皮肤发绀或缺血性溃疡，皮肤水疱病，黄色瘤，糖尿病性肌萎缩，营养不良性关节炎（也称沙尔科关节）等。

三、实验室检查

1. 尿糖测定

是诊断糖尿病的重要线索（但要排除其他因素）。

（1）早餐前尿糖定性阳性。

（2）24 小时尿糖定量＞0.1 g。

2. 血糖测定

是诊断糖尿病的主要依据。

（1）空腹血糖≥7.0 mmol/L。

（2）餐后 2 小时血糖为 11.1 mmol/L。

3. 葡萄糖耐量试验

用于血糖高于正常范围而又未达到诊断水平者，口服葡萄糖耐量试验（OGTT）耐量减少。

4. 胰岛素测定

（1）空腹血清胰岛素：正常为 5～25 mU/L。1 型糖尿病患者减少或不能测得；2 型糖尿病可偏低、正常或高于正常。

（2）胰岛素释放试验：1 型糖尿病呈低平曲线或不能测得，无高峰；2 型糖尿病高峰较正常低或高峰延迟。

5. C- 肽测定

（1）空腹血清 C- 肽：正常为（0.56±0.29）nmol/L，1 型糖尿病患者减少或不能测得；2 型糖尿病可正常或偏低。

（2）C- 肽释放试验：同胰岛素释放试验曲线。

6. 自身免疫标记物测定

如胰岛细胞自身抗体（ICA）、谷氨酸脱羧酶自身抗体（GAD65）、胰岛素自身抗体（IAA）大(1)型糖尿患者中常呈阳性。

7. 糖化血红蛋白（GHb）测定

GHb 的量与血糖浓度成正相关，为不可逆反应。正常人 GHb 为 8%～10%，GHb 可反应取血前 8～12 周血糖的总水平，以弥补空腹血糖只反应瞬时血糖值的不足。

四、诊断和鉴别诊断

1. 诊断标准

1999 年 10 月，我国糖尿病学会采纳新的诊断标准：①糖尿病症状＋随机血浆葡萄糖水平为 11.1 mmol/L（200 mg/dL）。②空腹血浆葡萄糖水平＞7.0 mmol/L（126 mg/dL）。③ OGTT 试验中，2 小时血糖值水平＞11.1 mmol/L（200 mg/dL）。

2. 鉴别诊断

主要排除其他原因引起的尿糖阳性，血糖升高或糖耐量降低。

（1）内分泌疾病：如肢端肥大症、皮质醇增多症、甲状腺功能亢进症。

（2）胰腺疾病：如胰腺炎、胰腺癌、胰腺切除术后。

（3）颅脑疾病：脑出血、脑肿瘤、脑外伤等。

（4）消化系统疾病：胃空肠疾病、弥散性肝脏疾病。

（5）药物性：糖皮质激素、女性避孕药、雌激素、氯苯甲噻二嗪、噻嗪类利尿剂。

（6）肾性糖尿：因肾糖阈降低所致，血糖及糖耐量均正常。

五、治疗

糖尿病目前强调早期治疗、长期治疗、综合治疗、治疗措施个体化的原则。使患者的身体健康达到世界卫生组织所提出的"条件健康"标准，患者可以参加工作，参与各种社会活动。对儿童及青少年需保证其正常生长发育及较强的体力活动。糖尿病的有效治疗可以防止其急、慢性并发症的发生、发展，并可能使寿命延长。

1. 治疗目标

（1）纠正体内高血糖及其代谢紊乱。

（2）保持正常体力，维持正常体重，肥胖患者减轻体重，儿童者保证生长发育。

（3）控制症状，预防和减少并发症发生、发展，降低死亡率。

2. 治疗原则

（1）必须个体化，具体情况，具体处理。

（2）每一例都必须控制饮食，大部分病例除心、肺、肾功能不全者外，均应做适当体力活动。

（3）指导患者及其家属，会观察病情，会适当用药。糖尿病现代综合治疗的措施包括糖尿病的教育、合理饮食、适当运动、必要的降糖药物和病情监测5个方面。

3. 治疗方法

（1）饮食疗法：是重要的基础治疗之一，所有糖尿病患者，无论服用降血糖药与否，均须控制饮食。

1）制定总热量：每日总热量应根据患者标准体重、生理条件、劳动强度及工作性质而定。按患者性别、年龄和身高查表或用简易公式计算理想体重 [理想体重（kg）= 身高（cm）-105] 成人需要热量（每日每千克体重）：休息者 105 ～ 126 kJ（25 ～ 30 kcal）、轻体力劳动或脑力劳动为主者 126 ～ 147 kJ（30 ～ 35 kcal）、中度体力劳动者 147 ～ 167 kJ（35 ～ 40 kcal）、重体力劳动者 167 kJ（40 kcal）以上。孕妇、乳母、营养不良及低体重者总热量可适当增加 10% ～ 20%。肥胖者除增加运动外，还应酌情逐渐减少进食量，使患者体重下降至标准体重以上 5% 左右。

2）饮食中成分及分配。①蛋白质：约占总热量的 15%，成人一般为 0.8 ～ 1.2 g/（kg·d），儿童、孕妇、乳母、营养不良及有消耗性疾病者可酌情增加至 1.5 ～ 2.0 g。每日摄取的蛋白质 1/3 来自动物食品，其中含必需氨基酸，以保证营养中需要。②碳水化合物：占总热量的 50% ～ 60%，糖尿病患者每日可进食碳水化合物 200 ～ 350 g或更多，提倡用糙制米、面和一定量杂粮。③脂肪：占总热量的 30%，0.6 ～ 1.08 g/（kg·d），脂肪总量 40 ～ 60 g/d。④高纤维饮食：10 ～ 20 g/d，以蔬菜为主。

3）合理分配三大营养物质产生热量：碳水化合物及蛋白质产热 16.736 kJ/g（4 kcal/g），脂肪产热 37.7 kJ/g（9 kcal/g）。

估计法：按体力需要，休息患者主食 200 ～ 250 g/d，轻体力劳动者 250 ～ 300 g/d，中等体力劳动者 300 ～ 400 g/d，重体力劳动者 400 g/d 以上。

4）三餐总热量分配一般为 1/5、2/5、2/5 或 1/3、1/3、1/3。也可按四餐分为 1/7、2/7、2/7、2/7。

肥胖患者应进一步减少总热量。消瘦患者适当调整饮食使体重恢复正常。

（2）磺脲类药物（SU）。

1）作用机制。①SU与大细胞膜上受体结合，关闭钾离子通道，减少细胞内钾离子外流，细胞膜去极化，开放钙离子通道，细胞内钙离子增加，促进胰岛素分泌。②SU可加强胰岛素与胰岛素受体的亲和力，改善胰岛素受体和受体后缺陷，并可能增加靶细胞胰岛素受体数目，增强对胰岛素敏感性。③SU可抑制肝糖原异生，减少肝糖原输出。④增加外周组织对葡萄糖的摄取和利用。

2）适应证。①2型糖尿病患者，经饮食、运动等基本治疗未能控制者。②未用过胰岛素或胰岛素剂量在 20～30 U/d 以下者。③体重正常或轻度肥胖的患者。④可适当与胰岛素或双胍类等降血糖药联合应用。

3）禁忌证。①糖尿病酮症酸中毒或高渗性昏迷患者。②有严重感染、高热、较大手术或创伤、妊娠、分娩，各种严重心、肾、肝、脑和血液病等急、慢性病变者均不宜应用。③对SU类药物有过敏反应或重度不良反应者。④1型糖尿病，尤其青少年患者，一般不用或不单独应用SU类降血糖药物治疗。

4）常用磺脲类制剂及用法。第一代磺脲类：甲苯磺丁脲（D-860）0.5～1.0 g，口服，3 次/天，餐前半小时服，已很少应用。第二代磺脲类：格列苯脲 2.5～20 mg/d，格列喹酮 30～180 mg/d，降血糖作用强且持久，对高龄患者或有肾、肝、心、脑较重并发症者应慎用。第三代磺脲类：格列苯脲能与胰岛 p 细胞膜上小分子蛋白受体迅速结合，有效地刺激 P 细胞分泌胰岛素，即使在缺乏胰岛素的情况下也能通过增加葡萄糖转运子（GLUT4）数量，增加糖代谢中关键酶的活性，从而产生胰外降糖作用。

5）不良反应。①低血糖反应：由于饮食不当、SU剂量过大、使用长效制剂或同时应用增强SU降血糖作用的药物可诱发低血糖。②胃肠道反应：恶心、呕吐、厌食、腹痛、腹泻等，可对症治疗或减量，如有胆汁郁滞性黄疸和肝功能损害应停药处理。③皮肤表现：皮肤瘙痒、皮疹和光敏性皮炎等属过敏反应性质应予停用。④造血系统：白细胞减少、粒细胞缺乏、再生障碍性贫血、溶血性贫血、血小板减少等，一旦出现应立即停药并给予相应治疗。⑤其他：头痛、眩晕、嗜睡、软弱乏力等，可对症处理。

（3）双胍类。

1）作用机制：双胍类药物主要促进肌肉等外周组织摄取葡萄糖，加速无氧糖酵解；抑制肝糖原异生及糖原分解；延缓葡萄糖在胃肠道吸收；与磺脲类及胰岛素合用有协同作用。

2）适应证。①轻、中度2型糖尿病。②经磺脲类治疗控制不良者。③1型糖尿病血糖波动大者。④糖耐量异常者。

3）禁忌证。①重度糖尿病，必须用胰岛素治疗者。②糖尿病并发酮症酸中毒或高渗性昏迷，或有其他重度并发症及应激状态时。③糖尿病并发肾脏、眼底、心、脑血管等器质性病变者。

4）制剂与用法。①苯乙双胍 25 mg，口服，2～3 次/天，此药不良反应较大，现已少用。②二甲双胍 0.25 g，口服，2～3 次/天。

5）不良反应：胃肠道反应，如口干口苦、口中有金属味、厌食、恶心、呕吐、腹泻等。宜饭后服药及从小剂量开始服用。少数有皮肤红斑、荨麻疹等过敏反应。由于双胍类药物能促进无氧糖酵解，产生乳酸，故肝、肾功能不全、低血容量休克或心力衰竭等缺氧情况时，可诱发乳酸性酸中毒。

（4）α- 葡萄糖苷酶抑制剂。

1）作用机制：抑制小肠上皮细胞刷状缘内的 α- 葡萄糖苷酶，使肠道葡萄糖的吸收减慢。

2）适应证。①1 型糖尿病：配合胰岛素治疗，可减少胰岛素用量和稳定血糖，并有助于减轻餐后早期高血糖和餐后晚期低血糖。②2 型糖尿病：空腹血糖不高，而餐后血糖增高者。可配合饮食和运动疗法单独应用此药。对于空腹及餐后血糖均明显增高者，可配合应用磺脲类、双胍类或胰岛素，其降低餐后血糖作用明显优于双胍类。③反应性低血糖：糖耐量减少及早期 2 型糖尿病患者，在餐后 3 ～ 4 小时可发生反应性低血糖，主要是胰岛素不适当分泌所致。应用阿卡波糖可有效防止或明显减轻这类低血糖发作。

3）禁忌证。①不能作为 1 型糖尿病的主要治疗药物。②严重胃肠功能紊乱、慢性腹泻、慢性胰腺炎及烟酒过度嗜好者。③妊娠及哺乳期妇女。④严重肝、肾功能不全者。

4）制剂与用法：阿卡波糖常用剂量：开始 50 mg，口服，2 ～ 3 次 / 天，以后逐渐根据药效进行调整，可达 100 mg，口服，3 次 / 天。同类药物还有米格列醇、伏格列波糖等。

5）不良反应：腹胀、腹泻、胃肠痉挛性疼痛等，偶有顽固性便秘等。其他为乏力、头痛、眩晕。一旦发生低血糖，必须静脉注射葡萄糖治疗。

（5）胰岛素增敏剂（为噻唑烷二酮类降血糖药）。

1）作用机制。与过氧化物酶体增生物激活受体（PPAR7）结合，从细胞转录水平增强胰岛素的作用，提高外周组织对胰岛素的敏感性，称为胰岛素增敏剂。

2）适应证。①2 型糖尿病患者，尤其是肥胖者。②2 型糖尿病伴高胰岛素血症或胰岛素抵抗明显者。③与磺脲类、二甲双胍或胰岛素联合应用。

3）禁忌证。①对噻唑烷二酮类药物有过敏者。②糖尿病急性并发症者。③1 型糖尿病患者。④有明显肝功能损害、心功能不全者。⑤妊娠或哺乳期妇女及 18 岁以下者。

4）制剂与用法。①罗格列酮 4 ～ 8 mg，口服，1 ～ 2 次 / 天。②吡格列酮 15 ～ 30 mg，口服，1 次 / 天。

5）不良反应有水肿、肝功能损害、贫血等。

（6）胰岛素治疗。

1）适应证。①1 型糖尿病患者。②2 型糖尿病经饮食及口服降糖药治疗未能良好控制者。③糖尿病急性并发症：如酮症酸中毒、高渗性昏迷、乳酸性酸中毒伴有高血糖者。④糖尿病并发重要脏器功能损害者。⑤伴有重度并发症如感染、创伤或大手术、分娩等。

2）治疗原则。①初用胰岛素，剂量尚未掌握前，宜用普通胰岛素，以便快速掌握剂量和控制病情。②有重度急性并发症或并发症时应用普通胰岛素。③血糖、尿糖波动大者采用普通胰岛素治疗。④剂量稳定后，如 40 U 以下者，可应用长效或中效胰岛素，1 ～ 2 次 / 天。

第五节 痛风

痛风为嘌呤代谢紊乱和（或）尿酸排泄障碍引起的一组异质性疾病。

一、病因和发病机制

分原发性和继发性两大类病因。原发性基本属遗传性，遗传方式大多数未明。继发性主要因肾脏病、血液病等疾病或药物、高嘌呤食物等引起。高尿酸血症是本病的代谢特征。引起高尿酸血症的原因如下。

1. 肾脏尿酸排泄

减少尿酸排泄障碍是引起高尿酸血症的重要因素，80% ～ 90% 的痛风患者有尿酸排泄障碍。高尿酸血症是因尿酸盐排出减少引起的。与肾小球滤过率降低、肾小管重吸收增多、肾小管尿酸分泌减少以及尿酸盐结晶在泌尿系统沉积有关。

2. 尿酸生成过多

体内氨基酸、磷酸核糖及其他小分子化合物合成，以及核酸分解代谢直至最终形成尿酸是一个复杂过程。若限制嘌呤饮食 5 天后，如每日尿酸排出超过 3.57 mmol（600 mg），可认为尿酸排出过多。约 10% 的痛风患者尿酸生成过多，而且绝大多数是内源性的。引起尿酸生成增多的原因主要是多种嘌呤代谢酶的缺陷。

3. 继发性痛风

①先天性因素如莱施—奈恩综合征（X 伴性遗传的次黄嘌呤、鸟嘌呤磷酸核糖转换酶完全缺乏）时尿酸产生增加。②骨髓增生性疾病如白血病、多发性骨髓瘤、肿瘤化疗或放疗之后尿酸水平可明显升高。慢性肾小球和肾小管疾病可引起尿酸排泄减少，血尿酸升高。③乙醇使肝内 ATP 降解增加、酸性代谢产物增加以及某些乙醇饮料如啤酒中含有大量嘌呤。④某些药物如噻嗪类利尿剂、呋塞米、乙胺丁醇，小剂量阿司匹林等可竞争性抑制肾小管排泌尿酸，可使血尿酸升高。

本节重点讨论原发性痛风。

二、临床表现

1. 痛风

本病可发生于任何年龄，但以 40 岁左右男性好发（约占 95%），女性多在绝经期后发病，5% ～ 25% 可有痛风家族史，发病前常有漫长的高尿酸血症史。根据痛风的不同表现，分为四个阶段。

（1）无症状期：仅有血尿酸水平升高，即男性或绝经后女性的尿酸大于 420 mmol/L（7.0 mg/dL）。其发展至痛风需数年至数十年，甚至有些人终身不发生急性关节炎或痛风石。但症状的出现与高尿酸血症水平和持续时间有关。

（2）急性关节炎期：典型发作起病急骤，常于午夜因剧痛而惊醒，最易受累部位是

第一跖趾关节，其次为足弓、踝、跟、膝、腕、指、肘等关节。病变处有红肿热痛，可有关节腔积液，也可伴发热、白细胞增多等全身症状。一般疼痛明显，少数症状轻微。通常春秋季发病，饮酒、高嘌呤饮食、受凉、感染、脚扭伤、过度疲劳是重要诱因。

（3）间歇期：急性关节炎发作常呈自限性，数小时、数天、数周自然缓解。缓解时局部可出现本病特有的脱屑和瘙痒表现。缓解期可数月、数年乃至终身，但多数反复发作形成慢性关节炎。个别者无缓解期直至延续到慢性关节炎期。

（4）慢性关节炎期：患者未经治疗或治疗不规则，使急性关节炎反复发作而进展为慢性关节炎期。此期症状越来越重，全身其他部位的关节和软骨也受累，晚期可出现关节畸形。持续高尿酸血症导致尿酸盐析出而沉积在软骨、关节滑膜、肌腱及各软组织处，形成痛风石，最常见于关节内及附近与耳轮。呈黄白色大小不一的隆起，小如芝麻，大如鸡蛋，初起质软，随着纤维增生坚硬如石。关节附近因易磨损，加之结节隆起使表皮菲薄，易破溃成瘘管，有白色糊状物排出，瘘管周围组织呈慢性肉芽肿不易愈合，但很少继发感染，可恢复性差。关节部位反复发作导致关节僵硬、破溃、畸形等。

2. 肾脏并发症

（1）痛风肾病：尸检证实，90%～100%的痛风患者有肾损害，呈慢性间质性炎症。早期可表现为间歇性蛋白尿，一般进展缓慢。随病情发展，蛋白尿逐渐转为持续性，肾浓缩功能受损，出现夜尿增多等渗尿等。进而发生水肿、高血压、氮质血症等肾功能不全表现。

（2）尿酸性尿路结石：10%～25%的痛风患者发生肾尿酸结石，呈泥沙样，常无症状，较大者有肾绞痛、血尿等。

3. 其他

痛风与胰岛素抵抗有关，某些患者可同时伴有2型糖尿病、高血压、高脂血症、动脉硬化及冠心病等，称为代谢综合征。

三、实验室检查

1. 血尿酸测定

男性正常为150～380 μmol/L（2.4～6.4 mg/dL），女性为100～300 μmol/L（1.6～5.0 mg/dL）。一般男性＞420 μmol/L（7 mg/dL）、女性＞350 μmol/L（6 mg/dL），可确定为高尿酸血症。少数患者在关节炎急性发作期的血尿酸可在正常范围内，需要反复监测。

2. 尿尿酸测定

限制嘌呤饮食5天后，每日尿酸排出量仍超过3.57 mmol（600 mg），可认为尿酸生成增多。

3. 滑囊液检查

急性关节炎期，行关节腔穿刺，抽取滑囊液检查，在偏振光显微镜下，可发现白细胞内有双折光现象的针形尿酸盐结晶。

4. 痛风石活检

通过关节腔穿刺术抽取滑囊液进行偏振光显微镜检查，可见白细胞中有双折光的针状结晶。

5. X 线检查

早期急性关节炎仅见非特征性软组织肿胀；慢性期或反复发作后，典型者骨质边缘可呈圆形或不整齐的穿凿样透亮缺损，绝大多数肾结石为纯尿酸结石，而 X 线不显影，可行静脉肾盂造影，部分与草酸钙、磷酸钙混合者行腹部平片检查时可被发现。

6. 超声显像、CT 和 MRI 检查

有助于关节内痛风石和尿路结石诊断。

四、诊断和鉴别诊断

中老年男性，有家族史及代谢综合征表现，突然发生第一跖趾、踝等单关节红肿热痛，即应考虑痛风可能，血尿酸不高也不能除外痛风。

下列检查可确诊：①血尿酸高。②关节腔穿刺取滑囊液或痛风石活检行偏振光显微镜检查，可见白细胞内有尿酸盐结晶。③受累关节 X 线及关节镜检查可协助诊断。④有困难可用秋水仙碱诊断性治疗，如有特效则即可确立诊断。

非典型病例需考虑以下鉴别诊断。

1. 急性关节炎

（1）风湿性关节炎：多见于青少年女性，以膝关节炎为主，常伴环形红斑等。

（2）类风湿性关节炎：多见中青年女性，好发小关节，呈梭形肿胀，类风湿因子滴度高。

（3）创伤性关节炎：因痛风常在创伤后发作故易误诊，重要的是在痛风时疼痛程度和创伤程度呈不平行关系。

（4）化脓性关节炎：全身中毒症状重，而滑囊液无尿酸盐结晶。

（5）假性关节炎：老年膝关节炎，滑囊液中可见焦磷酸钙结晶，本病罕见。

2. 慢性关节炎

（1）类风湿性关节炎：关节呈慢性僵直畸形，多见于中年女性，血尿酸不增高，X 线缺乏穿凿样特征性缺损。

（2）银屑病关节炎：约 20% 伴高尿酸血症，表现为不对称性趾（指）端关节破坏及骨质吸收，X 线末节趾（指）呈笔帽状。

（3）骨肿瘤：多处穿凿样破坏以致骨折、畸形而误诊为骨肿瘤。但对无急性关节炎及高尿酸血症病史，诊断困难者须行活组织检查。

五、治疗

1. 一般处理

（1）保持理想体重，超重者应减肥、控制血脂、避免过量饮酒（特别是啤酒），控制总热量。限食动物内脏、海蟹、沙丁鱼、鱼卵、豆制品等。

（2）多饮水，每日在 2000 mL 以上。

（3）避免使用利尿剂、小剂量阿司匹林等。

（4）避免促进尿酸盐形成结晶的诱因，勿受凉、过劳、紧张，穿鞋要舒适，勿使关节受伤。

（5）服用碱性药物，如乙酰唑胺 250 mg，口服，每晚 1 次，或碳酸氢钠每次 0.5 g,

口服，3 次 / 天，以保持尿液碱性（pH 保持在 6.0 ～ 6.5），防止结石形成。

（6）对于已确认的高尿酸血症而又无痛风者，可酌情使用尿酸合成抑制药和（或）促进尿酸排泄药。

2. 急性痛风性关节炎

炎症期处理应卧床休息，抬高患肢。

（1）秋水仙碱：是治疗痛风的特效药。可减少或终止因白细胞和滑膜内皮细胞吞噬尿酸盐后炎性趋化因子的释放。一旦怀疑或已经发作应尽早使用，0.5 mg/h 或 1 mg/2 h，口服，总量 4 ～ 6 mg/d，持续 24 ～ 48 小时，症状控制以后可给每次 0.5 mg，口服，2 ～ 3 次 / 天，维持数天后停药，在出现胃肠道症状时停止使用。本药还可对诊断困难病例做试验性治疗。秋水仙碱毒性很大，可引起恶心、呕吐、腹泻、肝细胞伤害、骨髓抑制、脱发、呼吸抑制等。故有骨髓抑制、肝肾功能不全、白细胞减少者禁用。治疗无效者，不可再用，应改用非甾体抗炎药。

（2）非甾体抗炎药（NSAID）：最常用的是吲哚美辛，初始剂量 75 ～ 100 mg，口服，3 次 / 天，症状消退后减量，可导致胃出血，有消化性溃疡者禁用。

（3）糖皮质激素：上述两类药无效或禁忌时用。可用泼尼松 30 mg/d，有糖尿病、消化性溃疡时慎用。为防止"反跳"可与秋水仙碱合用。

3. 间歇期和慢性期处理

目的是控制血尿酸在正常水平。

（1）排尿酸药：主要是通过抑制肾小管对尿酸的重吸收，增加尿酸的排泄。

1）苯溴马隆，作用强，25 ～ 100 mg，口服，1 次 / 天。偶有皮疹、发热、胃肠道刺激等不良反应。

2）丙磺舒初用 0.25 g，口服，2 次 / 天，两周内增至 0.5 g，口服，3 次 / 天，最大量 2 g/d。

（2）抑制尿酸合成药：别嘌呤醇，其机制是抑制黄嘌呤氧化酶，阻断黄嘌呤转化为尿酸。用法为 0.1 g，口服，3 次 / 天，渐增至 0.2 g，口服，3 次 / 天，也可 0.3 g，口服，1 次 / 天。不良反应有胃肠道刺激（可引起上消化道出血）、皮疹、发热、肝损害、骨髓抑制等，多发生在老年和肾功能不全者，故此时宜减半量应用。

（3）痛风石较大时，可手术剔出。关节活动障碍者可进行理疗和体疗等。

第七章 血液系统疾病

第一节 概述

血液病学是以血液和造血组织为主要研究对象的医学科学的一个独立分支学科。血液系统主要由造血组织和血液组成。

一、血液系统结构

（一）造血组织与造血功能

造血组织是指生成血细胞的组织，包括骨髓、胸腺、淋巴结、肝脏、脾脏、胚胎及胎儿的造血组织。

不同时期的造血部位不同，造血期可分为胚胎期、胎儿期及出生后三个阶段，即中胚叶造血期、肝脾造血期及骨髓造血期。卵黄囊是胚胎期最早出现的造血场所。卵黄囊退化后，由肝、脾代替其造血功能。胎儿第 4 ～ 5 个月起，肝、脾造血功能逐渐减退，骨髓、胸腺及淋巴结开始出现造血活动，出生后仍保持此功能。此后，血细胞几乎都在骨髓内形成。青春期后胸腺逐渐萎缩，淋巴结生成淋巴细胞和浆细胞。骨髓成为出生后造血的主要器官，当骨髓没有储备力量时，一旦有需要额外造血，即由骨髓以外的器官（如肝、脾）来参与造血，发生所谓髓外造血。

（二）造血细胞生成与造血调节

现已公认，各种血液细胞与免疫细胞均起源于共同的骨髓造血干细胞（HSC），自我更新与多向分化是 HSC 的两大特征。

血细胞生成除需要 HSC 外，尚需正常造血微环境及正、负造血调控因子的存在。造血组织中的非造血细胞成分，包括微血管系统、神经成分、网状细胞、基质及其他结缔组织，统称为造血微环境。造血微环境可直接与造血细胞接触或释放某些因子，影响或诱导造血细胞的生成。

调控造血功能的体液因子，包括刺激各种祖细胞增生的正调控因子，如促红细胞生成素（EPO）、集落刺激因子（CSF）及白细胞介素 3（IL-3）等，同时也有各系的负调控因子，两者互相制约，维持体内造血功能的恒定。

可以根据表面抗原的特征来识别 HSC。髓系的祖细胞有 CD34、CD33 等抗原，淋巴系的祖细胞除 CD34 外，还有 CD38 和 HLA-DR 等抗原。多潜能 HSC 的表面有 CD34 抗原，但缺乏属于各系细胞特有的抗原（Lin抗原）。现在了解到CD34$^+$细胞占骨髓有核细胞的1%，在外周血中大约是 0.05%。

二、血液系统疾病的分类

血液系统疾病指原发（如白血病）或主要累及血液和造血器官的疾病（如缺铁性贫血）。血液系统疾病分类如下。

（一）红细胞疾病

如各类贫血和红细胞增多症等。

（二）粒细胞疾病

如粒细胞缺乏症、中性粒细胞分叶功能不全（Pelger-Huet 畸形）、惰性白细胞综合征及类白血病反应等。

（三）单核细胞和巨噬细胞疾病

如炎症性组织细胞增多症、恶性组织细胞病等。

（四）淋巴细胞和浆细胞疾病

如各类淋巴瘤，急、慢性淋巴细胞白血病，多发性骨髓瘤等。

（五）造血干细胞疾病

如再生障碍性贫血、阵发性睡眠性血红蛋白尿、骨髓增生异常综合征、骨髓增生性肿瘤以及急性非淋巴细胞白血病等。

（六）脾功能亢进

如传染性单核细胞增多症、亚急性感染性心内膜炎、粟粒性肺结核、布鲁菌病、血吸虫病、黑热病及疟疾等。

（七）出血性及血栓性疾病

如血管性紫癜、血小板减少性紫癜、凝血障碍性疾病、弥散性血管内凝血以及血栓性疾病等。

血液病学除了血液系统疾病外还包括输血医学。

三、血液系统疾病的诊断

血液病具有许多与其他疾病不同的特点，这是由血液和造血组织本身的特点决定的。由于血液以液体状态存在，不停地在体内循环，灌注着每一个器官的微循环，因此血液病的表现多为全身性。同时由于血液是执行不同生理功能的血细胞和血浆成分的综合体，并且与造血组织共同构造一个完整的动态平衡系统，血液病的症状与体征多种多样，往往缺乏特异性；实验室检查在血液病诊断中占有突出地位；继发性血液学异常比原发性血液病更多见，几乎全身所有器官和组织的病变都可引起血常规的改变，甚至有些还可引起严重或持久的血常规异常，酷似原发性血液病。

（一）病史采集

血液病的常见症状有贫血，出血倾向，发热，肿块，肝、脾、淋巴结肿大，骨痛等。对每一个患者应了解这些症状的有无及其特点。还应询问有无药物、毒物或放射性物质接触史，营养及饮食习惯，手术史，月经孕产史及家族史等。

（二）体格检查

皮肤黏膜颜色有无改变、有无黄疸、出血点及结节或斑块；舌乳头是否正常；胸骨有无压痛；浅表淋巴结、肝、脾有无肿大，腹部有无肿块等。

（三）实验室检查

（1）正确的血细胞计数、血红蛋白测定以及血涂片细胞形态学的详细观察是最基本的诊断方法，常可反映骨髓造血病理变化。

（2）网织红细胞计数：反映骨髓红细胞的生成功能。

（3）骨髓检查及细胞化学染色：包括骨髓穿刺液涂片及骨髓活体组织检查，对某些血液病有确诊价值（如白血病、骨髓瘤、骨髓纤维化等）及参考价值（如增生性贫血）。细胞化学染色对急性白血病的鉴别诊断是必不可少的，如过氧化物酶、碱性磷酸酶、非特异性酯酶等。

（4）出血性疾病检查：出血时间、凝血时间、凝血酶原时间、白陶土部分凝血活酶时间、纤维蛋白原定量为基本的检查。尚可做血块回缩试验、血小板聚集和黏附试验以了解血小板功能。

（5）溶血性疾病检查：常用的试验有游离血红蛋白测定、血浆结合珠蛋白测定、尿含铁血黄素试验、尿潜血（血管内溶血）；酸溶血试验、蔗糖溶血试验（阵发性睡眠性血红蛋白尿）；渗透脆性试验（遗传性球形红细胞增多症）；高铁血红蛋白还原试验（G-6- pD 酶缺乏）；抗人球蛋白试验（自身免疫性溶血性贫血）等以确定溶血原因。

（6）生化及免疫学检查：如缺铁性贫血的铁代谢检查，自身免疫性血液疾病及淋巴系统疾病常伴有免疫球蛋白异常、细胞免疫功能异常及抗血细胞抗体异常。近年来已应用单克隆抗体对急性白血病进行免疫学分型。

（7）细胞遗传学及分子生物学检查：如急性白血病染色体检查及基因诊断。

（8）造血细胞的培养与测试技术。

（9）器械检查：如超声波、电子计算机体层显像（CT）、磁共振显像（MRI）及正电子发射计算机体层显像（PET/CT）等对血液病的诊断有很大帮助。

（10）放射性核素：应用于红细胞寿命或红细胞破坏部位测定、骨髓显像、淋巴瘤显像等。

（11）组织病理学检查：如淋巴结或浸润包块的活检、脾脏活检以及体液细胞学病理检查。淋巴结活检对诊断淋巴瘤及其与淋巴结炎、转移癌的鉴别有意义；脾脏活检主要用于脾脏显著增大的疾病；体液细胞学检查包括胸腔积液、腹水和脑脊液中瘤细胞（或白血病细胞）的检查，对诊断、治疗和预后判断有价值。

血液病的实验室检查项目繁多，如何从中选择恰当的检查来达到确诊的目的，应综合分析，全面考虑。

四、血液系统疾病的治疗

（一）一般治疗

包括饮食与营养及精神与心理治疗。

（二）去除病因

使患者脱离致病因素的作用。

（三）保持正常血液成分及其功能

（1）补充造血所需营养：巨幼细胞性贫血时，补充叶酸和（或）维生素 B_{12}；缺铁性贫血时补充铁剂。

（2）刺激造血：如慢性再生障碍性贫血时，应用雄激素刺激造血。

（3）脾切除：减少血细胞的破坏与潴留，从而延长血细胞的寿命。切脾对遗传性球形红细胞增多症所致的溶血性贫血有确切疗效。

（4）过继免疫：如给予干扰素或在异基因造血干细胞移植后的供者淋巴细胞输注（DLI）。

（5）成分输血及抗生素的使用：严重贫血或失血时输注红细胞，血小板减少有出血危险时补充血小板，白细胞减少有感染时予以有效的抗感染药物治疗。

（四）去除异常血液成分和抑制异常功能

1. 化疗联合使用

作用于不同周期的化疗药物可杀灭病变细胞。

2. 放疗

γ 射线、X 射线等电离辐射杀灭白血病或淋巴瘤细胞。

3. 诱导分化

我国科学家发现全反式维 A 酸（ATRA）、三氧化二砷通过诱导分化，可使异常早幼粒细胞加速凋亡或使其分化为正常成熟的粒细胞，是特异性去除白血病细胞的新途径。

4. 治疗性血液成分单采

通过血细胞分离器选择性地去除血液中某一成分，可用于治疗骨髓增生性疾病、白血病等。血浆置换术可治疗巨球蛋白血症、某些自身免疫病、同种免疫性疾病及血栓性血小板减少性紫癜等。

5. 免疫抑制

使用糖皮质激素、环孢素及抗淋巴细胞球蛋白等，减少淋巴细胞数量，抑制其异常功能以治疗自身免疫性溶血性贫血、再生障碍性贫血及异基因造血干细胞移植时发生的移植物抗宿主病等。

6. 抗凝及溶栓治疗

如弥散性血管内凝血时，为防止凝血因子进一步消耗，采用肝素抗凝。血小板过多时为防止血小板异常聚集，可使用双嘧达莫等药物。一旦血栓形成，可使用尿激酶等溶栓，以恢复血流通畅。

（五）靶向治疗

如酪氨酸激酶抑制剂治疗慢性粒细胞白血病（CML）。

（六）造血干细胞移植（HSCT）

通过预处理，去除异常的骨髓造血组织，然后植入健康的 HSC，重建造血与免疫系统。是一种可能根治血液系统恶性肿瘤和遗传性疾病等的综合性治疗方法。

第二节 缺铁性贫血

当机体对铁的需求与供给失衡，导致体内贮存铁耗尽（ID），继之红细胞内铁缺乏（IDE），最终引起缺铁性贫血（IDA）。IDA 是铁缺乏症（包括 ID、IDE 和 IDA）的最终阶段，表现为缺铁引起的小细胞低色素性贫血及其他异常。缺铁和铁利用障碍影响血红素合成，故有学者称该类贫血为血红素合成异常性贫血。

根据病因可将其分为铁摄入不足（食物缺铁）、供不应求（孕妇）、吸收不良（胃肠道疾病）、转运障碍（无转铁蛋白血症、肝病、慢性炎症）、丢失过多（各种失血）及利用障碍（铁粒幼细胞性贫血、铅中毒、慢性病性贫血）等类型。

一、病因与发病机制

1. 病因

（1）铁需要量增加而铁摄入不足：主要多见于婴幼儿、生长发育期青少年、妊娠和哺乳期妇女，需铁量较大，若不能补充蛋类、肉类等含铁量较高的食物，易引起缺铁。

（2）铁吸收障碍：饮食中铁的生物利用率变化较大。除血红素铁外，其他铁形式均须转变为亚铁形式才能被吸收。铁的转变及吸收受很多因素影响，如肠道环境、饮食内容和还原性物质等，胃酸有助于铁的吸收，如胃大部切除术后，胃酸分泌不足且食物快速进入空肠，绕过铁的主要吸收部位（十二指肠），使铁吸收减少。此外，多种原因造成的胃肠道功能紊乱，如长期不明原因的腹泻、慢性肠炎、克罗恩病等均可因铁吸收障碍而发生 IDA。

（3）铁丢失过多：长期慢性失血是 IDA 最常见的病因。如慢性胃肠道失血（包括胃十二指肠溃疡、食管或胃底静脉曲张破裂、食管裂孔疝、消化道息肉、胃肠道肿瘤、寄生虫感染、痔疮等）、女性月经过多（如宫内放置节育环、子宫肌瘤及月经失调等）、咯血（如肺结核、支气管扩张、肺癌等）、血红蛋白尿（如阵发性睡眠性血红蛋白尿）及其他（如遗传性出血性毛细血管扩张症、慢性肾衰竭行血液透析、多次献血）等。

2. 发病机制

（1）缺铁对组织细胞代谢的影响：组织缺铁，细胞中含铁酶和铁依赖酶的活性降低，影响患者的精神、体力、行为、免疫功能及患儿的生长发育和智力，缺铁还可引起外胚叶组织营养障碍等。

（2）缺铁对造血系统的影响：红细胞内缺铁，血红素合成障碍，大量原卟啉不能与铁结合成血红素，以游离原卟啉的形式积累在红细胞内或与锌原子结合成为锌原卟啉，血红蛋白生成减少，红细胞体积小，红细胞核质少，发生小细胞低色素性贫血。严重时粒细胞、血小板的生成也受到影响。

二、临床表现

缺铁性贫血临床上包括原发病和贫血两方面表现，以贫血症状为主就诊的占多数，少数以原发病就诊而发现贫血。

1. 缺铁原发病表现

如消化性溃疡、肿瘤和痔疮导致的黑便、血便或腹部不适，肠道寄生虫感染导致的腹痛或大便性状改变，女性月经过多，肿瘤性疾病的消瘦，血管内溶血的血红蛋白尿等。

2. 贫血表现

（1）一般表现：常见症状有皮肤黏膜苍白、乏力、头晕、易倦、头痛、眼花、耳鸣、心悸、气短、食欲缺乏等。

（2）组织缺铁表现。①精神行为异常，如烦躁、易怒、注意力不集中、异食癖。②体力、耐力下降，易感染。③儿童生长发育迟缓、智力低下。④口腔炎、舌炎、舌乳头萎缩、吞咽困难。⑤毛发干枯、脱落。⑥皮肤干燥、皱缩。⑦指（趾）甲缺乏光泽、脆薄易裂，重者指（趾）甲变平，甚至凹陷呈勺状（匙状甲）。

三、实验室检查

1. 血常规

呈小细胞低色素性贫血。平均红细胞体积（MCV）低于 80 fl，平均红细胞血红蛋白浓度（MCHC）小于 32%，平均红细胞血红蛋白量（MCH）小于 27 pg。血片中可见红细胞体积小、中央淡染区扩大。网织红细胞计数多正常或轻度增高。白细胞和血小板计数可减低或正常。

2. 骨髓

骨髓增生活跃或明显活跃；以红系增生为主，粒系、巨核系无明显异常；红系中以中、晚幼红细胞为主，体积小、核染色质致密、胞质少、边缘不整齐，细胞核有畸形，成熟红细胞变化与外周红细胞同。

3. 铁代谢检查

血清铁（SI）< 8.95 mmol/L，总铁结合力升高（TIBC）> 64.44 mmol/L，转铁蛋白饱和度降低（TS）< 15%。血清铁蛋白是反映机体储备铁的良好指标，缺铁性贫血时铁蛋白（SF）< 12 mg/L。

四、诊断与鉴别诊断

1. 诊断标准

（1）有引起缺铁性贫血的病因和临床表现。

（2）小细胞低色素性贫血 Hb、MCV、MCH、MCHC 均降低，成熟红细胞形态有明显低色素性表现。

（3）铁代谢检查异常，SI、TS、SF 均减少。

2. 鉴别诊断

应与下列小细胞性贫血鉴别。

（1）铁粒幼细胞性贫血：遗传或不明原因导致的红细胞铁利用障碍性贫血。表现为小细胞性贫血，但血清铁蛋白浓度增高、骨髓小粒含铁血黄素颗粒增多、铁粒幼细胞增多、血清铁蛋白浓度增高、总铁结合力不降低。

（2）慢性疾病性贫血：慢性感染、炎症或肿瘤等引起的铁代谢异常性贫血，为小细胞性贫血。储存铁增多，血清铁、血清铁饱和度、总铁结合力降低。

（3）转铁蛋白缺乏症：常染色体阴性遗传所致（先天性）或继发于严重肝病、肿瘤（获得性）。表现为小细胞低色素性贫血。血清铁、总铁结合力、血清铁蛋白及骨髓含铁血黄素均明显降低。先天性者幼儿时发病，伴发育不良和多脏器功能受累。获得性者有原发病的表现。

（4）地中海贫血：有家族史，有溶血表现，血液涂片中可见大量靶形红细胞，并有珠蛋白肽链合成数量异常的证据，血清铁、铁蛋白和铁饱和度不降低。

五、治疗

1. 病因治疗

缺铁性贫血只有去除病因才能达到治愈的目的。如对婴幼儿、青少年和妊娠妇女应改善饮食结构；月经过多引起的 IDA 应治诊妇科疾病；寄生虫感染者应进行驱虫治疗；恶性肿瘤者应进行手术或放、化疗；消化性溃疡引起者应进行抑酸治疗等。

2. 补铁治疗

是治疗缺铁性贫血的有效措施。铁剂有无机铁和有机铁两类。无机铁以硫酸亚铁为代表，有机铁则包括右旋糖酐铁、葡萄糖酸亚铁、山梨醇铁、富马酸亚铁和琥珀酸亚铁等。无机铁剂的不良反应较有机铁剂明显。首选口服铁剂，安全而且疗效可靠。如硫酸亚铁0.3 g，3 次 / 天，或右旋糖酐铁 50 mg，2 ～ 3 次 / 天，饭后服用可减轻胃肠道刺激症状。应注意，乳类、茶水等会影响铁剂的吸收，故不应同时服用。维生素 C 可促进铁剂的吸收，可配伍应用。口服铁剂有效的表现先是外周血网织红细胞增多，高峰在开始服药后 5 ～ 10 天，2周后血红蛋白浓度上升，一般 2 个月左右恢复正常。血红蛋白恢复正常后至少持续用药 4 ～ 6个月，以补足体内铁的储备，预防复发。

如口服铁剂不能耐受或胃肠道正常解剖部位发生改变而影响铁的吸收，可用铁剂肌内注射。常用注射铁剂是右旋糖酐铁，首次剂量 50 mg，深部肌内注射。如无不良反应，第二次给 100 mg 注射，每天或隔天给予 100 mg，直到补足总剂量为止。注射用铁的总需量按公式计算：（需达到的血红蛋白浓度—患者的血红蛋白浓度）×0.33× 患者体重（kg）。注射铁剂的不良反应有局部疼痛、皮肤色素脱失、引流区淋巴结疼痛等。

第三节 再生障碍性贫血

再生障碍性贫血（简称再障）是一种获得性骨髓造血功能衰竭症，主要表现为骨髓造血功能低下，全血细胞减少。临床上以红细胞、粒细胞和血小板减少所致的贫血、感染和出血为特征。

再障在我国并非少见，国内流行病学调查资料表明，发病率约为 7.4/10 万，呈散发性。发病以青中年居多，男性略高于女性，原发性稍多于继发性。

一、病因和发病机制

（一）病因

1. 需铁量增加而铁摄入不足

多见于婴幼儿、青少年、妊娠和哺乳期妇女。婴幼儿需铁量较大，若不补充蛋类、肉类等含铁量较高的辅食，易造成缺铁。青少年偏食易缺铁。女性月经过多、妊娠或哺乳，需铁量增加，若不补充高铁食物，易造成 IDA。

2. 铁吸收障碍

常见于胃大部切除术后，胃酸分泌不足且食物快速进入空肠，绕过铁的主要吸收部位

（十二指肠），使铁吸收减少。此外，多种原因造成的胃肠道功能紊乱，如长期不明原因的腹泻、慢性肠炎、克罗恩病等均可因铁吸收障碍而发生 IDA。

3. 铁丢失过多

长期慢性铁丢失而得不到纠正则造成 IDA，如慢性胃肠道失血（包括痔疮、胃十二指肠溃疡、食管裂孔疝、消化道息肉、胃肠道肿瘤、寄生虫感染、食管或胃底静脉曲张破裂等）、月经过多（如宫内放置节育环、子宫肌瘤及月经失调等妇科疾病）、咯血和肺泡出血（如肺含铁血黄素沉着症、肺出血肾炎综合征、肺结核、支气管扩张、肺癌等）、血红蛋白尿（如阵发性睡眠性血红蛋白尿、冷抗体型自身免疫性溶血、人工心脏瓣膜、行军性血红蛋白尿等）及其他（如遗传性出血性毛细血管扩张症、慢性肾衰竭行血液透析、多次献血等）。

（二）发病机制

1. 缺铁对铁代谢的影响

当体内贮铁减少到不足以补偿功能状态的铁时，铁代谢指标发生异常：贮铁指标（铁蛋白、含铁血黄素）减低、血清铁和转铁蛋白饱和度减低、总铁结合力和未结合铁的转铁蛋白升高、组织缺铁、红细胞内缺铁。转铁蛋白受体表达于红系造血细胞膜表面，其表达量与红细胞内 Hb 合成所需的铁代谢密切相关，当红细胞内铁缺乏时，转铁蛋白受体脱落进入血液成为血清可溶性转铁蛋白受体（sTfR）。

2. 缺铁对造血系统的影响

红细胞内缺铁，血红素合成障碍，大量原卟啉不能与铁结合成为血红素，以游离原卟啉（FEP）的形式积累在红细胞内或与锌原子结合成为锌原卟啉（ZPP），血红蛋白生成减少，红细胞核质少、体积小，发生小细胞低色素性贫血；严重时粒细胞、血小板的生成也受影响。

3. 缺铁对组织细胞代谢的影响

组织缺铁，细胞中含铁酶和铁依赖酶的活性降低，进而影响患者的精神、行为、体力、免疫功能及患儿的生长发育和智力；缺铁可引起黏膜组织病变和外胚叶组织营养障碍。

二、临床表现

主要表现为贫血、出血和感染。根据症状发生的急、缓及贫血的严重程度可分为急性再障和慢性再障。

1. 急性再障（AAA）

即重型再障Ⅰ型（SAA－Ⅰ型）往往起病急骤，进展迅速，病情严重，主要表现有以下三个方面。

（1）贫血：呈急性进行性加重，皮肤黏膜苍白，伴明显乏力、头晕及心悸等。

（2）出血：有不同程度的皮肤黏膜出血，皮肤表现为出血点或大片紫癜，口腔黏膜有血疱、牙龈出血、鼻出血等。部分患者有深部出血，如尿血、便血、子宫出血或颅内出血，后者常危及生命。

（3）感染：肺部感染多见。其次有泌尿道、消化道、皮肤等感染，严重者可发生败血症。病情险恶，体温可达 39℃以上，一般常用抗生素及对症治疗不易奏效。

2. 慢性再障（CAA）

起病及进展较缓慢，症状轻，病程长。

（1）贫血：往往呈慢性过程，常见皮肤黏膜苍白、头晕、乏力、心悸、活动后气短等。

（2）感染：感染相对易控制，很少有高热，一般体温在38.5℃左右，很少超过1周。上呼吸道感染多见，其次为扁桃体炎、牙龈炎，而肺炎及败血症等重症感染少见。

（3）出血：出血倾向较轻，以皮肤黏膜为主，除妇女易有子宫出血外，很少有内脏出血。

三、实验室检查

1. 血常规

全血细胞减少为重要特点。3种细胞减少的程度不一定平衡，重型再障的血常规降低更为严重。淋巴细胞比例相对增高，网织红细胞计数降低明显，多数 < 0.5%，个别为0，特别要注意网织红细胞的计数检查，因为患者贫血明显，网织红细胞的比例不太可靠。

2. 骨髓象

再障的骨髓特点为穿刺物中骨髓颗粒很少，脂肪滴增多。大多数患者多部位穿刺涂片呈现增生不良，粒系及红系细胞减少，淋巴细胞、浆细胞、组织嗜碱细胞相对增多。巨核细胞很难找到或缺如。

3. 骨髓活检

再障的骨髓特征性病理改变为造血组织减少，红髓脂肪变，呈向心性损害，先累及髂骨，后波及脊椎和胸骨。骨髓活检能准确地评价骨髓增生情况，避免了骨髓穿刺过程中因血液稀释造成的比例减低，所以两者结合能使再障的诊断正确率提高。

4. 其他检查

$CD4^+$细胞/$CD8^+$细胞比值减低，造血负调控因子IFN-γ、TNF水平增高；骨髓铁染色储铁增多，中性粒细胞碱性磷酸酶染色弱阳性。

四、诊断和鉴别诊断

1. 诊断

（1）AAA诊断标准：临床上有严重贫血，伴有出血、感染和高热；骨髓象示多部位增生减低，三系细胞明显减少，非造血细胞增多。

血常规具备下述三项中的两项。

1）网织红细胞绝对值 < 15×10^9/L。

2）中性粒细胞绝对值 < 0.5×10^9/L。

3）血小板 < 20×10^9/L。

（2）CAA诊断标准。

1）临床上有贫血、出血、感染者。

2）血常规表现为全血细胞减少，网织红细胞绝对值减少，骨髓示增生低下（至少有一个部位增生减低），骨髓小粒非造血细胞增多。

3）肝、脾、淋巴结不肿大，胸骨无压痛。

4）一般抗贫血药无效。

5）能排除其他全血细胞减少的疾病（如阵发性睡眠性血红蛋白尿、骨髓增生异常综合征、恶性组织细胞病等）。

2. 鉴别诊断

（1）阵发性睡眠性血红蛋白尿（PNH）：属溶血性贫血，除全血细胞减少外，常有反复发作的血红蛋白尿、黄疸、脾大；酸溶血试验（Ham 试验）、蔗糖溶血试验及尿含铁血黄素试验（Rous 试验）均为阳性。

（2）骨髓增生异常综合征（MDS）：MDS 临床上为难治性贫血，全血细胞减少，网织红细胞有时降低，与再障很相似。MDS 是以骨髓增生异常为特征的克隆性疾病，骨髓象呈现增生明显活跃且有病态造血，骨髓活检有特征性改变易于鉴别。

（3）急性白血病（AL）：骨髓增生减低性白血病，由于全血细胞减少、出血、贫血、感染，而易误诊为再障，本病多有胸骨压痛、脾大及淋巴结肿大，骨髓象显示原始及幼稚细胞明显增多，应注意鉴别。

（4）恶性组织细胞病：多有高热，出血严重，进行性衰竭，晚期可有肝、脾、淋巴结肿大、黄疸、全血细胞减少。骨髓中有异常的组织细胞。

引起全血细胞减少的疾病还有骨髓纤维化、多发性骨髓瘤、脾功能亢进等，应根据各病的临床特点及实验室检查与再障进行鉴别。

五、治疗

1. 支持及对症治疗

（1）支持治疗。

1）注意个人卫生：特别是皮肤、口腔、外阴及肛门部清洁卫生，定时用消毒液漱口。

2）血常规过低（中性粒细胞＜ $0.4×10^9$/L）时，应采取保护隔离措施。

3）加强营养。

4）避免出血：如外伤和剧烈活动。

5）杜绝接触各种危险因素：如对骨髓有损伤作用的药物及射线等。

（2）对症治疗。

1）纠正贫血：患者血红蛋白＜ 60 g/L，可输血，一般输浓缩红细胞，应防止过多输血，以减少同种免疫输血反应和血色病。

2）控制出血：给予止血药，如酚磺乙胺、巴曲酶等。鼻出血时可行鼻腔填塞压迫止血，血小板＜ $20×10^9$/L 时，输注血小板悬液。

3）控制感染：患者一旦发热，立即采取可疑感染部位分泌物或血、尿、便、痰等做细菌培养和药敏试验，并用广谱抗生素治疗；待细菌培养和药敏有结果后，改换敏感窄谱的抗生素。

避免长期应用广谱抗生素诱发真菌感染和肠道菌群失调。

2. 免疫治疗

（1）免疫抑制剂能抑制 T 淋巴细胞，使其产生造血负调控因子减少，解除对造血细胞的抑制和破坏，进而改善造血功能。常用药物如下。

1）抗淋巴细胞球蛋白（ALG）或抗胸腺细胞球蛋白（ATG），该类药物有马、兔、猪等不同来源，临床应用剂量不同，马 ALG10 ～ 15 mg/（kg·d）连用 5 天；兔 ATG 3 ～ 5 mg/（kg·d）连用 5 天；用药前应做过敏试验；用药的同时加糖皮质激素防治过敏反应；静脉滴注 ATG 不宜过快，每日剂量应维持点滴 12 ~ 16 小时；可与环孢素（CsA）组成强化免疫抑制方案。

2）环孢素（CsA）：通过抑制 T 辅助细胞中的 TH 亚群，减少白细胞介素 -2（IL-2）的产生，阻断抑制 T 细胞的激活，一般剂量为 3 ~ 5 mg/kg，2 ~ 3 次 / 天，口服。

3）大剂量丙种球蛋白静脉滴注：400 mg/kg，1 次 / 天，连用 5 天。

（2）免疫调节剂。

能增强体液免疫、调整细胞免疫及提高非特异性免疫功能。

1）胸腺素 20 ~ 40 mg/d，静脉滴注。

2）左旋咪唑 150 mg/d，分 3 次口服。

3. 促造血治疗

（1）雄激素：大剂量雄激素可以刺激骨髓造血，对慢性再障疗效较好，其发生时间往往在用药后 2 ~ 3 个月，故对重型再障无效。目前常用药物有四种。

1）司坦唑醇 2 mg，口服，3 次 / 天。

2）十一酸睾酮 60 mg，口服，3 次 / 天。

3）达那唑 0.2 g，口服，3 次 / 天。

4）丙酸睾酮 100 mg/d，肌内注射。疗程与剂量应根据药物的作用疗效和不良反应调整。

（2）造血生长因子：主要用于急性型，常用制剂有粒系集落刺激因子（G-CSF）或粒细胞—巨噬细胞集落刺激因子（GM-CSF），150 ~ 300 mg/d，皮下注射；红细胞生成素（EPO），开始剂量为 50 U/kg，皮下注射，每周 3 次，根据血红蛋白的检查结果调整剂量。

4. 造血干细胞移植

包括同基因骨髓移植、异基因骨髓移植、外周血干细胞移植、脐血移植。对于重型再障药物不能控制、年龄在 40 岁以下、无感染及并发症、有适当供髓者，可施行移植治疗。

5. 中医药

近年来中医药对再障的治疗有很多报道，除辨证施治外，常选用中成药，如气血康、贞芪扶正冲剂等。

第四节 特发性血小板减少性紫癜

2007 年，ITP 国际工作组将本病更名为原发免疫性血小板减少症（ITP）。该病的发生是由于患者对自身血小板抗原的免疫失去耐受，产生体液免疫和细胞免疫介导的血小板过度破坏和血小板生成受抑，出现血小板减少，伴或不伴皮肤黏膜出血的临床表现。本节主要讲述成人 ITP。

ITP 的发病率约为（5 ~ 10）/10 万。男女发病率相近，育龄期女性发病率高于同年龄段男性，60 岁以上人群的发病率为 60 岁以下人群的 2 倍。

一、病因与发病机制

ITP 的病因与发病机制目前尚未完全明确，医学研究认为与下列因素有关。

1. 免疫因素

ITP 的发病机制与血小板特异性自身抗体有关。

（1）正常血小板输入 ITP 患者体内，输入的血小板在短时间内破坏。

（2）ITP 患者血小板在正常血清或血浆中，存活时间正常，提示患者血浆中可能存在破坏血小板的抗体。

（3）80% 以上的 ITP 患者血小板表面可检测到抗体，称为血小板相关抗体（PAIg），多为 IgG。

（4）糖皮质激素及近年开展的血浆置换、静脉注射丙种球蛋白等治疗对 ITP 有明显疗效，也提示发病与免疫因素有关。

2. 感染因素

病毒或细菌感染与 ITP 发病有密切关系。

（1）约 80% 的急性 ITP 患者，在发病前 2 周左右有上呼吸道感染史。

（2）慢性 ITP 患者，常因感染而致病情加重。

（3）病毒感染后发生的 ITP 患者，血中可发现抗病毒抗体或免疫复合物（IC），并证实 IC 水平与血小板寿命有关。

3. 脾脏因素

（1）体外培养证实，脾是 ITP 患者 PAIg 产生的主要部位。

（2）与 PAIg 或 IC 结合之血小板，其表面性状发生改变，在通过脾时易在脾窦中被扣留，增加了血小板在脾脏滞留时间及被单核—巨噬细胞系统吞噬、清除的可能性。由于大部分接受脾切除的 ITP 患者，血小板计数在切除脾后快速升高，因此认为脾脏是破坏血小板的主要场所。

4. 其他因素

（1）雌激素的作用：ITP 临床上多发于 40 岁以前的女性，推测本病发病可能与雌激素有关，可能是雌激素增加巨噬细胞对血小板的吞噬和破坏能力。

（2）ITP 的发生与遗传因素有关，其机制有待进一步研究。

二、临床表现

1. 急性型

70% 发生于儿童，无性别差异，以 2～6 岁多见。发病前 1～3 周有上呼吸道感染史，特别是病毒感染多见。起病急骤，部分患者可有畏寒、寒颤、发热。全身皮肤瘀点、紫癜、瘀斑，个别患者有血疱及血肿形成。鼻出血、牙龈出血、口腔黏膜及舌出血等较常见，损伤及注射部位可渗血不止或形成大片瘀斑。当血小板低于 20×10^9/L 时，可有内脏出血，如呕血、黑便、咯血、血尿等。颅内出血可致意识障碍、瘫痪及抽搐，是致死的主要原因。出血量过大或范围过于广泛者，可出现不同程度的贫血，血压降低，甚至失血性休克。

2. 慢性型

主要见于 40 岁以下年轻女性。男女之比为 1:（3～4），起病缓慢，发病前无明显诱因。

多为皮肤、黏膜出血，如瘀点、瘀斑及外伤后出血不止等，鼻出血、牙龈出血也常见。严重内脏出血较少见，女性常因月经过多而就诊。部分患者病情可因感染而突然加重，广泛、严重内脏出血者，可致失血性贫血。部分由于病程长，反复发作可有轻度脾大。少部分患者可迁延数年之久。自行缓解者少见。

三、实验室检查

1. 血小板检查

（1）急性型血小板多在 20×10^9/L 以下，慢性型常在（40 ～ 80）$\times 10^9$/L 左右。

（2）血小板平均体积增大。

（3）部分血小板功能异常，表现为血小板聚集功能、黏附功能均减低。

（4）放射性核素测定血小板寿命较正常明显缩短。

2. 出凝血检查

（1）出血时间延长。

（2）凝血酶原消耗试验（PCT）不良。

（3）血块收缩不良。

（4）束臂试验阳性。

3. 骨髓检查

（1）急性型骨髓巨核细胞数量轻度增加或正常，慢性型骨髓巨核细胞显著增加。

（2）巨核细胞发育成熟障碍，急性者较明显，表现为巨核细胞体积变小，胞质内颗粒减少，幼稚巨核细胞增加。

（3）有血小板显著形成的巨核细胞显著减少（< 30%）。

4. 血小板抗体检查

80% 以上的 ITP 患者 PAIg 及 PAC3 阳性，主要抗体成分为 IgG，偶有两种以上抗体同时出现。

四、诊断与鉴别诊断

1. 诊断依据

（1）广泛性皮肤、黏膜出血。

（2）多次检查血小板计数减少。

（3）脾不大或轻度大。

（4）骨髓巨核细胞增多或正常，有成熟障碍。

（5）PAIg、PAC3 阳性。

（6）血小板生存时间缩短。

2. 鉴别诊断

本病须排除继发性血小板减少症：如再生障碍性贫血、白血病、脾功能亢进、骨髓增生异常综合征、系统性红斑狼疮、药物性血小板减少等。以上疾病所致的血小板减少，均有各自原发病的临床表现特点，应结合实验室检查及免疫学检查进行鉴别。

五、治疗

1. 一般治疗

出血严重者应注意休息。血小板低于 20×10^9/L 者，应严格卧床，避免外伤。应用止血药，静脉输入血小板悬液作为首选治疗。

2. 糖皮质激素

为治疗 ITP 的首选药物，近期有效率约为 80% 以上。作用机制如下。

（1）能减少 PAIg 生成及减轻抗原抗体反应。

（2）抑制单核—吞噬细胞系统对血小板的破坏。

（3）降低毛细血管通透性，改善出血症状。

（4）刺激骨髓造血及血小板向外周血的释放。常用泼尼松 30～60 mg/d，分次或顿服，病情严重者用等效量地塞米松静脉滴注，好转后改为口服。待血小板升至正常或接近正常后，逐步减量（每周减 5 mg），最后以 5～10 mg/d 维持治疗，持续 3～6 个月。对停药后复发的病例，再用糖皮质激素治疗仍有效。

3. 脾切除

（1）适应证。

1）正规糖皮质激素治疗 3～6 个月无效。

2）糖皮质激素治疗有效，但减量或停药复发者或需较大剂量维持 30 mg/d。

3）有糖皮质激素使用禁忌证。

4）Cr 扫描脾区放射指数增高。

（2）禁忌证。

1）年龄小于 2 岁。

2）妊娠期。

3）因其他疾病不能耐受手术者。

脾切除治疗的有效率为 70%～90%，无效者对糖皮质激素的需要量也可减少。近年有学者以脾动脉栓塞代替脾切除，效果很好，即在 X 线透视指导下，通过动脉插管将人工栓子（如吸收性明胶海绵）注入脾动脉分支中，造成部分脾梗死，即为内科的部分脾切除。

4. 免疫抑制剂不宜作为首选

（1）适应证。

1）糖皮质激素或脾切除疗效不佳者。

2）有使用糖皮质激素或脾切除的禁忌证。

3）与糖皮质激素合用以提高疗效及减少糖皮质激素的用量。

（2）主要药物。

1）长春新碱：为常用药。除具免疫抑制作用外，还可能有促进血小板生成及释放的作用。每次 1～2 mg，每周一次，静脉注射，4～6 周为一疗程。

2）环磷酰胺：50～100 mg/d，口服，3～6 周为一疗程，出现疗效后渐减量，维持 4～6 周，或 400～600 mg/d，静脉滴注，每 2～3 周一次。不良反应有白细胞减少、脱发、出血性膀胱炎等。

3）环孢素：主要用于难治性 ITP 的治疗。250～500 mg/d，口服，3～6 周为一疗程，维持量 50～100 mg/d，可持续半年以上。

5.急症处理适应证

①血小板低于 $20×10^9/L$ 者。②出血严重、广泛者。③疑有或已发生颅内出血者。④近期将实施手术或分娩者。

（1）血小板输注：成人按每次 10～20 U 给予，根据病情可重复使用。

（2）大剂量丙种球蛋白 0.4 g/kg，1 次 / 天，静脉滴注，连续 5 天为一疗程。1 个月后可重复。作用机制与 Fc 受体封闭、抗体中和、单核—吞噬细胞系统廓清干扰及免疫调节等有关。

（3）血浆置换：每次置换血浆 3000 mL，3～5 天内连续 3 次以上，可有效清除患者血浆中的 PAIg。

（4）大量甲泼尼龙 1 g/d，静脉注射，3～5 次为一疗程，可通过抑制单核—吞噬细胞系统对血小板的破坏而发挥治疗作用。

6.其他治疗

（1）达那唑为雄性激素衍生物，300～600 mg/d，口服，2～3 个月为一疗程，与糖皮质激素有协同作用。作用机制与免疫调节及抗雌激素有关。可有肝脏损害，用药期间应注意观察肝功能变化。

（2）氨肽素 1 g/d，分次口服，8 周为一疗程。有效率可达 40%。

（3）中医中药：中医认为 ITP 为血热妄行、脾不统血，应活血化瘀，凉血止血。常用药有生地黄、丹参、白茅根、大蓟、小蓟、藕节炭等。

第五节 过敏性紫癜

过敏性紫癜又称亨诺—许兰综合征，为一种常见的血管变态反应性疾病，因机体对某些致敏物质产生变态反应，导致毛细血管脆性及通透性增加，血液外渗，产生紫癜、黏膜及某些器官出血。可同时伴发血管神经性水肿、荨麻疹等其他过敏表现。

本病多见于青少年，男性发病略多于女性，春、秋季发病较多。

一、病因

致敏因素甚多，与本病发生密切相关的主要因素如下。

（一）感染

（1）细菌主要为 β 溶血性链球菌，以呼吸道感染最为多见。

（2）病毒多见于发疹性病毒感染，如麻疹、水痘、风疹等。

（3）其他寄生虫感染。

（二）食物

是人体对异性蛋白过敏所致。如鱼、虾、蟹、蛋、鸡、牛奶等。

（三）药物

（1）抗生素类如青霉素（包括半合成青霉素如氨苄西林等）及头孢菌素类抗生素等。

（2）解热镇痛药如水杨酸类、保泰松、吲哚美辛及奎宁类等。

（3）其他药物如磺胺类、阿托品、异烟肼及噻嗪类利尿药等。

（四）其他

花粉、尘埃、疫苗接种、虫咬及寒冷刺激等。

二、临床表现

60%以上的患者在发病前1～3周有全身不适、低热、乏力及上呼吸道感染等前驱症状，随之出现典型临床表现。根据症状、体征不同，可分为以下几种类型。

1. 单纯型（皮肤型）

为最常见类型。主要表现为皮肤紫癜，紫癜大小不一，可融合成片，形成瘀斑。主要局限于四肢，尤其是下肢及臀部，躯干极少受累。紫癜常为成批反复发生、对称分布等特点，可同时伴有皮肤水肿、荨麻疹。紫癜大小不等，开始呈深红色，按之不褪色，可融合成片或略高出皮肤表面，呈现出血性丘疹或小型荨麻疹，严重者可融合成大血疱，中心呈出血性坏死。随后数日内紫癜渐变成紫色、淡黄色，经7～14天逐渐消退。

2. 腹型

除皮肤紫癜外，由于消化道黏膜及腹膜脏层毛细血管受累，而产生一系列消化道症状及体征，如腹痛、恶心、呕吐、呕血、腹泻、黏液便、便血等。其中腹痛最为常见，常为阵发性绞痛，多位于脐周、下腹甚至全腹，发作时可因腹肌紧张及明显压痛、肠鸣音亢进而误诊为外科急腹症。在幼儿可因肠壁水肿、蠕动增强等而致肠套叠。腹部症状、体征多与皮肤紫癜同时出现或错后出现，偶可发生于紫癜之前。应注意与急腹症鉴别。

3. 关节型

除皮肤紫癜外，因关节部位血管受累出现关节肿胀、疼痛、压痛及功能障碍等表现。多发生于膝、踝、肘、腕等大关节，呈游走性、反复性发作，经数日后而愈，不遗留关节畸形。

4. 肾型

是最严重的一型，发生率可高达12%～40%。在皮肤紫癜基础上，因肾小球毛细血管炎性反应而出现血尿、蛋白尿及管型尿。偶见水肿、高血压及肾衰竭等表现。肾损害多发生于紫癜出现后一周，也可延迟出现。多在3～4周内恢复，少数病例因反复发作而演变为慢性肾炎或肾病综合征。

5. 混合型

皮肤紫癜合并其他两种以上的临床表现。

6. 其他

除以上常见类型外，少数患者还可因病变累及脑部、眼部血管，而出现头痛、视神经萎缩、虹膜炎、视网膜出血及水肿等症状。

三、实验室检查

1. 血小板计数

血小板计数、功能、凝血检查均正常。

2. 毛细血管镜检查

可见毛细血管扩张、扭曲及渗出性炎性反应。

3. 毛细血管脆性试验

半数以上为阳性。

4. 尿常规检查

肾型或混合型者可有红细胞、蛋白及管型。

5. 肾功能检查

肾型可有不同程度的肾功能损害，如血尿素氮升高、内生肌酐清除率下降等。

四、诊断与鉴别诊断

1. 诊断

主要诊断依据如下。

（1）发病前 1～3 周有低热、咽痛、全身乏力或上呼吸道感染史。

（2）典型四肢皮肤紫癜，可伴腹痛、关节肿痛或血尿。

（3）血小板计数、功能及凝血检查正常。

（4）排除其他原因所致的血管炎及紫癜。

2. 鉴别诊断

本病与下列疾病进行鉴别。

（1）血小板减少性紫癜。

（2）风湿性关节炎。

（3）肾小球肾炎、系统性红斑狼疮。

（4）外科急腹症等。本病的特殊临床表现及绝大多数实验室检查均正常，鉴别一般无困难。

五、防治

1. 去除致病因素

防治感染，清除局部病灶（如扁桃体炎等），驱除肠道寄生虫，避免可能致敏的药物及食物等。

2. 一般治疗

（1）抗组胺药：异丙嗪 25 mg，3 次/天，口服；氯苯那敏 4 mg，3 次/天，口服；敏敌 60 mg，2 次/天，口服；也可静脉注射钙剂等。

（2）改善血管通透性药物：维生素 C，200 mg，3 次/天，口服；大剂量（5～10 g/d）维生素 C 静脉注射疗效较好，持续用药 5～7 天。

3. 糖皮质激素

糖皮质激素有抑制抗原—抗体反应、减轻炎性渗出、改善血管通透性等作用。一般用泼尼松 30 mg/d，顿服或分次口服。重症者可用氢化可的松 100～200 mg/d 或地塞米松 5～15 mg/d，静脉滴注。症状减轻后改为口服。糖皮质激素疗程一般不超过 30 天，肾型紫癜者可酌情延长。

4. 对症治疗

腹痛较重者可用解痉药，如阿托品或山莨菪碱口服或皮下注射；关节痛可酌用止痛药；呕吐严重者可用止吐药；伴发呕血、血便者，可用止血药、抑制胃酸分泌药等治疗。

5. 其他治疗

上述治疗效果不佳或近期内反复发作者可酌情使用。

（1）免疫抑制剂，如硫唑嘌呤、环孢素、环磷酰胺等。

（2）抗凝疗法，适用于肾型紫癜患者，初治者，给予标准肝素 100 ～ 200 U/（kg·d），静脉滴注，4 周后改用华法林 4 ～ 15 mg/d。

（3）中医中药，以凉血止血、清热解毒、活血化瘀为主，适用于慢性反复发作或肾型紫癜。

第六节 急性白血病

一、分类

对急性白血病（AL），目前临床并行使用法英美（FAB）分型和世界卫生组织（WHO）分型。FAB 分型应用最为广泛，将 AL 分为 AML 和 ALL 两大类型。

（一）AML

M_0（急性髓细胞白血病微分化型，minimall ydifferentiated AML）：骨髓原始细胞＞30%，无嗜天青颗粒及 Auer 小体，核仁明显，光镜下髓过氧化物酶（MPO）及苏丹黑 B 阳性细胞＜3%；在电镜下，MPO 阳性；CD33 或 CD13 等髓系抗原可呈阳性，淋系抗原通常为阴性。血小板抗原阴性。

M_1（急性粒细胞白血病未分化型，AML without maturation）：原粒细胞（Ⅰ型＋Ⅱ型，原粒细胞质中无颗粒为Ⅰ型，出现少数颗粒为Ⅱ型）占骨髓非红系有核细胞（NEC，指不包括浆细胞、淋巴细胞、组织嗜碱细胞、巨噬细胞及所有红系有核细胞的骨髓有核细胞计数）的 90% 以上，其中至少 3% 细胞为 MPO 阳性。

M_2（急性粒细胞白血病部分分化型，AMLwith maturation）：原粒细胞占骨髓 NEC 的 30% ～ 89%，其他粒细胞≥10%，单核细胞＜20%。

M_3（急性早幼粒细胞白血病，acute promyelocytic leukemia，APL）：骨髓中以颗粒增多的早幼粒细胞为主，此类细胞在 NEC 中≥30%。

M_4（急性粒—单核细胞白血病，acute myelomonocytic leukemia，Mmol）：骨髓中原始细胞占 NEC 的 30% 以上，各阶段粒细胞≥20%，各阶段单核细胞≥20%。

M_4Eo（AMLwith eosinophilia）：除上述 M_4 型各特点外，嗜酸性粒细胞在 NEC 中≥5%。

M_5（急性单核细胞白血病，acute monocytic leukemia，AMoL）：骨髓 NEC 中原单核、幼单核≥30%，且原单核、幼单核及单核细胞≥80%。如果原单核细胞≥80% 为 M_{5a}，＜80% 为 M_{5b}。

M_6（急性红白血病，erythroleukemia，EL）：骨髓中幼红细胞≥50%，NEC 中原始细胞（Ⅰ型＋Ⅱ型）≥30%。

M_7（急性巨核细胞白血病，acute megakaryoblastic leukemia，AMeL）：骨髓中原始巨核细胞 ≥ 30%。血小板抗原阳性，血小板过氧化酶阳性。

（二）ALL

L_1：原始和幼淋巴细胞以小细胞（直径 ≤ 12 μm）为主。

L_2：原始和幼淋巴细胞以大细胞（直径 > 12 μm）为主。

L_3（Burkitt 型）：原始和幼淋巴细胞以大细胞为主，大小较一致，细胞内有明显空泡，胞质嗜碱性，染色深。

二、临床表现

急性白血病起病方式缓急不一，急者可突然高热、出血及全身迅速衰竭，发病缓慢者表现为进行性贫血、低热和出血倾向。

1. 骨髓造血功能受损害的表现

（1）贫血：常为首发表现并呈进行性加重。主要由于正常造血受抑制、红细胞寿命缩短及出血等综合因素所致，约半数患者就诊时已有重度贫血。

（2）感染：半数以上患者以发热起病，热型不定，可低热，也可高热，体温达39℃以上，伴有寒颤、出汗和全身不适。发热可为白血病本身的表现，但发热往往又提示继发感染，特别是伴有寒颤的高热或经化疗后的发热往往是感染性发热。感染可发生于各个部位。

1）咽峡炎、口腔炎最为多见，可发生溃疡或坏死。

2）肺部、肛周、泌尿道、皮肤等均可感染，严重者可致败血症，为主要致死原因。致病菌以革兰阴性杆菌多见，如铜绿假单胞菌、肺炎克雷伯杆菌、大肠埃希菌等。近年来，革兰阳性菌感染也呈上升趋势，如表皮葡萄球菌、溶血性链球菌、金黄色葡萄球菌等。真菌感染如念珠菌、隐球菌等。病毒感染如带状疱疹。

（3）出血：约 1/3 以上的患者早期即有出血表现，以鼻、牙龈、口腔黏膜、皮肤出血最多见，表现为瘀点、瘀斑。内脏出血可有呕血、便血、尿血、咯血和阴道出血。颅内出血最为严重，多突然出现剧烈头痛、呕吐、昏迷、瞳孔不等大，为常见致死原因之一。以 M_3 型最为多见。出血主要由于血小板减少所致，与血管壁损伤、凝血障碍和抗凝物质增多等有关。

2. 白血病细胞增生浸润表现

（1）肝、脾、淋巴结肿大：淋巴结肿大以 ALL 多见。纵隔淋巴结肿大常见于 T 细胞ALL。肝、脾大以 ALL 最为显著，少数 AML 也有轻至中度肝、脾大。

（2）骨和关节浸润：成人以胸骨和肋骨多见，在儿童多为四肢骨，胸骨压痛有助于本病的诊断。

（3）眼部浸润粒细胞白血病：形成的粒细胞肉瘤或绿色瘤常累及骨膜，以眼眶部位最多见，可引起眼球突出、复视或失明。

（4）中枢神经系统：白血病可发生在白血病各个时期，多见于 ALL 治疗的缓解期，主要见于儿童，其次为 M_2、M_4 及 M_5。主要由于化疗药物难以通过血—脑屏障，隐藏在中枢神经系统的白血病细胞不能被有效杀灭所致。临床上呈典型脑膜炎表现或颅内压增高表现，如头痛、头晕、呕吐、颈项强直，重者抽搐、昏迷。

（5）口腔和皮肤表现：为牙龈增生、肿胀和溃疡，皮肤结节、皮疹、斑块、溃烂和坏死等，多见于 M_4、M_5 型白血病。

（6）睾丸表现：单侧无痛性肿大，多见于 ALL 缓解期的儿童和青年。

（7）其他部位浸润：如心肌、心包、肺、肾、胃肠、甲状腺、胰腺、下丘脑和垂体等均可受累，临床表现多不典型。

三、实验室检查

1. 血常规

多数患者白细胞计数增多，$> 10 \times 10^9/L$ 者称为白细胞增多性白血病，也有 $< 1.0 \times 10^9/L$，称为白细胞减少性白血病。白细胞过高或过低者疗效不佳。分类计数检查原始和（或）幼稚细胞一般占 30% ～ 80%。红细胞和血红蛋白减少，呈正常细胞性贫血，M_6 型可出现幼红细胞。血小板计数减少，疾病晚期更少。

2. 骨髓象

骨髓检查是诊断白血病的主要依据，骨髓增生极度活跃或明显活跃，出现大量白血病性原始和（或）幼稚细胞，占非红系细胞的 30% 以上。正常造血细胞受抑制，并残留少量成熟粒细胞，形成所谓"裂孔"现象。根据骨髓细胞的形态学特征可对白血病进行分型。细胞化学染色技术可协助对白血病进行分型诊断。

3. 免疫学检查

根据白血病细胞表面的免疫学标记对急性淋巴细胞白血病进行免疫学分型，有主要的临床价值。

4. 细胞遗传学及分子生物学检查

60% 以上的白血病有特异性染色体异常，如 M_3 有 t（15;17）（q22;q21），该易位使 15 号染色体上的 *PML*（早幼粒白血病基因）与 17 号染色体上的微甲酸受体基因（RARα）形成 *PML/RARα* 融合基因等。这是 M_3 发病及应用全反式维甲酸治疗有效的分子基础。

5. 骨髓细胞培养

粒—单核系细胞（CFU-GM）在疾病进展时集落形成受抑制，缓解时集落恢复生长，复发前集落又减少。因此，动态检查 CFU-GM 有估计疗效、监测复发的意义。

6. 其他检查

（1）血液生化检查：乳酸脱氢酶增高、β_2 微球蛋白增多。

（2）脑脊液检查：中枢神经系统白血病时脑脊液白细胞数增多、蛋白增多、糖减少，涂片中可找到白血病细胞。

四、诊断和鉴别诊断

1. 诊断

根据临床表现特点，结合血常规和骨髓象检查即可作出诊断。

2. 鉴别诊断

（1）血常规异常的疾病。

1）贫血：再障常表现为顽固的进行性贫血，一般抗贫血治疗无效，肝脾淋巴结不大，骨髓象无异常增多的白血病细胞。

2）感染性疾病：传染性单核细胞增多症血片中出现异常淋巴细胞，易误认为白血病细胞，血清嗜异性凝集试验抗体效价逐渐上升、病程短、可自愈、易于区别；某些严重感染引起的类白血病反应，外周血白细胞增高并出现幼稚细胞，根据临床表现和骨髓检查，特别是原发病治疗恢复后，血常规异常迅速消失，可资鉴别。

（2）以出血为主要表现的疾病：特发性血小板减少性紫癜、过敏性紫癜、阴道出血、血尿等，通过血常规及骨髓检查即可鉴别。

（3）以发热为主要表现的疾病：如伤寒、病毒性肝炎、疟疾等传染病，均有其各自的临床特点和特异性检查手段，不难鉴别。以异常组织细胞增生并广泛浸润为特点的恶性组织细胞病，易与本病混淆。恶性组织细胞病的临床表现错综复杂，起病急、进展快、病程短，其特点为长期不规则发热，肝、脾、淋巴结肿大、全血细胞减少，骨髓象或淋巴结活检找到异常组织细胞，可以确立诊断。

（4）其他部位疾病：如咽喉炎、扁桃体炎等口腔疾病易与白血病引起的口腔感染混淆；导致肝大、脾大、淋巴结肿大的许多疾病如肝硬化、淋巴瘤、转移癌等均有其相应的临床特点，骨髓检查均能明确诊断。

五、治疗

急性白血病的治疗包括化疗、支持治疗、造血干细胞移植和中医药等综合治疗。

1. 化疗

化疗的目的是使疾病达到完全缓解，并延长生存期。因此，急性白血病一经确诊，即应按照早期、足量、联合及个体化的原则积极采用联合化疗，尽快地杀灭白血病细胞，以尽早诱导完全缓解，然后可进入缓解后治疗或选择造血干细胞移植，以消灭残留的白血病细胞，防止复发，延长无病生存期，争取治愈。

（1）常用化疗药物分两大类。

1）细胞周期非特异性药物：主要有环磷酰胺、柔红霉素、阿霉素、米托蒽醌等，此类药物对增生周期内、外的细胞均能起到杀伤作用，其特点是作用快、杀伤力强、杀伤效应与剂量成正比。

2）细胞周期特异性药物：主要有阿糖胞苷、甲氨蝶呤、羟基脲、6-巯基嘌呤、高三尖杉酯碱、长春新碱、足叶乙苷、肾上腺皮质激素等。此类药物，只杀伤增生周期某一时相的细胞，有高度选择性和特异性。由于只对增生期细胞敏感，所以发挥作用慢，为时间依赖性药物。随着给药时间延长而疗效增加。临床上一般联合用药。

（2）急淋白血病的化疗。

1）诱导缓解治疗：目的是使患者迅速获得完全缓解（CR），常用药物为长春新碱，1～2 mg，每周第1天静脉注射，泼尼松40～60 mg/d 口服，称VP方案，目前临床常用的多种方案，如VIP方案，即在VP方案上加上门冬酰胺酶，静脉滴注，1次/天，共10天。VDP方案是在VP方案上另加柔红霉素，第1～3天静脉注射。作用更强的VLDP方案是在VP方案上联合应用门冬酰胺酶和柔红霉素。

2）缓解后治疗：目的是争取患者长期无病生存和痊愈。在取得完全缓解后，间歇

1～2周，立即进行巩固强化治疗，可用原诱导缓解方案2～4个疗程，也可采用更强的化疗方案，如加用阿糖胞苷、依托泊苷、甲氨蝶呤的方案，交替应用。巩固强化期应积极进行中枢神经系统白血病的预防性治疗，甲氨蝶呤鞘内注射或采用甲氨蝶呤20 mg/m² 口服，每周1次。上述治疗一般须维持3～5年。

（3）急性髓细胞白血病的化疗。

1）诱导缓解治疗。①DA方案：柔红霉素45 mg/m²，1次/天，静脉注射，第1～3天，阿糖胞苷100 mg/m²，1次/天，静脉滴注，第1～7天，休息1～2周，60岁以下患者，总缓解率为63%。②HA方案：高三尖杉酯碱2～4 mg/m²，1次/天，静脉滴注，5～7天；阿糖胞苷100 mg/m²，1次/天，静脉滴注，连用7天，缓解率为60%～65%。③HOAP方案：长春新碱2 mg，每周第1天静脉注射，高三尖杉酯碱和阿糖胞苷用法同HA方案，泼尼松口服连用7天。④为提高完全缓解率，也可采用三药联合应用，如HAD方案（在HA方案上加柔红霉素3天）；HAE方案（在HA方案上加依托泊苷7天）。对M₃型白血病用全反式维A酸45～90 mg/d口服，其缓解率可达85%，缓解后应与标准化疗联合或交替巩固治疗，可显著提高无病生存期。不良反应为维A酸综合征，表现为发热、胸腔或心包积液、白细胞增高和心肺功能障碍，应用大量肾上腺糖皮质激素可避免发生。对维A酸无效或难治性M₃型患者，可试用亚砷酸（AS₂O₃）治疗，10 mg/d，静脉滴注，不良反应有皮疹、消化道反应、心脏损害及肝肾功能损害等。化疗导致骨髓抑制引起粒细胞减少，可于间歇期用造血细胞因子G-CSF或GM-CSF皮下注射，可减少感染和提高完全缓解率。白血病治疗失败的重要原因之一是多药耐药，某些药物可能有逆转耐药作用，如钙通道阻滞剂、环孢素、双嘧达莫和中药川芎嗪、参麦注射液等。

2）缓解后治疗诱导：缓解是急性髓细胞白血病长期缓解的第一步，如果停止继续治疗，则复发率较高。因此，应早期采用巩固强化治疗，以缩短治疗时间。

方法有：

①用诱导缓解治疗的原方案巩固4～6个疗程。②以中等量阿糖胞苷（0.5～1.0 g/m²，每12小时1次）为主的强化治疗，阿糖胞苷可与柔红霉素、米托蒽醌、安吖啶任一药物联合应用。③以依托泊苷、米托蒽醌、安吖啶等新药组成联合方案。每1～2个月化疗1次，约1年。过多疗程治疗并不能明显延长无病存活期，反而增加毒性反应，所以不主张长期维持治疗。

（4）特殊病例的化疗。

1）难治、复发性白血病有下列情况之一为难治性白血病。

①经标准化疗方案2个疗程未获完全缓解的初治病例。②第一次完全缓解后6个月内复发者。③6个月以上复发对标准化疗无效者。④两次以上复发者。

有下列之一项为复发。

①完全缓解后骨髓中原始细胞又＞5%，但＜20%，经有效化疗一疗程仍未缓解者。②骨髓中原始细胞＞20%。③髓外出现白血病细胞浸润者。治疗可用中剂量阿糖胞苷配合二线药物一种，如依托泊苷、米托蒽醌、阿克拉霉素等，5～7天为一疗程。取得完全缓

解后争取尽早做骨髓移植。

2）老年白血病以急性髓细胞白血病为多见。由于老年人组织器官衰退，对化疗耐受性差，常规化疗方案的剂量应减少。HA 方案均为国产药物，剂量应采取个体化，不良反应较少，适合于老年人。

3）白细胞过高白血病病情危重，预后恶劣，可先服羟基脲 4～6 g/d，连续 3 天，使白细胞迅速减少。服药第二天开始化疗，同时加强对尿酸性肾病的防治。有条件时立即用血细胞分离机清除过多的白细胞，然后化疗。

（5）中枢神经系统白血病的防治。

1）预防：缓解后常用甲氨蝶呤 10 mg 加地塞米松 5 mg 鞘内注射，每周 2 次，共 3 周，急性淋巴细胞性白血病更为重要。

2）治疗：如确诊为中枢神经系统白血病，立即鞘内注射甲氨蝶呤 10 mg 加地塞米松 5 mg，每周 2 次，直至脑脊液细胞学、生化指标等恢复正常，然后改用 6～8 周注射 1 次，同时并用头颅放射线照射随全身化疗结束而停用。如甲氨蝶呤不能耐受或疗效欠佳，也可改用阿糖胞苷 25 mg 鞘内注射。

2. 造血干细胞移植

（1）骨髓移植包括自体骨髓移植和异基因骨髓移植。

（2）外周血干细胞移植。

（3）脐带血干细胞移植。

（4）胎肝干细胞移植后 5 年无病生存率为 60% 以上，自体骨髓移植相对安全，简便易行，但移植后复发率较高。外周血干细胞移植成功的关键是采集足够量的干细胞，并要加强体外净化处理。脐带血含有丰富的造血干细胞，排斥反应低，移植成功率高。

3. 支持治疗

（1）防治感染。

1）感染：是白血病的主要并发症，也是导致死亡的主要原因之一，特别在化疗、放疗后粒细胞缺乏将持续很长时间。在此期间，患者应安置在无菌层流病房或经过消毒的单人病房。G-CSF 或 GM-CSF 可缩短粒细胞减少期，用于 ALL。对于 AML 患者也可应用。加强无菌护理，注意口腔、皮肤及肛门周围的清洁卫生。

2）感染治疗：当出现感染征象时，须仔细检查并进行细菌培养和药敏试验。应尽早开始经验性抗生素治疗，待细菌阳性培养报道后，再调整用药。经验治疗的原则为联合应用广谱抗生素，静脉给药，首选抗革兰阴性杆菌药物如 β- 内酰胺类加氨基糖苷类或氟喹诺酮类，病情危重者可用头孢菌素或强效的广谱青霉素等。如 3 天后症状无明显改善，应换用万古霉素。真菌感染可用三唑类抗真菌药或两性霉素 B。病毒感染如带状疱疹可用阿昔洛韦和 α- 干扰素。

（2）控制出血：由于血小板减少引起的出血，可输注浓集血小板悬液。由于弥散性血管内凝血所致的出血，应立即给予适当的抗凝治疗。鼻及牙龈出血可用填塞或吸收性明胶海绵局部止血，适当选用有效的止血药。

（3）纠正贫血：最有效的办法是尽快使白血病缓解，贫血严重者可输浓集红细胞成分。

（4）防治尿酸性肾病：化疗后白血病细胞大量破坏致血清与尿中尿酸浓度增高，积聚在肾小管产生尿酸肾病，引起少尿或急性肾衰竭，应鼓励患者多饮水、多食新鲜水果。必要时给予静脉补液，碱化尿液。

第八章 风湿性疾病

第一节 概述

风湿性疾病泛指影响骨、关节及其周围软组织，如肌肉、滑囊、肌腱、筋膜、神经等的一组疾病。其病因可以是感染性、免疫性、代谢性、内分泌性、退行性、地理环境性、遗传性、肿瘤性等。随着社会发展、卫生水平的提高和生活方式的改变，链球菌感染相关的风湿热已明显减少，而骨关节炎（OA）、痛风性关节炎的发病率呈上升趋势。风湿性疾病的发病率高，有一定的致残率，危害人类健康的同时给社会和家庭带来了沉重的经济负担。

一、风湿性疾病的范畴和分类

风湿性疾病的病因和发病机制复杂多样，部分疾病的确切病因尚未明确，至今尚无完善的分类。目前，临床较为常用的分类方法仍在沿用 1983 年美国风湿病协会（ARA）所制定的分类方法，根据其发病机制、病理和临床特点，将风湿性疾病分为十大类。

风湿学科在中国还是一门较新兴的学科，随着疾病研究的深入，其分类和诊断标准仍在逐步更新和完善。2012 年，对 1994 年 ChapelHill 血管炎的分类方法进行了改进。一方面是在大血管炎、中血管炎、小血管炎分类以外，增加了变异性血管炎、单器官性血管炎、与系统性疾病相关的血管炎及与可能的病因相关的血管炎四大类。另一方面则将某些以人名命名的疾病更名为基于疾病特点或病因的命名，如韦格纳肉芽肿更名为肉芽肿性多血管炎（GPA），许尔许斯特劳斯综合征更名为嗜酸性肉芽肿性多血管炎（ECPA）。

二、病理

风湿病的病理改变有炎症性反应及非炎症性病变，不同的疾病其病变主要出现在不同靶组织，如表 8-1 所示，由此而构成其特异的临床症状。炎症性反应除痛风性关节炎是因尿酸盐结晶所导致外，其余的大部分因免疫反应引起，后者表现为局部组织出现大量淋巴细胞、巨噬细胞、浆细胞浸润和聚集。血管病变是风湿病的另一常见的共同病理改变，也以血管壁的炎症为主，造成血管壁的增厚、管腔狭窄，使局部组织器官缺血，弥散性结缔组织病的广泛损害和临床表现与此有关。

表 8-1 风湿性疾病的病理特点

病名	炎症性	非炎症性
骨关节炎		关节软骨变性
系统性硬化症		皮下纤维组织增生
类风湿性关节炎	滑膜炎	
强直性脊柱炎	附着点炎	

续表

病名	炎症性	非炎症性
干燥综合征	唾液腺炎、泪腺炎	
多发性肌炎/皮肌炎	肌炎	
系统性红斑狼疮	小血管炎	
血管病	不同大小的动、静脉炎	
痛风	关节腔炎症	

三、病史采集和体格检查

风湿性疾病涉及多学科、多系统和多脏器，其正确的诊断有赖于详尽的病史采集、仔细的体格检查以及相应的实验室检查。

发病年龄、性别、家族史对诊断具有参考价值，如系统性红斑狼疮（SLE）多见于育龄女性；强直性脊柱炎（AS）多见于青年男性，部分有家族史；骨关节炎（OA）多见于中老年患者。症状的询问上，除了骨、关节和肌肉疼痛这些最常见的症状外，肌肉骨骼系统以外的症状也一定要询问，如脱发、光过敏、雷诺现象、口腔外阴溃疡、口眼干燥、腮腺肿大以及消化、呼吸、泌尿、神经、血液等系统的相关症状。病程的经过往往体现病理过程，对于有关节疼痛的患者，应详细询问其起病形式、受累部位、数目、疼痛的性质与程度、功能状况及其演变。如类风湿关节炎（RA）多表现慢性的、外周对称性多关节肿痛，后期可出现关节畸形。

体格检查除一般内科系统体格检查外，还应进行皮肤、肌肉、关节脊柱的检查。皮损的分布特征对疾病有一定提示，如蝶形红斑提示 SLE，眶周紫红色斑、双手关节伸面皮疹提示皮肌炎（DM）。肌肉检查的要点在于有无肌肉萎缩、肌肉压痛及肌力的检查。关节检查的要点在于受累关节有无红、肿胀、压痛以及关节、脊柱活动度的检查。

现将常见关节炎的特点和常见弥散性结缔组织病的特异性临床表现分别列于表 8-2 和表 8-3。

表 8-2 常见关节炎的特点

关节	RA	AS	OA	痛风	SLE
周围关节炎	有	有	有	有	有
起病	缓	缓	缓	急骤	不定
首发	PIP、MCP、腕	膝、髋、踝	膝、腰 DIP	第一跖趾关节	手关节或其他部位
疼痛性质	持续，休息后加重	休息后加重	活动后加重	疼痛剧烈，夜间重	不定
肿胀性质	软组织为主	软组织为主	骨性肥大	红、肿、热	少见
畸形	常见	部分	小部分	少见	偶见

续表

关节	RA	AS	OA	痛风	SLE
演变	对称性多关节炎	不对称下肢大关节炎，少关节炎△	负重关节症状明显	反复发作	
脊柱炎和（或）骶髂关节病变	偶有	必有，功能受限	腰椎增生，唇样变	无	无

注：PIP：近端指间关节；MCP：掌指关节；DIP：远端指间关节。
"△" 少关节炎指累及 4 个或 4 个以下的关节，多关节炎指累及 4 个以上的关节。

表 8-3 常见弥散性结缔组织病的特异性临床表现

病名	特异性表现
SLE	颊部蝶形红斑，蛋白尿，溶血性贫血，血小板减少，多浆膜炎
pSS	口、眼干，腮腺肿大，龋齿，肾小管性酸中毒，高球蛋白血症
DM	上眼睑红肿，文特隆征，颈部呈V形充血，肌无力
SSc	雷诺现象，指端缺血性溃疡，硬指，皮肤肿硬失去弹性
GPA	鞍鼻，肺迁移性浸润影或空洞
TA	无脉，颈部、腹部血管杂
BD	口腔溃疡，外阴溃疡，针刺反应

四、实验室检查

（一）常规检查

三大常规检查以及肝、肾功能的检查是必不可少的，如白细胞数量的变化、溶血性贫血、血小板减低、蛋白尿都可能与风湿病相关。红细胞沉降率、C 反应蛋白、球蛋白定量、补体的检查对于诊断及病情活动性的判断很有帮助。如 RA、血管炎活动伴随炎性指标如红细胞沉降率、C 反应蛋白的升高；SLE 活动时常伴随补体 C_3、C_4 的下降。

（二）特异性检查

1. 自身抗体

患者血清中自身抗体的出现是风湿性疾病的一大特点，即产生了针对自身组织、器官、细胞及细胞成分的抗体。自身抗体的检测对风湿性疾病的诊断和鉴别诊断有极大的帮助。但任何抗体检测的敏感性、特异性有一定范围，且存在一定的假阳性、假阴性率，因此诊断不能单纯根据抗体，而应该以临床表现为基础。现在应用于风湿病学临床的主要自身抗体有以下五大类。

（1）抗核抗体（ANAs）：其 E 抗原是核酸、组蛋白、非组蛋白、磷脂及各种蛋白酶等多种物质，除细胞核外，也在细胞质及细胞器中存在。因此，现在对于 ANA 靶抗原的理解，已由传统的细胞核扩大到整个细胞。根据抗原分子的理化特性和分布部位，将

ANAs 分成抗 DNA、抗组蛋白、抗非组蛋白、抗核仁抗体及抗其他细胞成分抗体五大类。其中抗非组蛋白抗体中包含一组可被盐水提取的可溶性抗原（ENA）抗体，即抗 ENA 抗体，对于风湿性疾病的诊断尤为重要，但与疾病的严重程度及活动度无关。ANA 阳性应警惕结缔组织病（CTD）的可能，但正常老年人或其他疾病如肿瘤，血清中可能存在低滴度的 ANA。不同成分的 ANA 有其不同的临床意义，具有不同的诊断特异性。

（2）类风湿因子（RF）：其靶抗原为变性 IgG 分子的 Fe 片段。变性的 IgG 可在炎症等病理条件下产生，也可以为 IgG 抗体参与免疫应答与相应抗原结合发生变性时产生。因此 RF 阳性不仅可见于 RA、pSS、SLE、SSc 等多种 CTD，也见于感染性疾病、肿瘤等其他疾病以及约 5% 的正常人群。RF 在 RA 的阳性率为 80% 左右，但特异性较差；在诊断明确的 RA 中，RF 滴度可判断其活动性和预后。

（3）抗中性粒细胞核质抗体：其靶抗原为中性粒细胞核质的多种成分，其中以丝氨酸蛋白酶 -3（PR3）和髓过氧化物酶（MPO）与血管炎密切相关。该抗体对血管炎的诊断及活动性判定有帮助。

（4）抗磷脂抗体（APL）：其靶抗原为各种带负电荷的磷脂。目前临床常检测抗心磷脂抗体、狼疮抗凝物、抗 pZ-GPI 抗体。这些抗体常见于抗磷脂综合征、SLE 等 CTD 及非 CTD，主要引起凝血系统改变，临床上表现为血栓形成、血小板减少和习惯性流产等。

（5）抗角蛋白抗体谱：其靶抗原为细胞基质中的聚角蛋白微丝蛋白，该组抗体对 RA 特异性较高，且有助于 RA 的早期诊断。临床常检测抗核周因子（APF）、抗角蛋白（AKA）及环瓜氨酸肽（CCP）。其中 CCP 为根据聚角蛋白微丝蛋白的 cDNA 序列而人工合成的环化肽，抗 CCP 抗体在 RA 的诊断中较 AKA 有更好的敏感性和特异性。

不同的弥散性 CTD 的自身抗体见表 8-4。

表 8-4 不同的弥散性 CTD 的自身抗体

病名	ANA谱	抗磷脂抗体	Anoa	抗角蛋白抗体谱
	抗 dsDNA	阳性	少见	
SLE	抗组蛋白抗体			
	抗 SSA 抗体			
pSS	抗 SSA 抗体	阳性	少见	
混合性结缔组织病	抗 SSB 抗体			
（MCTD）	抗 RNP抗体			
DM/多发肌炎	抗合成酶（Jo-1）			
（PM）	抗体			
	ACA（抗着丝点抗体）			
Dsc	抗 Scl-70 抗体			
	抗核仁抗体			

续表

病名	ANA谱	抗磷脂抗体	Anoa	抗角蛋白抗体谱
				APF
RA				AKA
				抗 CCP 抗体
系统性血管病			阳性	
GPA			c-Anoa（PR3）	
显微镜下多血管炎（MPA）			p-Anoa（MPO）	
EGPA			p-Anoa（MPO）	

2. 人类白细胞抗原（HLA）检测

HLA-B27 与有中轴关节受累的脊柱关节病密切关联。HLA-B27 在 AS 中阳性率为 90%，也可见于反应性关节炎、银屑病关节炎等脊柱关节病，在正常人群中也有 10% 的阳性率。此外 HLA-B5 与 BD，HLA-DR2、DR3 与 SLE，HLA-DR3、B8 与 pSS，HLA-DR4 与 RA 有一定关联。

3. 关节液的检查

可通过关节腔穿刺获取关节液，关节液的白细胞计数有助于鉴别炎性、非炎症性和化脓性关节炎。非炎性关节炎白细胞计数往往在 2000/mm3 以下；当白细胞超过 3000/mm^3 以上，中性粒细胞达 50% 以上，提示炎性关节炎；化脓性关节液不仅外观呈脓性且白细胞数更高。此外，在关节液中找到尿酸盐结晶或细菌涂片 / 培养阳性分别有助于痛风性关节炎和感染性关节炎的诊断。

4. 病理活组织检查

所见病理改变对诊断有决定性意义，并有指导治疗的作用。如肾脏活检对于狼疮肾炎的病理分型，滑膜活检对于关节炎病因的判断，唇腺活检对 SS 的诊断及肌肉活检对于多发性肌炎 / 皮肌炎的诊断均有重要意义。

五、影像学检查

影像学在风湿病学中是重要的辅助检测手段，一方面有助于各种关节、脊柱受累疾病的诊断、鉴别诊断、疾病分期、药物疗效的判断等；另一方面可用于评估肌肉、骨骼系统以外脏器的受累。X 线是骨和关节检查的最常用影像学技术，有助于诊断、鉴别诊断和随访。可发现软组织肿胀及钙化、骨质疏松、关节间隙狭窄、关节侵蚀脱位、软骨下囊性变等改变。关节 CT 用于检测有多层组织重叠的病变部位，如骶髂关节、股骨头、胸锁关节、椎间盘等，其敏感度较 X 线片高。MRI 对骨、软骨及其周围组织包括肌肉、韧带、肌腱、滑膜有其特殊的成像，因此对软组织和关节软骨损伤、骨髓炎、缺血性骨坏死及早期微小骨破坏等是灵敏可靠的检测手段。此外，近十年来超声在关节的检查中日益发挥重要的作用，不仅可以早期发现关节滑膜、软骨的损伤，还能监测病情的变化。

影像学对于其他受累脏器的评估也非常重要，如胸部高分辨 CT、肺功能用于肺间质病变的诊断；头颅 CT、MRI 用于 SLE 的中枢神经受累的评估；血管超声、CT 血管造影（CTA）、磁共振血管造影（MRA）及血管造影检查有助于血管炎的评价等。

六、治疗

风湿病种类繁多，多为慢性疾病，明确诊断后应尽早开始治疗，治疗的目的是改善预后，保持关节、脏器的功能，缓解相关症状，提高生活质量。治疗措施包括一般治疗（教育、生活方式、物理治疗、锻炼、对症等）、药物治疗、手术治疗（矫形、滑膜切除、关节置换等）。抗风湿病药物主要包括非甾体抗炎药（NSAIDs）、糖皮质激素（GC）、改变病情抗风湿药（DMARDs）及生物制剂，现将抗风湿病药物种类和应用原则加以叙述，具体将在各病中再予以分述。

（一）非甾体抗炎药（NSAIDs）

该类药物共同的作用机制是通过抑制环氧化酶（COX），从而抑制花生四烯酸转化为前列腺素，起到抗感染、解热、镇痛的效果。该药应用广泛，起效快，镇痛效果好，但不能控制原发病的病情进展。该类药物对消化道、肾脏以及心血管系统有一定不良反应，临床应用时需要随访，如在有消化道及肾脏基础疾病、老年人群中应用时则更要谨慎。选择性 COX-2 抑制剂塞来昔布等药物可减少胃肠道不良反应，疗效与传统 NSAIDs 相似，目前已得到临床的广泛应用。

（二）糖皮质激素（GC）

该类药物具有强大的抗感染作用和免疫抑制作用因而被用于治疗风湿性疾病，是治疗多种 CTD 的一线药物。GC 的制剂众多，根据半衰期分类：短效的包括可的松、氢化可的松；中效的包括泼尼松、泼尼松龙、甲泼尼龙、曲安西龙等；长效的包括地塞米松、倍他米松等。其中氢化可的松、泼尼松龙和甲泼尼龙为 11- 位羟基化合物，可不经过肝脏转化直接发挥生理效应，因此肝功能不全患者优先选择此类 GC。长期大量服用 GC 不良反应非常多，包括感染、高血压、高糖血症、骨质疏松、撤药反跳、股骨头无菌性坏死、肥胖、精神兴奋、消化性溃疡等。故临床应用时要权衡其疗效和不良反应，严格掌握适应证和药物剂量，并监测其不良反应。

（三）改善病情的抗风湿药（DMARDs）

该组药物的共同特点是具有改善病情和延缓病情进展的作用，可以防止和延缓特别是 RA 的关节骨结构破坏。其特点是起效慢，通常在治疗 2 ～ 4 个月后才显效果，病情缓解后宜长期维持。这组药物作用机制各不相同，详见表 8-5。

（四）生物制剂

通过基因工程制造的单克隆抗体，称为生物制剂，是近十多年来风湿免疫领域最大的进展之一，目前应用于 RA、脊柱关节病、SLE 等的治疗。这类药物是利用抗体的靶向性，通过特异地阻断疾病发病中的某个重要环节而发挥作用。到目前为止，已有十余种生物制剂上市或正处在临床试验阶段。

以肿瘤坏死因子（TNF-α）为靶点的生物制剂率先在 RA、脊柱关节病的治疗中获得成功。这类生物制剂可迅速改善病情，阻止关节破坏，改善关节功能障碍。抗 CD20 单克隆抗体（利妥昔单抗）最早应用于非霍奇金淋巴瘤的治疗，近来已被批准应用于难治性RA 的备选治疗，并尝试应用于难治性 SLE、溶血性贫血、免疫相关血小板减少性紫癜及难治性血管炎等的治疗。此外，已上市的生物制剂还有 IL-1、IL-6 受体阻滞剂、共刺激分子受体 CTLA-4（阿巴西普）用于治疗 RA；抗 B 细胞刺激因子单抗（贝利单抗）用于治疗轻、中度 SLE。抗 CD22 单抗、IL-6 受体抑制剂正在临床试验研究阶段，已展示一定的应用前景。

生物制剂发展迅速，已成为抗风湿性疾病药物的重要组成部分。其主要的不良反应是感染、过敏反应，部分药物存在增高肿瘤发生率的风险。此外，其价格昂贵，远期疗效和不良反应还有待评估。临床使用时应严格把握适应证，注意筛查感染，尤其是乙肝和结核，以免出现严重不良反应。

表 8-5 DMARDs 的主要作用机制

药名	作用机制
柳氮磺吡啶	不十分清楚，本药在肠道分解为5-氨基水杨酸和磺胺吡啶。前者抑制前列腺素并清除吞噬细胞释放的致炎性氧离子。关节炎患者服本药12周后，周围血活化淋巴细胞减少
金制剂	抑制单核—巨噬细胞分泌IL-1
抗疟药	通过改变细胞溶酶体的pH，减弱巨噬细胞的抗原递呈功能和IL-1的分泌，也减少淋巴细胞活化
青霉胺	通过巯基改变T、NK、单核细胞膜受体性能，改变细胞反应性
硫唑嘌呤	干扰腺嘌呤、鸟嘌呤核苷酸的合成，使活化淋巴细胞合成和生长受阻
甲氨蝶呤	通过抑制二氢叶酸还原酶抑制嘌呤、嘧啶核苷酸的合成，使活化淋巴细胞合成和生长受阻
来氟米特	其活性代谢物通过抑制二氢乳清酸脱氢酶抑制嘧啶核苷酸的合成，使活化淋巴细胞合成生长受阻
环磷酰胺	交联DNA和蛋白使细胞生长受阻
吗替麦考酚酯	其活性代谢物通过抑制次黄嘌呤单核苷酸脱氢酶抑制鸟嘌呤核苷酸，使活化淋巴细胞合成生长受阻
环孢素	通过抑制 IL-2 的合成和释放，抑制、改变 T 细胞的生长和反应
雷公藤总苷	抑制淋巴细胞，抑制免疫球蛋白，抑制前列腺素

（五）辅助性治疗

静脉输注免疫球蛋白、血浆置换、血浆免疫吸附等有一定疗效，作为上述治疗的辅助治疗，可用于有一定指征的风湿病患者。

第二节 类风湿性关节炎

类风湿关节炎（RA）是一种病因未明的慢性、以炎性滑膜炎为主的系统性疾病，其特征是手、足小关节的多关节、对称性、侵袭性关节炎症，经常伴有关节外器官受累及血清类风湿因子阳性，可以导致关节畸形及功能丧失。

一、病因

RA 的发病可能与遗传、感染、性激素等有关。RA 关节炎的病理主要有滑膜衬里细胞增生、间质大量炎性细胞浸润，以及微血管的新生、血管翳的形成及软骨和骨组织的破坏等。

二、临床表现

类风湿性关节炎可发生于任何年龄，80% 发病于 35 ～ 50 岁，60 岁以上者的发病率明显高于 30 岁以下者。女性约 3 倍于男性患者。起病常缓慢而隐匿，出现明显关节症状前多表现为数周的低热、乏力、全身不适、体重下降等全身症状，以后逐渐出现典型的关节症状。少数起病较急剧，数天内出现多个关节症状。

1. 关节表现

为滑膜炎症状和关节结构破坏的表现，前者经治疗后有一定可逆性，但后者一经出现很难逆转。

（1）疼痛及压痛：关节疼痛及压痛常是本病的最早表现，其特点为持续性和对称性的关节疼痛和压痛。受累关节最常见的是双手近端指间关节、掌指关节、腕关节，但也可累及肘、膝、足等。

（2）肿胀：关节腔积液、滑膜增生及组织水肿可致关节肿胀。可发生于任何关节，但以双手近端指间关节、掌指关节及腕关节最常受累。

（3）晨僵：病变的关节在夜间或日间静止不动后出现较长时间的僵硬，如胶黏着样的感觉。95% 以上的患者在疾病发作期由于炎症致水肿和渗液，可出现晨僵现象。表现为关节肿胀、僵硬、疼痛，不能握紧拳头或持重物，以晨起或关节休息后更为明显，活动关节后改善。晨僵时间长短是反映关节滑膜炎症严重程度的一个指标。

（4）关节畸形：关节炎症反复发作或迁延不愈，滑膜炎症侵及关节软骨、软骨下骨及关节周围组织，最终导致关节肌肉萎缩和关节畸形，严重影响关节功能。由于滑膜、软骨破坏，关节周围支持性肌肉的萎缩及韧带牵拉的综合作用引起关节半脱位或脱位。常见近端指间关节梭形肿大、掌指关节脱位，指掌尺侧偏移及肘、膝、踝关节强直畸形等。

（5）关节功能障碍：关节肿痛和结构破坏引起关节的活动障碍。美国风湿病学会将因本病而影响生活能力的程度分为四级。

1）Ⅰ级：能照常进行日常生活和各项工作。

2）Ⅱ级：可进行一般的日常生活和某种职业工作，但参与其他项目活动受限。

3）Ⅲ级：可进行一般的日常生活，但参与某种职业工作或其他项目活动受限。

4）Ⅳ级：日常生活的自理和参与工作的能力均受限。

2. 关节外表现

（1）类风湿结节：是本病较特异的皮肤表现，出现在 20%～30% 的患者，多位于关节隆突部及受压部位的皮下，如前臂伸面、肘鹰嘴突附近、枕、跟腱等处。大小不一，结节直径数毫米至数厘米，质硬、无压痛、对称性分布。类风湿结节的出现一般提示类风湿性关节炎病情活动，但也会出现在关节炎好转时，与病情发展和关节表现不一定一致。

（2）类风湿性血管炎：重症者可出现血管炎，病理可见坏死性小动脉或中等动脉病变。临床上出现指（趾）坏疽、梗死、皮肤溃疡、紫癜、巩膜炎、角膜炎、视网膜血管炎或肝脾大等。病变组织中免疫复合物沉积及血清类风湿因子阳性。

（3）心脏：可出现心包炎、心内膜炎及心肌炎，多发生在类风湿性关节炎病情活动时。心包炎是最常见的心脏受累的表现。超声心动图检查约 30% 出现小量心包积液，但有临床表现的心包炎很少。

（4）胸膜和肺：出现在 10%～30% 的患者。表现为肺间质纤维化及胸膜炎。

（5）肾：本病的血管炎很少累及肾，少数可出现膜性及系膜增生性肾小球肾炎、局灶性肾小球硬化等。出现尿的异常还应考虑抗风湿药物引起的肾损害或长期的类风湿性关节炎并发的肾淀粉样变性。

（6）神经系统：神经系统损害可有多种临床表现：类风湿病变导致脊髓受压表现为渐起的双手感觉异常和力量的减弱，腱反射亢进，病理反射阳性；滑膜炎压迫周围神经可出现相应表现，如正中神经在腕关节处受压出现腕管综合征；小血管炎的缺血性病变则可造成多发性单神经炎。

（7）血液系统：16%～65% 的患者出现轻至中度贫血，表现为小细胞低色素性贫血，与疾病本身所致及服用非甾体抗炎药造成胃肠道长期少量出血有关。

（8）其他：关节外表现病程中 30% 的患者可有淋巴结肿大。患者还可伴发由于血管炎、淀粉样变而致的胃肠道、肝脏、脾及胰腺损害及并发巩膜炎、角膜炎及继发性眼干燥综合征。

三、实验室检查

1. 实验室检查

（1）一般检查：血、尿常规，红细胞沉降率、C 反应蛋白、生化（肝、肾功能）、免疫球蛋白、蛋白电泳、补体等。

（2）自身抗体：RA 患者自身抗体的检出是 RA 有别于其他炎性关节炎（如银屑病关节炎、反应性关节炎和骨关节炎）的标志之一。目前临床常用的自身抗体包括类风湿因子（RF）、抗环瓜氨酸钛（CCP）抗体、类风湿因子 IgG 及 IgA、抗核周因子、抗角蛋白抗体，以及抗核抗体、抗 ENA 抗体等。此外，还包括抗 RA33 抗体、抗葡萄糖 -6-磷酸异构酶（GPI）抗体，抗 P68 抗体等。

（3）遗传标记：HLA-DR4 及 HLA-DR1 亚型。

2. 影像学检查

（1）X 线片：关节 X 线片可见软组织肿胀、骨质疏松及病情进展后的关节面囊性变、侵袭性骨破坏、关节面模糊、关节间隙狭窄、关节融合及脱位。X 线分期：①Ⅰ期正常或骨质疏松。②Ⅱ期骨质疏松，有轻度关节面下骨质侵袭或破坏，关节间隙轻度狭窄。③Ⅲ期关节面下明显的骨质侵袭和破坏，关节间隙明显狭窄，关节半脱位畸形。④Ⅳ期上述改变合并有关节纤维性或骨性强直。胸部 X 线片可见肺间质病变、胸腔积液等。

（2）CT 检查：胸部 CT 可进一步提示肺部病变，尤其高分辨 CT 对肺间质病变更敏感。

（3）MRI 检查：手关节及腕关节的 MRI 检查可提示早期的滑膜炎病变，对发现类风湿关节炎患者的早期关节破坏很有帮助。

（4）超声：关节超声是简易的无创性检查，对于滑膜炎、关节积液以及关节破坏有鉴别意义。研究认为其与 MRI 有较好的一致性。

3. 特殊检查

（1）关节穿刺术：对于有关节腔积液的关节，关节液的检查包括关节液培养、类风湿因子检测、抗 CCP 抗体检测、抗核抗体等，并做偏振光检测鉴别痛风的尿酸盐结晶。

（2）关节镜及关节滑膜活检：对 RA 的诊断及鉴别诊断很有价值，对于单关节难治性的 RA 有辅助的治疗作用。

四、诊断和鉴别诊断

1. 诊断

类风湿性关节炎的诊断主要依靠患者的临床表现。某些自身抗体和 X 线检查对诊断有很好的参考价值，但并非特异的指标。目前，在类风湿性关节炎的诊断中，仍以美国风湿病协会 (ACR)1987 年的修订标准最为常用。

（1）晨僵至少 1 小时。

（2）3 个或 3 个以上关节同时肿胀或积液（多 6 周）。

（3）腕关节或掌指关节或近端指间关节肿胀（＞6 周）。

（4）对称性关节肿胀（＞6 周）。

（5）皮下结节。

（6）手和腕关节的 X 线改变。

（7）类风湿因子阳性。具备 4 条或 4 条以上者，可诊断为类风湿性关节炎。

2. 鉴别诊断

由于类风湿性关节炎尚无特异性的临床和实验室诊断指标，某些血清学检测指标及 X 线征象虽对诊断有决定性意义，而并非类风湿性关节炎所特有，临床上需注意与以下疾病鉴别。

（1）骨关节炎：其临床特如下。

1）起病缓慢，发病年龄多在 40 岁以上，患病率随年龄增加而增加。

2）受损关节以负重的膝、髋、脊柱关节及远端指间关节等较常见，腕和其他关节较少受累，关节局部无红肿现象，肌肉萎缩和关节畸形不显著。

3）晨僵＜ 0.5 小时，活动后疼痛加重。

4）无皮下结节、血管炎等关节外表现及全身症状。

5）X 线检查显示关节周围骨质有钙质沉着，关节边缘呈唇样增生或骨疣形成，红细胞沉降率正常，类风湿因子阴性。

（2）反应性关节炎：反应性关节炎是继身体其他部位发生微生物感染后，引起远处关节的一种无菌性关节滑膜炎，特点如下。

1）青年人多见。

2）病前 3～4 周有胃肠道及泌尿生殖系统感染史，而结核性反应性关节炎可发生在结核感染当时、感染前或感染后，结核杆菌素试验多呈强阳性。

3）以膝关节、踝关节和骶髂关节多见，多数以大关节非对称性为主。

4）关节外表现为男性尿道炎、女性宫颈炎、结膜炎、虹膜炎、漩涡状龟头炎、肌腱末端炎、皮肤黏膜的损害（如溢脓性皮肤角化病、结节性红斑和口腔溃疡）和主动脉炎等。

5）HLA-B27 常呈阳性。

6）类风湿因子阴性。

（3）风湿热关节炎：多见于青少年。四肢大关节游走性肿痛，很少出现关节畸形。有发热、皮下结节、环形红斑及心肌炎等关节外表现。有明确链球菌感染史，血清抗链球菌溶血素 O 滴度升高。

（4）强直性脊柱炎：是一种以侵犯骶髂及脊柱关节为主，也可累及内脏及其他组织的慢性进展性风湿性疾病。其特点如下。

1）绝大多数为男性。

2）发病年龄在 15～30 岁。

3）主要侵犯骶髂关节及脊椎，手和足关节极少发病，易导致关节骨性强直，椎间韧带钙化，脊柱呈竹节状，四肢大关节也可发病，半数以上为非对称性。

4）血清类风湿因子为阴性，X 线片可见骶髂关节侵蚀、破坏或融合。

5）与遗传基因有关，同一家族有较高发病率，HLA-B27 阳性率达 90%～95%。

（5）系统性红斑狼疮：部分系统性红斑狼疮的关节症状临床上酷似类风湿性关节炎，如双手或腕关节炎为首发症状，近端指间关节肿胀和晨僵等。但系统性红斑狼疮患者关节外（如发热、皮疹、血细胞减少、蛋白尿等）表现较多，抗 DNA 抗体阳性等特点有助于诊断。

（6）银屑病关节炎：本病可分为 5 种临床类型，其中多关节炎型与类风湿性关节炎类似。但本病患者受累关节以累及远端指关节明显，类风湿因子阴性、银屑病及指甲病变为其特征性表现。

五、治疗

1. 一般治疗

适当补充营养，增加优质蛋白和高纤维素食物。急性期、发热及关节肿痛明显者，卧床休息及强调关节制动。关节肿痛缓解后，尽可能早地开始关节功能锻炼，以避免长期卧床导致的肌肉萎缩、关节强直和关节废用。物理疗法及外用药对缓解关节症状有一定疗效。

2. 药物治疗

（1）非甾体类抗炎药（NSAID）：又称一线抗风湿药，主要通过抑制环氧酶（COX）的作用，减少前列腺素的产生。前列腺素有致炎作用，NSAID 通过抑制前列腺素等炎性介质引起的炎症反应过程而发挥作用，是改善关节症状的常用药物。但此类药物能缓解症状，并不能阻止疾病的进展。因此，应用 NSAH 的同时，应加用慢作用抗风湿药。由于前列腺素尚有保持组织生理功能的作用，应用 NSAID 改善症状的同时也损伤某些正常的组织，其中以胃黏膜受损引起的各种胃肠道不适最常见，甚至导致胃黏膜溃疡、出血、穿孔。还可致肾排钠功能一过性受抑制出现水肿、血压升高等。同时抑制环氧化酶 -1（COX-1）和环氧化酶 -2（COX-2）的 NSAID 称为非选择性 COX 抑制剂，抑制 COX-2 为主者称选择性 COX-2 抑制剂。

常用药物包括：

1）布洛芬：有较强的解热镇痛和抗感染作用，胃肠道的不良反应少（20% ～ 30%）。治疗剂量为 1.2 ～ 2.4 g/d，分 3 ～ 4 次服用。

2）双氯酚酸：解热镇痛和抗感染作用比吲哚美辛强 2.5 倍，是阿司匹林的 30 ～ 50 倍。口服剂量为 75 ～ 100 mg/d，分 3 次服用。

3）萘丁美酮（瑞力芬）：是一种长效抗风湿药物。具有环氧化酶 -2（COX-2）倾向性抑制的特性，胃肠道不良反应较轻。每日用量 1000 mg，临睡前服。

4）美洛昔康：是一种与美洛昔康类似的烯醇氨基甲酰，为 COX-2 倾向性抑制剂。胃肠道不良反应较少，其用法为 7.5 ～ 22.5 mg/d。

5）依托度酸：另一种倾向性 COX-2 抑制剂，胃肠道不良反应较少。每日剂量 200 ～ 400 mg，分 2 次口服。

6）塞来昔布：为选择性 COX-2 抑制剂。很少引起胃肠道不良反应，每日剂量 200 ～ 400 mg。有磺胺过敏者禁用。

上述药物的抗类风湿治疗作用及耐受性因人而异，至少应服用 1 ～ 2 周后才能判断其疗效。效果不佳者可换用另一种非甾类抗感染药。但是，应避免同时口服两种以上的 NSAID。

（2）改变病情药物：目前认为此类药物可以改善患者的症状、红细胞沉降率，及早使用能减缓或阻止关节的侵蚀及破坏，减少残疾。但不能彻底清除滑膜炎症反应。此类药物一般起效缓慢，故又称慢作用药。但其对疼痛的缓解作用较差，常有各种不同的不良反应，应密切观察，定期检查。

（3）糖皮质激素：糖皮质激素是类风湿性关节炎治疗中的"双刃剑"。激素可有效地减轻炎症、缓解病情，但用法不当可引起明显的不良反应。激素一般不作为治疗 RA 的首选药物。在下述四种情况可选用激素。

1）类风湿性血管炎：多发生神经炎、费尔蒂综合征、类风湿肺及浆膜炎等。

2）过渡治疗：重症类风湿性关节炎患者，可用小量激素缓解病情。

3）经正规慢作用抗风湿药治疗无效的患者。

4）局部应用：如关节腔内注射可有效缓解关节的炎症。

近年的研究认为，小剂量泼尼松（≤7.5 mg/d）可缓解类风湿性关节炎患者的关节症状，并减缓关节的侵蚀性改变。一般 5～15 mg/d，缓解病情后将激素减量至 7.5 mg/d，甚至低至 2.5 mg/d。

（4）植物药：目前用于类风湿性关节炎的还有植物药制剂，如白芍总苷、雷公藤及正清风痛宁等。部分药物对缓解关节肿痛、晨僵均有较好的作用。但是，长期缓解病变的作用尚待进一步研究。雷公藤能明显抑制性腺功能，故育龄期患者不宜使用，正清风痛宁也有过敏性皮疹、骨髓抑制等不良反应，需要定期随访。

近年来，国内外学者一致认为早诊断、早治疗是 RA 治疗的关键所在，治疗方案推荐 2～3 种缓解病情的药物早期联合应用，而甲氨蝶呤是最常使用的缓解病情的药物。

3. 外科治疗

对于经正规内科治疗无效及严重关节功能障碍的患者，外科治疗是有效的治疗方法，范围包括肌腱修补术、滑膜切除术及关节置换术等。

第三节 系统性红斑狼疮

系统性红斑狼疮（SLE）是一种有多系统损害的慢性自身免疫性疾病，其血清具有以抗核抗体为代表的多种自身抗体。SLE 的患病率因人群而异，全球平均患病率为（12～39）/10 万，北欧大约为 40/10 万，黑人患病率约为 100/10 万。我国患病率为（30.13～70.41）/10 万，以女性多见，尤其是 20～40 岁的育龄女性。在全世界的种族中，汉族人 SLE 发病率位居第二。通过早期诊断及综合性治疗，本病的预后较以前明显改善。

一、病因和发病机制

（一）遗传

1. 流行病学及家系调查

有资料表明 SLE 患者第 1 代亲属中患 SLE 者 8 倍于无 SLE 患者家庭，单卵双胞胎患 SLE 者 5～10 倍于异卵双胞胎。然而，大部分病例不显示有遗传性。

2. 易感基因

多年研究已证明 SLE 是多基因相关疾病。有 HLA-Ⅲ类的 C2 或 C4 的缺损，HLA-Ⅱ类的 *DR2*、*DR3* 频率异常。推测多个基因在某种条件（环境）下相互作用改变了正常免疫耐受性而致病。

（二）环境因素

（1）阳光：紫外线使皮肤上皮细胞出现凋亡，新抗原暴露而成为自身抗原。

（2）药物、化学试剂、微生物病原体等也可诱发疾病。

（三）雌激素

女性患者明显高于男性，在更年期前阶段为 9∶1，儿童及老人为 3∶1。

二、临床表现

临床症状多样，早期症状往往不典型。

（一）全身表现

活动期患者大多数有全身症状。约 90% 的患者在病程中出现各种热型的发热，尤以低中度热为常见。此外尚可有疲倦、乏力、体重下降等。

（二）皮肤与黏膜表现

80% 的患者在病程中出现皮疹，包括颊部呈蝶形分布的红斑、盘状红斑、指掌部和甲周红斑、指端缺血、面部及躯干皮疹，其中以鼻梁和双颧颊部呈蝶形分布的红斑最具特征性。与 SLE 相关的特殊皮疹见表 8-6。SLE 皮疹多无明显瘙痒。口腔和鼻黏膜的痛性溃疡较常见，常提示疾病活动。

表 8-6 系统性红斑狼疮常见皮疹

类型	表现
狼疮特异性皮疹	急性皮疹：如颊部红斑
	亚急性皮疹：如亚急性皮肤型红斑狼疮（SCLE）
	慢性皮疹：如盘状红斑、狼疮性脂膜炎、黏膜狼疮、肿胀性狼疮、冻疮样狼疮等
非特异性皮疹	光敏感、脱发、甲周红斑、网状青斑、雷诺现象等

（三）浆膜炎

半数以上患者在急性发作期出现多发性浆膜炎，包括双侧中小量胸腔积液，中小量心包积液。

（四）肌肉关节表现

关节痛是常见的症状之一，出现在指、腕、膝关节，伴红肿者少见。常出现对称性多关节疼痛、肿。10% 的患者因关节周围肌腱受损而出现 Jaccoud 关节病，其特点为可复的非侵蚀性关节半脱位，可以维持正常关节功能，关节 X 线片多无关节骨破坏。可以出现肌痛和肌无力，5%～10% 出现肌炎。有小部分患者在病程中出现股骨头坏死，目前尚不能肯定是由于本病所致或为糖皮质激素的不良反应之一。

（五）肾脏表现

27.9%～70% 的 SLE 病程中会出现临床肾脏受累。中国 SLE 患者以肾脏受累为首发表现的仅为 25.8%。肾脏受累主要表现为蛋白尿、血尿、管型尿、水肿、高血压乃至肾衰竭。有平滑肌受累者可出现输尿管扩张和肾积水。

（六）心血管表现

患者常出现心包炎，可为纤维蛋白性心包炎或渗出性心包炎，但心包填塞少见。可出现疣状心内膜炎（Libman-Sack 心内膜炎），病理表现为瓣膜赘生物，与感染性心内膜炎不同，其常见于二尖瓣后叶的心室侧，且并不引起心脏杂音性质的改变。通常疣状心内膜炎不引起临床症状，但可以脱落引起栓塞，或并发感染性心内膜炎。约10%的患者有心肌损害，可有气促、心前区不适、心律失常，严重者可发生心力衰竭导致死亡。可以有冠状动脉受累，表现为心绞痛和心电图ST-T改变，甚至出现急性心肌梗死。除冠状动脉炎可能参与了发病外，长期使用糖皮质激素加速了动脉粥样硬化，抗磷脂抗体导致动脉血栓形成。

（七）肺部表现

约35%的患者有胸腔积液，多为中小量、双侧性。除因浆膜炎所致外，部分是因低蛋白血症引起的漏出液。SLE所引起的肺间质性病变主要是急性、亚急性期的磨玻璃样改变和慢性期的纤维化，表现为活动后气促、干咳、低氧血症，肺功能检查常显示弥散功能下降。约2%的患者合并弥散性肺泡出血（DAH），病情凶险，病死率高达50%以上。肺泡灌洗液或肺活检标本的肺泡腔中发现大量充满含铁血黄素的巨噬细胞，或者肺泡灌洗液呈血性对于DAH的诊断具有重要意义。肺动脉高压在SLE患者中并不少见，是SLE预后不良的因素之一。其发病机制包括肺血管炎、雷诺现象、肺血栓栓塞和广泛肺间质病变。主要表现为进行性加重的干咳和活动后气短，超声心动图和右心漂浮导管可帮助诊断。

（八）神经系统表现

神经精神狼疮（NP-SLE）又称狼疮脑病。中枢神经系统表现包括无菌性脑膜炎、脑血管病变、脱髓鞘综合征、狼疮性头痛、运动障碍、脊髓病、癫痫、急性意识错乱、焦虑状态、认知功能减退、情绪障碍及精神病等。外周神经系统的有格林巴利综合征、自主神经病、单神经病、重症肌无力、颅神经病变、神经丛病及多发性神经病等。引起NP-SLE的病理基础为脑局部血管炎的微血栓，来自心瓣膜赘生物脱落的小栓子，或有针对神经细胞的自身抗体，或并存抗磷脂抗体综合征。腰椎穿刺脑脊液检查以及磁共振等影像学检查对NP-SLE诊断有帮助。

（九）消化系统表现

可表现为食欲减退、腹痛、呕吐、腹泻或腹水等，其中部分患者以上述症状为首发。早期出现肝功损伤与预后不良相关。少数可并发急腹症，如胰腺炎、肠坏死、肠梗阻，这些往往与SLE活动性相关。消化系统症状与肠壁和肠系膜的血管炎有关。

（十）血液系统表现

活动性SLE中血红蛋白下降、白细胞和（或）血小板减少常见。其中10%属于库姆斯试验阳性的溶血性贫血。血小板减少与血清中存在抗血小板抗体、抗磷脂抗体以及骨髓巨核细胞成熟障碍有关。部分患者可有无痛性轻或中度淋巴结肿大。少数患者有脾大。

（十一）抗磷脂抗体综合征（APS）

可以出现在SLE的活动期，其临床表现为动脉和（或）静脉血栓形成，习惯性自发性流产，血小板减少，患者血清不止一次出现抗磷脂抗体。SLE患者血清可以出现抗磷脂抗体但不一定是APS，APS出现在SLE为继发性APS。

（十二）干燥综合征

有约30%的SLE有继发性干燥综合征并存，有唾液腺和泪腺功能不全。

（十三）眼部表现

约 15% 的患者有眼底变化（如出血、视盘水肿、视网膜渗出物等），其原因是视网膜血管炎。另外，血管炎可累及视神经，两者均影响视力，重者可数日内致盲。早期治疗，多数可逆转。

三、实验室检查

1. 常规检查

活动期 SLE 的血细胞三系中可有一系或多系减少（需除外药物所致的骨髓抑制）；若出现蛋白尿、红细胞、白细胞、管型尿等，是临床肾损害的指标；红细胞沉降率在活动期常增快；血清补体 C_3、C_4 水平与 SLE 活动都成负相关，常可作为病情活动性和治疗反应的监测指标之一。SLE 还常出现高 γ 球蛋白血症。

2. 抗核抗体谱（ANAs）和其他自身抗体

患者血清中可检出多种自身抗体，对本病的诊断、疾病活动性的判断等有重要的临床意义。抗核抗体主要存在于 IgG，也见于 IgM、IgA，甚至 IgD 及 IgE 中。系统性红斑狼疮血清中可出现抗核抗体、抗 dsDNA 抗体、抗 ENA（可提取核抗原）抗体。

（1）抗核抗体（ANA）诊断的敏感性为 95%，特异性为 65%，是筛选检查。除 SLE 之外，也常存在于其他结缔组织病的血清中，一些慢性感染也可出现低滴度的抗核抗体。因此，抗核抗体阳性不能作为与其他结缔组织疾病的鉴别。

（2）抗 DNA 抗体又可分为单链（变性）DNA（ssDNA）和双链（天然）DNA（dsDNA）抗体。抗单链 DNA 抗体在多种疾病中及正常人血清中存在，无特异性，临床价值不大。抗 dsDNA 抗体对诊断 SLE 的特异性为 95%，敏感性为 70%，它与疾病活动性及预后有关，与 SLE 的活动相平行，并可作为治疗的估价。抗 Sm 抗体的特异性高达 99%，但敏感性近 25%，该抗体的存在与疾病活动性无明显关系；抗单链 DNA、抗组蛋白、抗 RNP、抗 SSA 和抗 SSB 等抗体也可出现于 SLE 的血清中，但特异性低，也见于其他自身免疫性疾病。抗 SSB 与继发干燥综合征有关。

（3）抗 Sm 抗体：Sm 抗原是一种酸性糖蛋白。抗 Sm 抗体可见于 1/3 或以上的 SLE 患者，不出现于其他疾病中，对 SLE 诊断有特异性，为 SLE 诊断的标记抗体之一。

其他 SLE 的自身抗体包括：与抗磷脂抗体综合征有关的抗磷脂抗体（包括抗心磷脂抗体（ACA 和狼疮抗凝物）；与溶血性贫血有关的抗红细胞抗体；与血小板减少有关的抗血小板抗体；与神经精神性狼疮有关的抗神经元抗体等。SLE 患者还常出现血清类风湿因子阳性。

四、诊断和鉴别诊断

1. 诊断标准

本病的诊断标准大多参照美国风湿病学会提出的分类标准，其敏感性和特异性均 > 90%。

（1）颊部红斑，平的或高于皮肤的固定性红斑。

（2）盘状红斑，面部的隆起红斑，上覆有鳞屑，光过敏，日晒后皮肤过敏。

（3）口腔溃疡，经医生检查证实。

（4）关节炎，非侵蚀性关节＞2个外周关节。

（5）浆膜炎，胸膜炎或心包炎。

（6）肾脏病变，蛋白尿＞0.5 g/d或细胞管型。

（7）神经系统病变，癫痫发作或精神症状。

（8）血液系统异常，溶血性贫血，或白细胞减少，或淋巴细胞绝对值减少，或血小板减少。

（9）免疫学异常，狼疮细胞阳性，或抗核ANA阳性，或抗dsDNA抗体阳性，或抗Sm抗体阳性。符合其中四项或四项以上者可确定SLE的诊断。

2. 鉴别诊断

系统性红斑狼疮应与以下疾病相鉴别。

（1）类风湿性关节炎：以关节起病，尤其是类风湿因子阳性的SLE患者，常误诊为类风湿性关节炎，除免疫学检查外，还应密切随诊。SLE关节疼痛、肿胀、晨僵等关节症状均较轻，持续时间短，为非侵入性，不留关节畸形。类风湿性关节炎晨僵持续时间长，关节病变严重，常出现关节畸形等，关节X线改变及抗dsDNA、抗Sm抗体均阴性有助于类风湿性关节炎与系统性红斑狼疮的鉴别。

（2）多发性肌炎：SLE患者的肌痛较轻，肌酶谱正常，肌电图无异常。多发性肌炎肾脏病变少见，抗dsDNA、抗Sm抗体均为阴性。

（3）结节性多动脉炎：可有皮肤、关节和肾脏受累，需与SLE鉴别。结节性多动脉炎的皮肤改变多为皮下结节、大关节肿痛、血白细胞常增高、抗核抗体和类风湿因子阴性。

（4）其他：尚需与其他疾病相鉴别，如结缔组织病中的混合结缔组织病、系统性硬化症、风湿热、白塞综合征、血清病、溶血性贫血、血小板减少性紫癜、原发性肾小球疾病等。

五、治疗

本病虽不能根治，但合理治疗可以缓解病情，尤其是早期患者。故应强调早期诊断、早期治疗。治疗原则是给病情活动且严重者予以强有力药物控制，病情缓解后，维持治疗。

1. 一般治疗

（1）使患者正确认识疾病，消除恐惧心理。明确规律用药的意义和长期随访的必要性。避免过多紫外线暴露，使用防紫外线用品。避免过度疲劳。自我认识疾病活动的征象，遵从医嘱、配合治疗、定期随诊。

（2）对症治疗和去除各种影响疾病预后的因素，如注意控制血压，防治感染。

2. 药物治疗

目前尚无根治的办法，恰当的治疗可使大多数患者达到病情的完全缓解。强调早期诊断和早期治疗，以避免或延缓不可逆的组织脏器的病理损害。SLE是一种高度异质性疾病，临床医生应根据病情的轻重程度，掌握好治疗的风险与效益之比，制订具体的治疗方案。

（1）轻型患者的药物治疗：虽有狼疮活动，但症状轻微，以皮损和关节痛为主，而无明显内脏损害的轻型患者，药物治疗包括以下几方面。

1）非甾体类抗炎药（NSAIDs）：用于控制关节炎。但应注意消化性溃疡、肾、肝功能损害等方面的不良反应。

2）抗疟药：可控制皮疹和减轻光敏感，常用氯喹 0.25 g，1 次 / 天，或羟氯喹 0.2～0.4 g/d。不良反应主要是眼底病变，用药超过 6 个月者，应至少每年检查眼底一次。有心脏病史者，特别是心动过缓，用药不应超过一周。

3）肾上腺糖皮质激素：可短期局部应用治疗皮疹，但脸部尽量避免使用强效激素类外用药，一旦使用，不应超过一周。治疗无效，尽早应用肾上腺糖皮质激素，泼尼松 0.5 mg/kg。

4）免疫抑制剂：权衡利弊，必要时考虑使用激素以外的其他免疫抑制剂，如硫唑嘌呤、甲氨蝶呤或环磷酰胺等。应注意轻型 SLE 可因过敏、感染、妊娠、环境变化等因素而加重，甚至进入狼疮危象。

（2）重型 SLE 的治疗：治疗主要分两个阶段，即诱导缓解和维持治疗。

诱导缓解的目的在于迅速控制病情，阻止或逆转内脏损害，力求完全缓解，但应注意免疫抑制诱发的并发症，尤其是感染、性腺抑制等。多数患者的诱导缓解期需要半年至 1 年才能达到缓解，不可急于求成。

3. 狼疮危象的治疗

治疗目的在于挽救生命、保护受累脏器、防止后遗症。常需要大剂量甲泼尼龙冲击治疗，针对受累脏器的对症治疗和支持治疗，以帮助患者渡过危象。以后的治疗可按照重型病例治疗的原则，继续诱导缓解及维持巩固治疗。

4. 妊娠

过去曾经被列为 SLE 的禁忌证。现今大多数 SLE 患者在疾病控制后，可以安全地妊娠。一般在无重要脏器损害、病情稳定 1 年或 1 年以上，免疫抑制剂停药半年，激素仅需小剂量时怀孕，多能安全地妊娠。不推荐病情不稳定的情况下怀孕，因非缓解期妊娠，存在流产、早产、死胎和诱发母体 SLE 病情恶化的危险。SLE 患者妊娠后，需要产科和风湿科双方共同随访。对于有习惯性流产病史和抗磷脂抗体阳性的孕妇，主张口服低剂量阿司匹林（50～70 mg/d）和（或）低分子肝素抗凝防止流产或死胎的发生。

参考文献

[1] 好医生医学教育中心.内科常见疾病 [M].北京：北京科学技术出版社，2008.

[2] 钱桂生，任家顺.野战内科常见疾病诊断与治疗 [M].重庆：西南师范大学出版社，2016.

[3] 高世东.实用中西医内科常见疾病诊疗 [M].兰州：兰州大学出版社，2015.

[4] 宋文宣，周长宏，张雪娟.内科常见疾病诊治 [M].北京：人民军医出版社，2016.

[5] 张艳峰.内科常见疾病护理 [M].北京：中国工人出版社，2008.

[6] 李兆梅，徐丽娟，李青.内科常见疾病健康教育 [M].北京：中国科学技术出版社，2008.

[7] 阚积荣.内科常见疾病的诊疗与护理 [M].青岛：中国海洋大学出版社，2010.

[8] 冯卫华，靳双周.内科常见疾病诊断与治疗 [M].北京：中医古籍出版社，2000.

[9] 于志刚.内科常见疾病临床诊疗与思维全科医师手册 [M].杭州：浙江大学出版社，2015.

[10] 阚全程.内科常见疾病的药学监护 [M].郑州：河南科学技术出版社，2016.

[11] 陈海花，赵毅.内科常见疾病护理流程与图解 [M].北京：军事医学科学出版社，2012.

[12] 邓长金，舒春明.临床心血管内科常见疾病与治诊 [M].武汉：湖北科学技术出版，2011.

[13] 姜丽波.内科常见疾病的诊治用护理 [M].哈尔滨：黑龙江人民出版社，2009.

[14] 夏桂志，李志金，李慧.现代内科常见疾病诊疗指南与护理 [M].北京：中医古籍出版社，2009.

[15] 郑德玉，亓树国，杜慧珍.急诊内科常见疾病的诊疗及护理 [M].昆明：云南科技出版社，2009.

[16] 黄刚.内科常见疾病诊疗新进展 [M].乌鲁木齐：新疆科学技术出版社，2006.

[17] 刘玉英，张艳峰，邵晖.内科常见疾病护理健康指导 [M].北京：军事医学科学出版社，2006.

[18] 黄霖.内科常见疾病点穴按摩（西医疾病）[M].广州：广东科学技术出版社，2000.